协和妇科
肿瘤笔记

第一辑

主编 李 雷 郎景和

人民卫生出版社

图书在版编目（CIP）数据

协和妇科肿瘤笔记. 第一辑 / 李雷，郎景和主编. —北京：
人民卫生出版社，2016
ISBN 978-7-117-22694-3

Ⅰ. ①协… Ⅱ. ①李… ②郎… Ⅲ. ①妇科病－肿瘤－
诊疗 Ⅳ. ①R737.3

中国版本图书馆 CIP 数据核字（2016）第 105294 号

人卫智网	www.ipmph.com	医学教育、学术、考试、健康，
		购书智慧智能综合服务平台
人卫官网	www.pmph.com	人卫官方资讯发布平台

版权所有，侵权必究！

协和妇科肿瘤笔记
第一辑

主　　编：李　雷　郎景和
出版发行：人民卫生出版社（中继线 010-59780011）
地　　址：北京市朝阳区潘家园南里 19 号
邮　　编：100021
E－mail：pmph @ pmph.com
购书热线：010-59787592　010-59787584　010-65264830
印　　刷：三河市潮河印业有限公司
经　　销：新华书店
开　　本：850×1168　1/32　印张：13.5　插页：2
字　　数：301 千字
版　　次：2016 年 6 月第 1 版　2019 年 2 月第 1 版第 4 次印刷
标准书号：ISBN 978-7-117-22694-3/R・22695
定　　价：39.00 元

打击盗版举报电话：010-59787491　E-mail：WQ @ pmph.com
（凡属印装质量问题请与本社市场营销中心联系退换）

前　言

　　2010 年初开始，在郎师景和的指示下，我们协和妇产科的年轻人开始编译重要的外文妇产科文献，提供给科内外的同事。此事一直坚持到现在，中间虽有起伏波折，偶有停顿，到底坚持下来了。目前我们每天在"协和妇产科文献月报"的微信平台上推出新的内容和材料，每月结集成册，公布于网络，向读者完全开放。《协和妇科肿瘤笔记 第一辑》就是我 2015 年的部分读书笔记。郎师不断给予指导、鞭策和鼓舞，于是尝试排印了几次内部的小册子，同事和朋友居然不嫌弃，终于付梓，幸运而感恩！妇科肿瘤的临床和基础研究进展那么迅速，我们决心每年发布 1～2 辑的《笔记》，跟进专业进展，追踪研究潮流，并和同事们分享。可惜第一辑中编译内容多，原创文章少，这是我们的遗憾和契机，也是今后改进的指引和激励。

　　我的同事和挚友，彭澎副主任医师、戴毓欣博士、史精华博士、仝佳丽博士和王永学博士对此书有很大贡献，特此感谢。编辑过程中，协和妇产科的师长也不断提出修正意见，特别感激沈铿主任及妇科肿瘤专业组的吴鸣教授和潘凌亚教授、滋养细胞肿瘤专业组的向阳教授和冯凤芝教授。同事和师长共同培育了一种宽容而温暖的气氛，恰如傅雷先生描述的艺术境界：又热烈又恬静，又深刻又朴素，又温柔又高傲，又微妙又率直。

回忆起两年前，我在乌鲁木齐兵团医院妇产科挂职的时候，一个仲夏傍晚，暑气还盛，四下静寂。远远传来给孩子念书的声音，念的正是安徒生童话里《坚定的锡兵》。一时无言无语。我们在和肿瘤做斗争的过程中，不断失败，不断奋斗，慢慢地将患者的生存和福祉向前推进。即以这本谦卑的小册子，怀念与感谢为肿瘤诊治奋斗的医者以及因为罹患肿瘤而故去的病人！

本书出版之际，恳切希望广大读者在阅读过程中不吝赐教，欢迎发送邮件至邮箱 renweifuer@pmph.com，或扫描封底二维码，关注"人卫妇产"，对我们的工作予以批评指正，以期再版修订和新一辑时进一步完善，更好地为大家服务。

李 雷

北京协和医院妇产科

2016 年 5 月

目 录

第一章 卵巢癌 ………………………………………… 1

第一节 卵巢癌、卵管癌和腹膜癌的FIGO分期
(2014) ………………………………………… 1

第二节 卵巢癌的预防 ……………………………… 7

第三节 卵巢癌的筛查和诊断 ……………………15

第四节 卵巢癌的手术治疗 ………………………29

第五节 卵巢癌的化疗 ……………………………36

第六节 卵巢癌的靶向和免疫治疗 ………………42

第七节 卵巢癌保留生育功能的治疗 ……………50

第八节 卵巢癌和激素补充治疗 …………………51

第九节 卵巢癌的预后研究 ………………………56

第二章 宫颈癌 …………………………………………67

第一节 宫颈癌分期(FIGO 2009) ………………67

第二节 宫颈病变的筛查 …………………………69

第三节 人乳头瘤病毒疫苗 ………………………96

第四节 宫颈癌前病变的治疗 ……………………102

第五节 宫颈癌保留生育功能的治疗 ……………104

第六节 宫颈癌根治术 ……………………………104

第七节 晚期和复发性宫颈癌的治疗 ……………107

第三章 宫体肿瘤 ………………………………………121

第一节 子宫内膜癌和子宫肉瘤分期
(FIGO 2009) …………………………… 121

第二节　子宫内膜癌指南……………………………… 125

第三节　子宫内膜癌前病变…………………………… 151

第四节　子宫内膜癌的预防…………………………… 157

第五节　子宫内膜癌的筛查和诊断………………… 165

第六节　子宫内膜癌与 Lynch 综合征………………… 174

第七节　子宫内膜癌保留生育功能的治疗………… 177

第八节　子宫内膜癌的治疗…………………………… 178

第九节　子宫肉瘤……………………………………… 190

第四章　外阴及阴道肿瘤…………………………… 207

第五章　妊娠滋养细胞疾病………………………… 224

第六章　妇科肿瘤 I 期研究………………………… 231

第七章　肿瘤相关问题……………………………… 237

第一节　癌症预防和筛查…………………………… 237

第二节　肿瘤合并症的预防和治疗………………… 248

第三节　肿瘤治疗对生育功能和后代的影响…… 267

第四节　癌症与遗传………………………………… 286

第五节　儿童及青少年肿瘤患者的妇科相关
　　　　问题………………………………………… 296

第六节　老年肿瘤学和舒缓医学………………… 303

第七节　肿瘤诊疗的质量控制…………………… 343

第八节　肿瘤手术技巧和相关问题……………… 349

第九节　女性健康管理…………………………… 368

第十节　有效的医患沟通………………………… 374

第八章　子宫平滑肌瘤……………………………… 388

第九章　子宫内膜异位症…………………………… 405

第一章
卵　巢　癌

第一节　卵巢癌、卵管癌和腹膜癌的 FIGO 分期（2014）

【笔记】 1973 年 FIGO 首次发布卵巢癌、卵管癌和腹膜癌的分期，1988 年有过一次修订。本次为第三个版本。分期是一种标准，一种尺度，一套语言。我们对疾病基础和临床的理解、比较和交流都在分期基础之上；分期也反映了疾病基础和临床研究的深入和细致。分期如水（staging should be considered fluid），不可能僵化和固定。世界越来越小，更多的研究、更多的组织应该一起为更加准确的预后系统而努力奋斗。

　　卵巢癌不是一种单纯的疾病，包括数种临床和病理特点迥异的肿瘤。大约 90% 为恶性上皮性癌（carcinomas）。根据组织学、免疫组化和分子遗传学分析，至少有 5 种主要类型：高级别浆液性癌（70%），内膜样癌（10%），透明细胞癌（10%），黏液性癌（3%）和低级别浆液性癌（不足 5%）。上述类型占据约 98% 的卵巢癌类型。恶性生殖细胞肿瘤（无性细胞瘤，卵黄囊瘤，未成熟畸胎瘤）约占 3%，恶性潜能的性索间质肿瘤（主要是

1

颗粒细胞瘤)占 1%～2%。

原发性卵管癌和原发性腹膜癌比较罕见,与高级别浆液性癌(HGSC)有很多相似的临床及形态特点,且主要发生在 *BRCA1/2* 遗传变异的女性中。大量证据发现这些肿瘤主要为卵管起源。而散发的 HGSC 则有多种来源可能。既往"米勒管新生化生(mullerian neometaplasia)"的概念得到更多证据支持。而绝大部分卵巢内膜样癌(ECs)和透明细胞癌(CCCs)则可能来源于内异症。

新的 FIGO 分期在 2012 年 10 月 12 日提交至 FIGO 执行委员会,2 周后通过。表 1-1～表 1-3 是建议的具体分期系统。准确的组织病理诊断对于卵巢癌成功分类及治疗至关重要,不同组织学类型对治疗的反应是不同的。FIGO 委员会选择的这种分类系统,将所有肿瘤类型共享的最相关的预后因素考虑在内。但是,在诊断和分期的时候,仍应清楚说明具体卵巢癌的组织类型。目前达成一致的组织学类型包括:

1. 上皮性癌 按频率顺序排列可分为高级别浆液性癌(HGSC),内膜样癌(EC),透明细胞癌(CCC),黏液性癌(MC),低级别浆液性癌(LGSC)。注:移行细胞癌目前认为是 HGSC 的一种变异形态;恶性 Brenner 瘤则被认为是极端罕见的低级别癌。

2. 恶性生殖细胞肿瘤 无性细胞瘤,卵黄囊瘤,未成熟畸胎瘤。

3. 恶性潜能的性索间质肿瘤 主要是颗粒细胞瘤,以及含有异源性肉瘤成分的 Sertoli-Leydig 细胞瘤。

表 1-1　2014 年 FIGO 有关卵巢癌、输卵管癌和
腹膜癌的分期系统及相应的 TNM

Ⅰ	肿瘤局限于卵巢或输卵管	T1
ⅠA	肿瘤局限于一侧卵巢(未累及包膜)或一侧输卵管,卵巢或输卵管表面没有肿瘤,腹水或腹腔冲洗液中没有恶性细胞	T1a
ⅠB	肿瘤局限于双侧卵巢(未累及包膜)或双侧输卵管,卵巢或输卵管表面没有肿瘤,腹水或腹腔冲洗液中没有恶性细胞	T1b
ⅠC	肿瘤局限于一侧或双侧卵巢或输卵管	T1c
ⅠC1	术中手术导致肿瘤破裂	
ⅠC2	术前肿瘤包膜破裂,或者卵巢或输卵管表面出现肿瘤	
ⅠC3	腹水或腹腔冲洗液中出现恶性细胞	
Ⅱ	肿瘤累及一侧或双侧卵巢或输卵管,伴有盆腔蔓延(在骨盆缘以下)或腹膜癌(Tp)	T2
ⅡA	肿瘤蔓延至(或)种植于子宫和(或)输卵管和(或)卵巢	T2a
ⅡB	肿瘤蔓延至盆腔的其他腹膜内组织	T2b
Ⅲ	肿瘤累及一侧或双侧卵巢或输卵管,或原发性腹膜癌,伴有细胞学或组织学确认的盆腔外腹膜播散,和(或)转移至腹膜后淋巴结	T3
ⅢA	转移至腹膜后淋巴结,伴有或不伴有骨盆外腹膜的微小转移	T1, T2, T3aN1
ⅢA1	仅有腹膜后淋巴结阳性(细胞学或组织学确认)	T3a/T3aN1
ⅢA1 (i)	转移灶最大直径≤10mm(注意是肿瘤直径而非淋巴结直径)	T3a/T3aN1
ⅢA1 (ii)	转移灶最大直径>10mm	T3b/T3bN1
ⅢA2	骨盆外(骨盆缘之上)累及腹膜的微小转移,伴有或不伴有腹膜后淋巴结阳性	T3c/T3cN1
ⅢB	骨盆缘外累及腹膜的大块转移,最大直径≤2cm,伴有或不伴有腹膜后淋巴结阳性	任何 T,任何 N

续表

| ⅢC | 骨盆缘外累及腹膜的大块转移，最大直径>2cm，伴有或不伴有腹膜后淋巴结阳性(注1) | M1 |
| Ⅳ | 腹腔之外的远处转移
ⅣA：胸水细胞学阳性
ⅣB：转移至腹腔外器官(包括腹股沟淋巴结和腹腔外淋巴结)(注2) | T3c/T3cN1 |

注1：包括肿瘤蔓延至肝脏和脾脏包膜，但不包括脏器实质的受累

注2：脏器实质转移属于ⅣB期

表 1-2　卵巢癌、输卵管癌和腹膜癌的分组

FIGO	UICC		
根据原发部位分别标记为Tov, Tft, Tp或Tx(即不明确起源部位的肿瘤)			
分期	T	N	M
ⅠA	T1a	N0	M0
ⅠB	T1b	N0	M0
ⅠC	T1c	N0	M0
ⅡA	T2a	N0	M0
ⅡB	T2a	N0	M0
ⅢA	T3a	N0	M0
	T3a	N1	M0
ⅢB	T3b	N0	M0
	T3b	N1	M0
ⅢC	T3c	N0-1	M0
	T3c	N1	M0
Ⅳ	任何T	任何N	M1
局部淋巴结（N）			
Nx	局部淋巴结的情况无法评估		
N0	没有局部淋巴结转移		
N1	局部淋巴结转移		

续表

FIGO	UICC
远处转移（M）	
Mx	远处转移的情况无法评估
M0	没有远处转移
M1	远处转移（腹腔外转移）

注：

1. 如有可能就应该标注原发部位。有些情况下可能无法明确说明原发部位，即"未明确部位的（undesignated）"

2. 应该记录组织学类型

3. 分期包括对Ⅲ期的修订。分配至ⅢA1期的情况基于肿瘤播散至腹膜后淋巴结但没有腹腔内播散，因为对这些患者的分析发现她们的生存显著优于那些有腹腔内转移的情况

4. 腹膜后淋巴结的受累必须通过组织学或细胞学确诊

5. 从大网膜转移至脾脏或肝脏的情况（ⅢC期）应该和那些脾脏或肝脏实质孤立转移的情况（ⅣB期）相鉴别

表1-3 对分期改变的解释

Ⅰ期	
经过全面分期后肿瘤局限于卵巢	T1-N0-M0
ⅠA期和ⅠB期与1988年分期无异	
ⅠA期：肿瘤局限于一侧卵巢（未累及包膜）或一侧输卵管，卵巢或输卵管表面没有肿瘤，腹水或腹腔冲洗液中没有恶性细胞。原发性腹膜癌没有ⅠA期	T1a-N0-M0
ⅠB期：肿瘤局限于双侧卵巢（未累及包膜）或双侧输卵管，卵巢或输卵管表面没有肿瘤，腹水或腹腔冲洗液中没有恶性细胞	T1b-N0-M0
ⅠC期和1988年分期不同。它仍然需要细胞学阳性，但是，如有可能，应该说明恶性细胞出现的原因。因此这一亚分期分为三组： ⅠC1：肿瘤局限于一侧或双侧卵巢或输卵管，包膜在术中破裂 ⅠC2：肿瘤在术前破裂，或肿瘤赘生于卵管或卵巢表面 ⅠC3：指的是腹腔中出现恶性细胞，无论哪些原因	T1c-N0-M0

评论：

　　在评估 I 期患者的手术和病理情况时，应该考虑 I 期肿瘤的特殊性。如果出现双侧肿瘤，一侧较大，而另一侧多发或较小，在多达三分之一的情况下代表着转移。细胞学阳性的意义理解甚少，这也是委员会选择划分 I C 期为三组的原因之一。有些研究已经发现术中肿瘤破裂的预后要比包膜完全的情况更差。一项多元分析中，包膜破裂和细胞学阳性都是无疾病生存的不良预后因素。卵巢或输卵管的表面受累只有在下述情况下予以考虑：即赘生物中含有直接接触于从破裂的卵巢包膜内流出的癌细胞。表面光滑的肿瘤并不显示有暴露肿瘤细胞的层次。组织学分级影响预后，需要给出具体组织学分类；而内膜样癌和黏液性癌应予分级。实际上所有的透明细胞癌均为高级别的

II 期

II 期卵巢癌包括局限于盆腔的肿瘤（在骨盆缘以下），它累及一侧或双侧卵巢或输卵管，伴有盆腔蔓延或腹膜癌	T2-N0-M0
IIA 期：肿瘤蔓延至和（或）种植于子宫和（或）输卵管和（或）卵巢	T2a-N0-M0
IIB 期：肿瘤蔓延至盆腔的其他腹膜内组织和（或）器官	T2b-N0-M0

评论：

　　II 期卵巢癌仍有争论，难以定义。它包括一小组卵巢癌患者，其肿瘤直接蔓延至其他盆腔器官，但没有扩散的证据。但是，它也包括一组扩散至盆腔腹膜的患者。在这第二组患者中，疾病与III 期患者的情况类似。通过肠壁侵袭至肠道黏膜的疾病应升级至IV B 期

III 期

III 期肿瘤累及一侧或双侧卵巢或输卵管，或原发性腹膜癌，伴有细胞学或组织学确认的盆腔外腹膜播散，和（或）转移至腹膜后淋巴结	T1/T2-N1-M0

III A1 期仅有腹膜后淋巴结阳性，可以通过细胞学或组织学确认
III A1（i）期：转移灶最大直径≤10mm
III A1（ii）：期转移灶最大直径＞10mm

ⅢA2 期：骨盆外（骨盆缘之上）累及腹膜的微小转移，伴有或不伴有腹膜后淋巴结阳性	T3a2-N0/N1-M0
ⅢB 期：骨盆缘外累及腹膜的大块转移，最大直径≤2cm，伴有或不伴有腹膜后淋巴结阳性	T3b-N0/N1-M0
ⅢC 期：骨盆缘外累及腹膜的大块转移，最大直径>2cm，伴有或不伴有腹膜后淋巴结阳性	

评论：

大约 85% 的卵巢癌表现为Ⅲ期，绝大部分为高级别浆液性癌。不足 10% 的有Ⅰ期病灶的患者会有孤立的淋巴结转移。其他期别出现淋巴结转移的几率为：Ⅲ期，55%；Ⅳ期，88%。有一些证据表明单独的腹膜后病灶意味着较好的预后。为此，新的分期系统通过ⅢA 期分类强调了这一问题。应该说明的是，以大小进一步区分ⅢA 期仅适用于肿瘤直径而非淋巴结直径

Ⅳ期

横膈下腹腔或腹膜后淋巴结以外的远处转移

ⅣA 期：胸水细胞学阳性
ⅣB 期：转移至腹腔外，包括腹股沟淋巴结和脏器实质的受累（包括肝脏和脾脏）。脏器结构的透壁受累也属于ⅣB 期

第二节　卵巢癌的预防

【笔记】 卵巢癌是致死率最高的妇科恶性肿瘤，诊断时 3/4 的患者已经是晚期病变。但目前对卵巢癌预防的研究进展很少。基于卵巢癌二元起源学说，输卵管在卵巢癌发生中的地位日益重要。对于卵巢癌高危风险的患者，预防性附件切除有望降低卵巢癌风险。这些决策都是非常个体化的临床问题。这里介绍有关输卵管 / 卵巢切除对于卵巢癌预防的几篇指南和重要研究，以及如何识别卵巢癌高危女性的 WHI 研究。

一、输卵管切除用于预防卵巢癌：ACOG 委员会意见

二、卵巢切除对于 *BRCA1* 或 *BRCA2* 突变患者癌症发生率及死亡率的影响

三、降低风险的双附件切除术的病理发现：GOG-0199 的初步结果

四、低危绝经后女性预防卵巢癌的附件切除风险阈值的定义：决策模型研究

五、识别发生上皮性卵巢癌风险增高的绝经后女性：利用 WHI 数据的风险模型和验证研究

六、*BRCA1* 和 *BRCA2* 突变的类型和位点与乳腺癌和卵巢癌风险：观察性研究

一、输卵管切除用于预防卵巢癌：ACOG 委员会意见

这是 ACOG 第 620 号委员会意见。该指南建议：

1. 在全子宫切除时，对于有卵巢癌风险、希望保留卵巢的患者，讨论切除输卵管的利弊。

2. 对于希望腹腔镜绝育的女性，医师应该提出双卵管切除是一种非常有效的绝育方法。

3. 预防性卵管切除对于患者而言可能提供了一种预防卵巢癌的方法。

4. 尚需随机对照研究证实输卵管切除对于预防卵巢癌的确实性。

卵巢癌是女性第五大死亡率高的癌症，过去 50 年中总体生存进展不大。侵袭性上皮性卵巢癌代表了 75% 的卵巢癌，导致 90% 的卵巢癌相关死亡。目前仍没有可靠有效的卵巢癌筛查方案。最近的理论提示浆液性、内膜样和透明细胞样卵巢癌起源于输卵管和内膜，而非直接起源于卵巢。对于有卵巢癌遗传倾向的女性，在其输卵管部位发现了极其类似卵巢高级别浆液性癌的病灶，

或是浆液性卵管内上皮内癌。这些癌变被视为卵巢癌的来源。卵管病灶表达 *TP53* 的变异,类似高级别浆液性癌、高级别内膜样癌和未分化癌。另外,高级别浆液性癌的基因表达也和卵管形态高度相关,而非和卵巢上皮相关。高级别浆液性癌表达米勒管标记(PAX8),但没有间皮标记物(calretinin)。既往的研究发现卵管结扎对于内膜样癌和透明细胞癌具有保护效应。

全子宫切除时切除输卵管或切除输卵管作为绝育方法,都是安全的,并不增加合并症的风险(与全子宫切除和卵管结扎相比)。卵巢功能也并不受其影响。双附件切除将导致手术绝经、骨质疏松和认知障碍。在 Nurses's Health Study 研究中,接受双附件切除(BSO)的女性其所有原因的死亡率和癌症相关的死亡率均上升。全子宫切除并保留卵巢后的卵巢癌风险为 0.1%~0.75%。在 Nurses's Health Study 研究中,保留附件后死于卵巢癌的比例仅为 0.03%。但是保留卵巢的保护效应随着年龄增加而降低,到了 65 岁以后就几乎没有了。显然双卵管切除较 BSO 切除是一种更好的选择。是否需要切除全部卵管,目前还没有明确证据。因此对于年轻女性,可以考虑行产后部分卵管切除或中间型(interval)部分卵管切除,在 U.S. Collaborative Review of Sterilization 研究中,这二者的累积妊娠率分别为 7.5 和 20.1/1000 次操作。另外,医师应该提醒患者,卵管切除是不可逆的绝育手段。

输卵管全部切除优于伞端切除。如果输卵管切除难以施行,则尽量切除卵管,包括间质部。对于 BRCA 突变的患者,术后发现 1%~5% 存在早期卵管病变,绝大部分位于伞端。更早的良性病变(浆液性卵管上皮内病灶和移行区卵管上皮内病灶)以及所谓 surrogate precursor(代理前体)的概念,被称为分泌性细胞外溢(secreory cell outgrowth），牵涉到卵管发育不良和卵管癌的发生。浆液性卵管上皮内瘤变和移行区卵管上皮内病变最常见于伞端，而分泌性细胞外溢则分布于整个卵管。

对于低危女性，切除卵管后应该检视整个卵管尤其是伞端有无可疑病变。卵管切除应该从子宫卵管结合部开始，间质部不一定需要切除。伞端粘连于卵巢的部分必须电灼或切除。另外术中必须小心避免破坏卵巢血供，应该保留卵巢 - 输卵管韧带。

实践表明，推广卵管切除是成功的。调查显示，54%的医师在全子宫切除时切除卵管，7.2% 会将之作为绝育手段。而且输卵管切除并不增加手术时间或合并症。

但是，在得到确实证据之前，医师应该仍应遵循微创原则。并不因为预防性卵管切除就将阴式手术改为腹腔镜手术，也不能因为绝育而放弃宫腔镜绝育操作等。

二、卵巢切除对于 BRCA1 或 BRCA2 突变患者癌症发生率及死亡率的影响

BRCA1 或 BRCA2 突变的女性进入这项国际注册研究项目，总计 5783 例女性完成了基础的问卷调查，以及至少一次的随访问卷调查。这些女性接受观察，直至发生卵巢癌、输卵管癌或腹膜癌，或死亡，以及最近随访的日期。经过平均 5.6 年随访，186 例女性发生了卵巢癌（132 例）、输卵管癌（22 例）或腹膜癌（32 例），68 例患者死亡。双卵巢切除对于卵巢癌、卵管癌和腹膜癌的 HR 为 0.20（95% CI 0.13-0.30，$p<0.001$）。对于基础调查没有癌症病史的女性，卵巢切除相关的到 70 岁所有原因死亡的 HR 为 0.23（95% CI 0.13-0.39，$p<0.001$）。研究者认为，对于 BRCA1 或 BRCA1 突变的携带者，预防性的卵巢切除可以降低 80% 卵巢癌、卵管癌或腹膜癌的风险，

并降低 77% 所有原因的死亡率。

三、降低风险的双附件切除术的病理发现：GOG-0199 的初步结果

在 *BRCA1/2* 突变携带者中急性预防风险的卵巢输卵管切除（RRSO）可以降低患者卵巢癌 / 卵管癌和乳腺癌的死亡率。对于高危的非携带者，RRSO 的潜在收益、最佳手术年龄、术中探查的临床隐匿癌症的解剖学起源等情况仍不确定。National Ovarian Cancer Prevention and Early Detection Study 组织了 GOG-0199 以分析这些临床治疗的问题。研究包括≥30 岁的高危女性，术前进行 CA125 和经阴道超声评估。所谓高危女性，就是存在 *BRCA1/2* 突变携带者，或有强烈的家族史。

结果总计 966 例 RRSOs 中发现 25 例（2.6%）侵袭性或上皮内卵巢 / 卵管 / 腹膜恶性肿瘤，*BRCA1*、*BRCA2* 携带者和非携带者的比例分别为 4.6%、3.5% 和 0.5%（$P<0.001$）。多参数模型中，与 RRSO 发现临床隐匿肿瘤相关的因素包括：*BRCA1/2* 突变状态结果阳性（$P=0.0056$）、绝经后状态（$P=0.0023$）、异常的 CA125 水平和（或）异常的经阴道超声（$P<0.001$）。对于 387 例 *BRCA1/2* 突变结果阴性、CA125 正常的女性，RRSO 的发现都是良性的。

总之，GOG-0199 的初步结果发现，行 RRSO 的高危女性中 2.6% 的患者发现临床隐匿的癌症。*BRCA1/2* 突变、绝经后状态、异常的术前 CA125 和（或）经阴道超声结果与 RRSO 能够检测发现癌症有关。

四、低危绝经后女性预防卵巢癌的附件切除风险阈值的定义：决策模型研究

这项决策模型研究旨在确定中低危绝经后女性中

降低风险的输卵管 - 卵巢切除（risk-reducing salpingo-oophorectomy，RRSO）用于卵巢癌预防的成本 - 效益的阈值定义。对于 >50 岁女性的不同风险阈值（2%，4%，5%，6%，8% 和 10%），根据文献中确定的数据评估总体花费，生活质量调整的寿命年（Quality-Adjusted-Life-Years，QALYs），癌症发生率，边际成本效益（incremental cost-effectiveness ratio，ICER）及其影响。花费以 2012 年物价确定，花费 / 结局终止于 3.5%。

结果发现，在卵巢癌终身风险为 2% 的人群中，RRSO 并不能挽救 QALYs，也不具有成本效益优势。在卵巢癌终身风险为 4% 的人群中，RRSO 能够挽救 QALYs，但是并不具备成本效益优势。在卵巢癌终身风险阈值≥5% 的人群中，RRSO 能够挽救更多的寿命年以及 QALYs，具有较高的成本效益。在卵巢癌风险为 5%、6%、8% 和 10% 的人群中，RRSO 的 ICER 分别为 15247 英镑，8859 英镑，4584 英镑和 1864 英镑；而寿命年的收益等于 29.2 天、40.1 天、62.1 天和 80.3 天。这些结果对于 RRSO/ 卵巢癌 / 心血管事件的花费治疗而言并不敏感，但是对于 RRSO 的应用评分（utility-score）敏感。在确定性 / 概率敏感性分析（deterministic/probabilistic sensitivity analysis）中，在 2 万英镑意愿付费阈值 /QALY 情况下，风险阈值为 4%、5%、6%、8% 和 10% 的情况在拟态达到 67%、80%、84%、91% 和 94% 水平时，RRSO 才具有成本效益；如果意愿付费阈值 /QALY 提高到 3 万英镑，拟态水平则需分别增加到 77%、84%、85%、92% 和 94%。该拟态比例表示在不同付费阈值意愿下干预具有成本效益。

据此，研究者认为，降低风险的输卵管 - 卵巢切除在 >50 岁的、流行病学 / 遗传风险≥5% 的绝经后女性中具有高度的成本效益,能够增加≥29.2 天的预期寿命。

五、识别发生上皮性卵巢癌风险增高的绝经后女性:利用 WHI 数据的风险模型和验证研究

研究者在这篇研究中以血清标记物和流行病学高危因素的混合风险分类法识别哪些绝经后女性其发生浸润性卵管癌/原发性腹膜癌/上皮性卵巢癌的风险增高。患者来自 74786 例妇女健康计划观察性研究(Women's Health Initiative observational study)的参与者。为了构建联合分类法,210 例 WHI OS 的卵巢癌病例以及 536 例匹配对照进行分析(按照年龄、种族/民族、临床中心、双附件情况以及随访时间进行匹配);验证研究在来自 WHI 临床试验(clinical trial,CT)的 143 例卵巢癌病例和 725 例匹配对照中进行分析。

结果,分析发现了一种联合风险分类法,该方法包括两种风险增加类比:① CA125 或 HE4 超过 98% 特异性阈值的女性;②保留输卵管的女性,既往绝经后激素治疗至少 2 年,一级亲属患有乳腺癌或卵巢癌、或既往个人病史有乳腺癌。在 WHI OS 没有受累的人群中,该方法将 13% 的女性归入风险增加的人群,在招募后经过最多 7.8 年的随访期间内,发现了 30% 的卵巢癌(HR 2.6,$P<0.001$)。在 WHI CT 证实研究、没有受累的人群中,该方法将 8% 的女性归入风险增加的人群,在招募后经过最多 7 年的随访期间内,发现了 31% 的卵巢癌(HR 4.6,$P<0.001$)。

据此可见,CA125 和 HE4 对于风险预测法有显著贡献。联合风险分类法可能有助于绝经后女性及时进行手术干预以预防上皮性卵巢癌。

六、*BRCA1* 和 *BRCA2* 突变的类型和位点与乳腺癌和卵巢癌风险：观察性研究

这是发表于 JAMA 的国际性观察性研究，对出生在 1937～2011 年（中位 1999 年）携带 *BRCA1* 或 *BRCA2* 突变的女性进行分析。总计从 33 个国家 55 个医学中心采集到 19 581 例 *BRCA1* 突变携带者的样本，以及 11 900 例 *BRCA2* 突变携带者的样本。研究者根据突变类型、功能和核苷酸位置分析了乳腺癌和卵巢癌的风险率。研究者还计算了乳腺癌 *vs.* 卵巢癌的风险率（RHR），RHR 大于 1 说明乳腺癌风险上升，小于 1 说明卵巢癌风险上升。

结果，在 *BRCA1* 突变携带者中，9052 例女性（46%）诊断乳腺癌，2317 例（12%）诊断卵巢癌，1041 例（5%）诊断乳腺癌和卵巢癌，7171 例（37%）没有癌症。在 *BRCA2* 突变携带者中，6180 例女性（52%）诊断乳腺癌，682 例（6%）诊断卵巢癌，272 例（2%）诊断乳腺癌和卵巢癌，4766 例（40%）没有癌症。在 *BRCA1* 中，研究者发现了 3 个乳腺癌丛集域（BCCR），位于 c.179 至 c.505（BCCR1；RHR = 1.46；95%CI，1.22-1.74；$P = 2\times10^{-6}$），c.4328 至 c.4945（BCCR2；RHR = 1.34；95%CI，1.01-1.78；$P = 0.04$），以及 c. 5261 至 c.5563（BCCR2'，RHR = 1.38；95%CI，1.22-1.55；$P = 6\times10^{-9}$）。研究者也发现了一处卵巢癌丛集域（OCCR），位于 c.1380 至 c.4062（接近 11 外显子，RHR = 0.62，95%CI，0.56-0.70；$P = 9\times10^{-17}$）。在 *BRCA2* 中，研究者观察到多点 BCCR，从 c.1 扩展到 c.596（BCCR1；RHR = 1.71；95%CI，1.06-2.78；$P = 0.03$），c.772 至 c.1806（BCCR1'；RHR = 1.63；95%CI，1.10-2.40；$P = 0.01$），以及 c.7394 至 c.8904（BCCR2；RHR = 2.31；95%CI，1.69-3.16；$P = 0.00002$）。研究者

也发现了 3 处 OCCR：OCCR1 从 c.3249 扩展到 c.5681，接近 c.5946delT（6174delT；RHR = 0.51；95%CI，0.44-0.60；$P = 6×10^{-17}$），第二个 OCCR 从 c.6645 扩展到 c.7471（OCCR2；RHR = 0.57；95%CI，0.41-0.80；$P = 0.001$）。导致无义介导的衰变的突变和不同乳腺癌或卵巢癌风险有关，也和 *BRCA1* 和 *BRCA2* 突变携带者的乳腺癌诊断年龄提前有关。

因此，*BRCA1/2* 突变的类型和位点导致不同的乳腺癌和卵巢癌风险。如果恰当评估，这些数据可能对于携带 *BRCA1* 和 *BRCA2* 突变携带者的风险评估和癌症预防有其意义。

第三节 卵巢癌的筛查和诊断

【笔记】 如何筛查和早期诊断卵巢癌可能是妇科肿瘤最重要的问题之一。但是目前尚没有在一般人群中开展筛查的方案和工具，也不主张在一般人群中开展普遍筛查。已知大约 10% 的卵巢癌风险和遗传有关，因此如能发现卵巢癌风险的相关基因突变，应对病变预防有重大价值。另外，如何以最小的代价实现盆腔包块的鉴别诊断，既不增加干预风险，又能避免卵巢癌的漏诊，也是妇科临床的难点。我们在此介绍了几种目前主要的工具。

一、卵巢癌的筛查：前瞻性队列研究

二、遗传系 *RAD51B*、*RAD51C* 和 *RAD51D* 基因突变和卵巢癌风险相关性：病例对照研究

三、卵巢癌女性中的遗传突变：极大样本量的病例对照性队列研究

四、既往接受了非信息化遗传筛查的患者以多基因谱进行再次筛查

五、 应用数学模型及评分系统术前评估附件包块——荟萃分析和系统性评价

六、卵巢恶性病变风险评估流程用于盆腔包块女性的保守治疗

七、宫腔灌洗用于米勒管癌症的分子学诊断

八、五种常见癌症中炎性途径的交叉性癌症基因组学调查：肺癌、卵巢癌、前列腺癌、乳腺癌和结直肠癌

一、卵巢癌的筛查：前瞻性队列研究

这是一项发表于 *JCO* 的英国的一项卵巢癌筛查的协同试验。总计 46237 例年龄≥50 岁的女性接受多方案策略（multimodal strategy，MMS）的卵巢癌筛查，其中 CA125 的年度筛查以卵巢癌风险流程（risk of ovarian cancer algotithm，ROCA）进行解释和分析。ROCA 将女性分为：正常风险组（继续年度筛查），中危组（重复 CA125）和高危组（重复 CA125 并行阴道超声检查）。持续高危的女性进行临床评估（评估内容参见原文）。

结果，经过 296911 女性 - 年的年度筛查后，640 例女性接受手术治疗，其中 133 例诊断为原发侵袭性卵巢癌或卵管癌。另有 22 例原发侵袭性卵巢癌或卵管癌发生在筛查 1 年之内，其中有一例为 ROCA 发现，但是在临床评估后进行保守观察。MMS 诊断的敏感性和特异性分别为 85.8%（95% CI 79.3%～90.9%）和 99.8%（95% CI 99.8%～99.8%），为发现一例患者需要进行四例手术。ROCA 单独能够发现 87.1%（135/155）的原发侵袭性卵巢癌或卵管癌。如果以 CA125 > 35，> 30，> 22（单位 U/ml）作为年度筛查工具，则将发现 41.3%（64/155）、48.4%（75/155）和 66.5%（103/155）的患者。ROCA 的 AUC 显著高于单独 CA125 检测的 AUC（0.915 *vs.* 0.869，$P = 0.027$）。

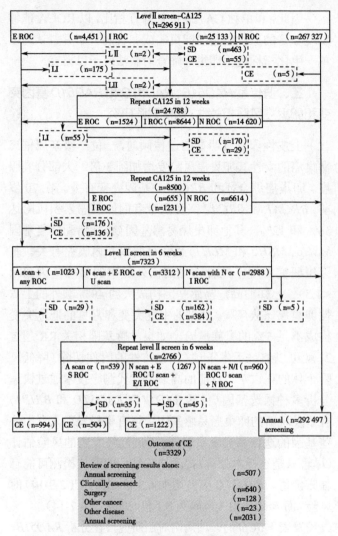

图 1-1　多方案筛查流程和筛查结果

A：异常；CA-125：癌抗原 125；CE：临床评估；E：升高；I：中介；
LI：I 水平的 CA-125 检测；LII：II 水平的经阴道超声（TVS）和
CA125 检测；N：正常；ROC：卵巢癌风险；S：严重；SD：终止筛
查；U：不满意

因此,和单独 CA125 进行筛查相比,以 ROCA 能够发现 2 倍的原发侵袭性卵巢癌或卵管癌。研究者认为以单一生化指标进行卵巢癌筛查的做法应予以摒弃。

二、遗传系 *RAD51B*、*RAD51C* 和 *RAD51D* 基因突变和卵巢癌风险相关性:病例对照研究

上皮性卵巢有明显的遗传倾向,一位一级亲属罹患卵巢癌的女性其卵巢癌风险要增加到 3 倍。大部分乳腺癌 - 卵巢癌综合征和 *BRCA1/2* 基因突变有关。在 70 岁前,*BRCA1* 和 *BRCA2* 突变携带者的卵巢癌累积风险达 36% 和 12%。其他卵巢癌易感基因(包括错配修复基因 *MSH6*,*MSH2* 和 *MLH1*)也和直肠癌和内膜癌有关。基因组研究发现了几种常见的低外显率的易感基因(RR <1.5)。已知的高危易感基因构成大约 40% 额外的上皮性卵巢癌家族风险,少见的中危突变和常见的低危突变构成不足 5% 的家族风险。如果易感基因相关 RR 超过 2,就可以通过手术干预(如预防性的附件切除)降低风险个体的死亡率。目前的高通量二代测序技术通过快速分析多种候选基因(包括 *RAD51C*,*RAD51D* 和 *BRIP1*)有望发现新的卵巢癌易感基因。现有资料发现人群中这些基因的遗传系突变率较低,不过已经发表的风险估计(尽管只是小样本分析)提示这些基因的遗传检测可能有临床价值。*RAD51D* 突变增加 6.3 倍(95% CI 2.9-14)的风险,而 *BRIP1* 相关风险为 8.1 倍(95% CI 4.7-14)。

发表于 *JCO* 的一项病例对照研究旨在分析 *RAD51B*,*RAD51C* 与 *RAD51D* 基因的有害突变对人群中侵袭性 EOC 的作用。其中侵袭性上皮性卵巢癌患者 3429 例,对照 2772 例以及 2000 例 *BRCA1/2* 阴性的、没有受累的女性[来自英国家族性卵巢癌筛查研究(United Kingdom

Familial Ovarian Cancer Screening Study，UKFOCSS）]。结果在卵巢癌患者中发现 28 例（0.82%）有害突变，而对照组发现 3 例（0.11%，$P<0.001$）。卵巢癌病例中 *RAD51C* 突变（14 例，0.41%）和 *RAD51D* 突变（12 例，0.35%）要比 *RAD51B* 突变（2 例，0.06%）更为多见。*RAD51C* 突变相关的 OR 值为 5.2（95% CI 1.1-24，$P = 0.035$），*RAD51D* 的 OR 为 12（95% CI 1.5-90，$P = 0.019$）。来自 UK_FOCSS 研究的未受累参与者中发现了 13 例（0.65%）*RAD51* 突变：7 例 *RAD51C*，5 例 *RAD51D*，1 例 *RAD51B*。这个比例显著高于对照组（$P<0.001$）。另外，*RAD51* 突变携带者要比非携带者更容易有卵巢癌的家族史（$P<0.001$）。

这些结果证实了 *RAD51C* 和 *RAD51D* 是中等风险的卵巢癌易感基因，它们造成的上皮性卵巢癌风险可能成为常规临床遗传检测中和 *BRCA1/2* 一起筛查的依据。

三、卵巢癌女性中的遗传突变：极大样本量的病例对照性队列研究

该研究以二代测序技术识别上皮性卵巢癌患者中四种候选易感基因的突变情况（*BRIP1*，*BARD1*，*PALB2* 和 *NBN*）。研究包括 3236 例浸润性上皮性卵巢癌患者以及 3431 例对照，还有 2000 例来自卵巢癌临床筛查研究（UKFOCSS）的、没有受累的高危患者。对于每一种候选基因，研究者评估了上皮性卵巢癌的风险，并且评价了遗传突变状态与临床和流行病学高危因素信息之间的相关性。

结果，研究者发现，*BRIP1* 的删除性突变情况，患者人群中的发生率（0.9%）以及 UKFOGSS 参与者的发生率（0.6%）均显著高于对照人群的发生率（0.09%，*p* 分

别为 $1×10^{-4}$ 和 $8×10^{-4}$)，*BARD1*（$P = 0.39$）、*NBN1*（$P = 0.61$）和 *PALB2*（$P = 0.08$）均没有显著差异。在患者人群和对照人群中，*BRIP1* 的罕见错义突变发生率也存在显著差异（$P = 5.5×10^{-4}$）。与 *BRIP1* 突变相关的侵袭性上皮性卵巢癌相对风险为 11.22（95% CI 3.22-34.10，$P = 1×10^{-4}$），相关的高级别浆液性病变相对风险为 14.09（95% CI 4.04-45.02，$P = 2×10^{-5}$）。家族分离分析结果显示，和普通人群相比，*BRIP1* 突变携带者的平均相对风险为 3.42（95% CI 2.12-5.54，$P = 7×10^{-7}$）。

据此，研究者认为，*BRIP1* 删除突变中等增加上皮性卵巢癌风险。这些资料对于风险评估和预防具有临床价值，强调在中等外显率基因癌症预防应用前需要根据极大样本量进行临床风险评估。

四、既往接受了非信息化遗传筛查的患者以多基因谱进行再次筛查

本研究是 2015 年 11 月 *Gynecologic Oncology* 的编辑首选文章，因此单独介绍。二代测序的应用以及多癌症相关基因的识别导致遗传性癌症综合征的遗传筛查从单基因检测转向多基因谱检测。在妇科学领域，卵巢癌的遗传检测是研究焦点。最近的文献发现，大约 23% 的卵巢癌和遗传系突变有关，其中 29% 的突变基因是 *BRCA1/2* 之外的基因突变。但是，对于既往靶向基因检测结果阴性的（即非信息化遗传筛查的）患者，是否合适以多基因谱进行再次筛查，仍然未知。

本研究中，在纽约州立兰贡医学中心根据 2013 年 9 月至 2014 年 11 月病案记录选择既往进行遗传咨询的患者进行多基因检测。总计包括 127 例患者，其中 104 例有癌症病史，118 例至少有一位家庭成员有癌症病史。

在初始筛查时,没有发现病理性的突变,10例患者发现有不确定意义的变异。以多基因谱进行再次筛查时,9例(7%)患者发现有病理性突变,53例(42%)发现初次筛查未能检出的不明确意义的变异。

据此,研究者认为既往靶向基因筛查未能发现病变的患者中再次进行多基因谱的筛查是有价值的。不过本研究中高达42%的患者发现不明确意义的基因变异,并没有什么医学干预指征,还有可能给患者带来焦虑。

多基因谱检测发现的致病性突变见表1-4。妇科癌症患者行多基因谱检测的结果见表1-5。

为了表示郑重,编辑特地配发了一篇社论:*More genes, more problems*?研究者回忆起1990年Mary-Claire King博士宣布遗传性乳腺癌基因位于染色体17q21(命名为*BRCA1*),经过4年角逐,Mark Skolnick的团队率先测序并克隆了该基因,成立了Myriad遗传公司。从1996年至2013年,该公司垄断了美国的*BRCA1/2*商品化检测。2013年,美国最高法院否决了Myriad公司对于*BRCA1/2*检测的垄断。随着研究进展,还发现了其他参与遗传性卵巢癌风险的突变基因,包括DNA错配修复基因*MSH6, PMS2, MLH1*和*MSH2*;接着还有BRCA-Fanconi贫血途径的基因,如*BRIP1, RAD51D*和*RAD51C*等。单个基因突变的发生率罕见,但是造成的卵巢癌风险很高。基因检测的方式既昂贵又无效,二代测序技术为多基因谱检测提供了高效工具。已有研究发现,对于乳腺癌女性队列进行再次检测,可提供信息的突变率为3%~5%,但是卵巢癌患者中还缺少这样的研究。在Frey等学者的研究中,样本量不大,人群异质性高,还不能提供有关合理筛查人群的信息。多基因谱检测的所谓阳性结果,并不意味着这些结果和

表 1-4　反复多基因检测发现的病理性突变

个人瘤症史	家族瘤症史	主要靶向的单项检测		结果	反复多基因谱检测（病理性突变）	
		检测基因			基因	核苷酸
卵巢	乳腺，卵巢，前列腺，淋巴瘤	BRCA1/2		阴性	BRCA2	C1909+1G>A
乳腺	乳腺，前列腺	BRCA1/2		阴性	BRIP1	C1066C>T
乳腺	乳腺；前列腺	BRCA1/2		阴性	BRIP1	C1315C>T
乳腺	乳腺和卵巢	BRCA1/2, MSH2, MLH1		阴性	MUTYH	C1187G>A
乳腺	乳腺	BRCA1/2		阴性	MUTYH	C934-2A>G
乳腺	黑色素瘤	BRCA1/2		阴性	MUTYH	C1012C>T
乳腺和胰腺	甲状腺、结肠、前列腺	BRCA1/2, MSH6, PMS2, EPCAM, MEN1		阴性	ATM	C6228delT
无	乳腺，原发腹膜瘤，甲状腺，胃，结肠，白血病	BRCA1/2		阴性	APC	C3902T>A
无	乳腺，卵巢，甲状腺	BRCA1/2		阴性	BAD51D	C270_271dupTA

表 1-5 妇科癌症患者行反复多基因谱检测的结果

个人癌症史	家族癌症史	主要靶向的单项检测		反复检测
		检测基因	结果	
卵巢	乳腺, 卵巢, 前列腺, 淋巴瘤	BRCA1/2	阴性	病理性突变 (BRCA2)
卵巢	乳腺, 卵巢, 胃, 前列腺	BRCA1/2, MLH1, MSH2, MSH6, PMS2	阴性	VUS (BRCA2)
卵巢	乳腺, 胃, 前列腺, 肺	BRCA1/2	阴性	阴性
卵巢	乳腺, 卵巢, 结肠	BRCA1/2	阴性	阴性
卵巢	卵巢, 结肠, 脑	BRCA1/2, MLH1, MSH2, MSH6, PMS2	阴性	VUS (BRCA1)
卵巢和乳腺	宫颈, 黑色素瘤	BRCA1/2	阴性	阴性
卵巢和乳腺	乳腺, 黑色素瘤, 胰腺, 前列腺	BRCA1/2	阴性	阴性
卵巢和乳腺	乳腺, 黑色素瘤, 前列腺, 脑	BRCA1/2	阴性	阴性
输卵管	胰腺, 淋巴瘤	BRCA1/2	阴性	阴性
子宫	乳腺, 卵巢, 胃	BRCA1/2, MLH1, MSH2	阴性	VUS (ATM)
子宫和乳腺	乳腺, 结肠, 前列腺	BRCA1/2	阴性	VUS (SMAD4)
子宫和乳腺	乳腺, 卵巢	BRCA1/2	阴性	阴性
子宫和乳腺	乳腺, 结肠, 前列腺	BRCA1/2	阴性	阴性
子宫和乳腺	乳腺, 子宫, 胃	BRCA1/2	阴性	VUS (BRCA2, MSH6, BLM)

一致的癌症风险有关。其研究还显示：大约一半的致病性突变与患者癌症表型无关。何况，多基因谱检测还存在过高比例的不明确意义基因变异。总结来说，在评估基因谱检测阳性结果时，医师因为想到如下问题：突变缺失损害该基因的蛋白质产物吗（即为真的突变）？该基因突变肯定和癌症风险有关吗（即真实基因）？而所谓阴性结果也应该在个人和家族病史的背景下诠释。必要时需要在遗传专家的指导下对患者进行指导和咨询。

五、应用数学模型及评分系统术前评估附件包块——荟萃分析和系统性评价

在这项研究中，研究者推荐术前评判附件包块时应该考虑应用国际卵巢肿瘤分析研究（International Ovarian Tumor Analysis study，IOTA）的简单规则（simple rules）和 LR2 模型（logistic regression model），尤其针对生育期年龄的女性。恶性肿瘤风险指数（risk of malignancy Index，RMI）应用广泛，特异性不错，但敏感性要比上述两种模型差一些。

上述规则和模型的文献出处在此：

Timmerman D，Testa AC，Bourne T，et al. Logistic regression model to distinguish between the benign and malignant adnexal mass before surgery：a multicenter study by the International Ovarian Tumor Analysis Group. J Clin Oncol，2005，23（34）：8794-8801.

Timmerman D，Testa AC，Bourne T，et al. Simple ultrasound-based rules for the diagnosis of ovarian cancer. Ultrasound Obstet Gynecol，2008，31（6）：681-690.

第一篇文章中，研究者给出两个方程，M1 方程更为可靠。Cutoff 值为 0.10。

M1：可能性（probability）$y = 1/(1 + e^{-z})$，其中 $z = -6.7468 + 1.5985(1) - 0.9983(2) + 0.0326(3) - 0.00841(4) - 0.8577(5) + 1.5513(6) + 1.1737(7) + 0.9281(8) - 0.0496(9) - 1.1421(10) - 2.3550(11) + 0.4916(12)$．这里的序号代表如下参数：

（1）卵巢癌病史（是 = 1，否 = 0）

（2）目前激素治疗（是 = 1，否 = 0）

（3）患者年龄（岁）

（4）病灶最大直径（mm）

（5）检查时疼痛症状（是 = 1，否 = 0）

（6）腹水（是 = 1，否 = 0）

（7）实性乳头状突起中的血流信号（是 = 1，否 = 0）

（8）完全的实性包块（是 = 1，否 = 0）

（9）实性成分的最大直径（mm，最大不超过 50mm）

（10）不规则的囊内壁（是 = 1，否 = 0）

（11）声影（是 = 1，否 = 0）

（12）多普勒颜色评分（1 = 无血流，2 = 少量血流，3 = 中等强度血流，或 4 = 非常强血流）

另一简化的方程 M2：可能性（probability）$y = 1/(1 + e^{-z})$，其中 $z = -5.3718 + 0.0354(1) + 1.6159(2) + 1.1768(3) + 0.0697(4) + 0.9586(5) - 2.9486(6)$．这里的序号代表如下参数：

（1）患者年龄（岁）

（2）腹水（是 = 1，否 = 0）

（3）实性乳头状突起中的血流信号（是 = 1，否 = 0）

（4）实性成分的最大直径（mm，最大不超过 50mm）

（5）不规则的囊内壁（是 = 1，否 = 0）

（6）声影（是 = 1，否 = 0）

在第二篇文章中，研究者提出十条超声鉴别良恶性肿瘤的规则,其中5条M规则,5条B规则。在不符合B规则的情况下,符合一条或更多条的M规则,卵巢包块即为恶性。在不符合M规则的情况下,符合一条或更多条的B规则,卵巢包块即为良性。如果既有M规则也有B规则,或既不符合M规则也不符合B规则,则不能归类(表1-6)。

表1-6 超声鉴别良恶性肿瘤的规则

预测恶性肿瘤的规则(M规则)		预测良性肿瘤的规则(B规则)	
M1	不规则实性肿瘤	B1	单房性
M2	出现腹水	B2	有实性成分,最大实性成分的最大直径<7mm
M3	至少有四个乳头状结构	B3	出现声影
M4	不规则的多房性实性肿瘤,最大直径≥100mm	B4	光滑的多发性肿瘤,最大直径<100mm
M5	非常强的血流信号(颜色评分4)	B5	没有血流信号(颜色评分1)

六、卵巢恶性病变风险评估流程用于盆腔包块女性的保守治疗

该研究中的所有患者按照前瞻性多学科肿瘤委员会以ROMA流程和影像学推荐,转诊至"女性肿瘤程序"(Program in Women's Oncology)以盆腔包块进行手术治疗。总计498例患者接受了评估,392例(79%)为良性病变,22例(4%)为低度恶性潜能肿瘤,28例(6%)为Ⅰ~Ⅱ期上皮性卵巢癌,36例(7%)为Ⅲ~Ⅳ期上皮性卵巢癌,20例为非上皮性的卵巢癌。应用ROMA流程和临床评估,前述多学科肿瘤委员会推荐188例(37.8%)的女性接受观察。所有浸润性恶性肿瘤患者都被该委员会推荐进行手术治疗。在实际手术的315例患者中,212例为良性病变,84例诊断浸润性恶性病变。委员会应用ROMA

流程和临床评估的初始推荐诊断恶性病变的敏感性为100%，特异性为47.7%，阴性预测值为100%；如果把低度恶性潜能肿瘤包括在内，敏感性为99.1%。对于Ⅰ～Ⅳ期上皮性卵巢癌，ROMA流程本身其敏感性为95.3%。

所谓卵巢恶性病变风险流程流程（Risk of Ovarian Malignancy Algorithm，ROMA）是一种logistic回归流程，以血清标记物HE4和CA125、绝经状态评估卵巢囊肿或盆腔包块良恶性，在多项多中心前瞻性研究中具有很高的敏感性、特异性和阴性预测值。

七、宫腔灌洗用于米勒管癌症的分子学诊断

卵巢癌和内膜癌均起源于米勒管上皮，其中Ⅱ型卵巢癌（高级别浆液性癌和癌肉瘤，通常包含 TP53、BRCA1 和 BRCA2 的突变，90%以上有 TP53 突变）和Ⅱ型内膜癌（非子宫内膜样癌和低至未分化的子宫内膜癌样癌）诊断时多为晚期，预后较差。Ⅱ型卵巢癌的5年生存仅有10%～30%，Ⅱ型内膜癌的5年生存仅有50%～60%。从浆液性卵管上皮内瘤变发展至 HGSC 的时间大约是5年。如何早期诊断这些预后较差的米勒管癌症，仍是目前临床的巨大挑战。CA125 等肿瘤标记物、经阴道超声等影像学检查的相关模型有待进一步验证，预防性的双卵管和（或）卵巢切除是目前唯一能够有效降低高级别浆液性癌风险的实践方案，但也存在卫生经济学问题。

目前有越来越多的证据米勒管癌可能脱落细胞，那么多宫腔灌洗液的分析有可能发现脱落的癌症细胞。这项发表于 JCO 的研究从65例患者中获得宫腔灌洗液样本。这些患者包括30例卵巢癌，5例内膜癌，3例其他恶性肿瘤和27例累及生殖器官的良性病变。研究者以二代测序对所有样本进行体细胞突变的分析，部分患者

行 singleplex 分析。

结果发现，宫腔灌洗液的获取并不困难，且足够用于 DNA 分析。在 30 例卵巢癌患者中 18 例发现突变，主要是 *TP53* 的突变。对相应肿瘤组织中已经确定的突变基因行进一步 singleplex 分析又发现 6 例携带突变的患者。因此在卵巢癌患者中总计 80%（24 例）存在特异性的突变，包括一例隐匿卵巢癌患者。所有 5 例内膜癌患者均有突变，1 例为 *TP53* 突变。在 27 例良性肿瘤患者中 8 例（29.6%）突变阳性，其中 6 例（75%）是 *KRAS* 基因突变的结果。具体参考图 1-2。

因此，研究者认为可以通过宫腔灌洗液收集卵巢肿瘤细胞进行遗传学分析，从而诊断卵巢癌、内膜癌甚至隐匿的卵巢癌。

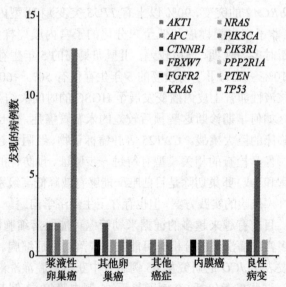

图 1-2　突变基因的分布用于分辨不同的样本类型（指示突变）
基因 *TP53* 突变是诊断卵巢癌（OC）最重要的标记物，而 *KRAS* 突变也能在良性病变中发现；EC：内膜癌

八、五种常见癌症中炎性途径的交叉性癌症基因组学调查：肺癌，卵巢癌，前列腺癌，乳腺癌和结直肠癌

炎性反应作为启动因素和促进因素可能增加癌症发生的风险，但还没有大规模研究分析不同癌症部位的遗传突变。本研究组对 NCI 的 GAME-ON Network 中 48 种全基因组研究进行炎性途径的交叉性癌症遗传分析，包括 64 591 例癌症患者和 74 467 例对照。结果研究者发现了三种炎性途径的多效位点，包括 Ch12q24 上编码 *SH2B3*（rs3184504）的一个新位点，它达到了 GWAS 的显著性差异（$P = 1.78×10^{-8}$），与肺癌（$P = 2.01×10^{-6}$）、结直肠癌（GECCO $P = 6.72×10^{-6}$；CORECT $P = 3.32×10^{-5}$）以及乳腺癌（P = 0.009）有关。研究者还发现五种关键的遗传变异的亚途径组分，与五种癌症部位有关：炎性反应和结直肠癌有关（P = 0.006），炎性相关细胞周期蛋白和肺癌有关（$P = 1.35×10^{-6}$），免疫活化和卵巢癌有关（P = 0.009），另外，免疫系统发育的序列变异在乳腺癌发病学中扮演了重要角色（P = 0.001），而固有免疫反应参与结直肠癌风险（P = 0.022）和卵巢癌风险（P = 0.003）。

据此，炎性反应及其相关亚途径组分的遗传变异是肺癌、结直肠癌、卵巢癌和乳腺癌发生过程中的关键因素，其中 SH2B2 与肺癌、结直肠癌和乳腺癌有关。

第四节　卵巢癌的手术治疗

【笔记】 卵巢癌的手术治疗彻底性对于卵巢癌生存而言至关重要，关键在于能否实现理想的肿瘤细胞减灭术（CRS），尽量消除病灶。但并非所有晚期患者都

能够实现理想的 CRS,需要更加个体化的方案进行处理。这里介绍几篇研究,分析哪些患者能够实现理想的 CRS。

一、晚期卵巢癌实现理想的肿瘤细胞减灭术的 Fagotti 模型

二、晚期上皮性卵巢癌患者中以动态腹腔镜模型预测不完全肿瘤细胞减灭术

三、接受一线化疗的卵巢癌、卵管癌和原发性腹膜癌患者再次住院的高危因素:NRG/GOG 研究(ADS-1236)

四、卵巢癌不理想的肿瘤细胞减灭术与间质活化增加的分子路径特点有关

一、晚期卵巢癌实现理想的肿瘤细胞减灭术的 Fagotti 模型

在这篇综述中,研究者介绍了 Fagotti 腹腔镜评分用于预测能够实现理想的肿瘤细胞减灭术的效果,发现评分≥8 分是不能实现理想 CRS 的预测因素。表 1-7 是 Fagotti 腹腔镜形态学模型。

表 1-7 腹腔镜特点和相应评分用于计算 Fagotti 评分从而预测理想肿瘤细胞减灭术的可能性

腹腔镜特点	0分	2分
腹膜播散	腹膜播散累积有限的区域(沿着结肠旁沟或盆腔腹膜),可以通过腹膜切除达到手术切净	无法切除的团块状腹膜受累,或者呈粟粒状分布
横膈病变	没有浸润性癌症播散,而且绝大部分横膈表面没有融合的结节	广泛的癌症播散浸润,或大部分横膈表面有融合的结节

续表

腹腔镜特点	0分	2分
肠系膜病变	没有大的浸润结节,且肠系膜的根部没有受累(不同肠段活动受限可以提示)	大的浸润结节,或肠系膜的根部受累(不同肠段活动受限可以提示)
大网膜病变	从大网膜到胃大弯没有观察到肿瘤播散	从大网膜到胃大弯观察到肿瘤播散
肠道浸润	不需要考虑肠段切除,肠祥也没有粟粒状肿瘤播散	需要考虑肠道切除,或管超导肠祥上有粟粒状肿瘤播散
胃浸润	胃壁没有明显的肿瘤受累	胃壁有明显的肿瘤受累
肝转移	没有表面病灶	任一表面有病灶

二、晚期上皮性卵巢癌患者中以动态腹腔镜模型预测不完全肿瘤细胞减灭术

本研究探讨在晚期上皮性卵巢癌患者中基于腹腔镜的诊断模型用于预测不完全的初始肿瘤细胞减灭术(残留病灶直径 > 1cm)的应用价值。研究者以:①大网膜饼;②腹膜广泛肿瘤结节;③横膈融合的肿瘤结节;④肠道浸润;⑤胃和(或)脾脏和(或)小网膜浸润;⑥肝表面转移等六项参数作为腹腔镜分期(S-LPS)的预测指数值(predictive index value,PIV),然后所有患者再进行开腹探查、初始肿瘤细胞减灭术。这些参数中,如果预测不完全的初始肿瘤细胞减灭术的特异性≥75%、阳性预测值≥50% 和阴性预测值≥50%,该 PIV 就记为 1 分,如果准确性(敏感性)≥60% 再加上 1 分。最终有 234 例患者进入研究。

结果:总计 135 例患者(57.5%)没有大体病灶残留,其中 72 例需要 112 人次上腹腔手术操作,大约 25% 的

患者接受肠切除（不包括直肠-乙状结肠切除）。另外54例患者其残留病灶直径≤1cm, 45例患者为不理想的肿瘤细胞减灭术。腹腔镜分期和开腹发现之间的总体符合率较高：大网膜饼（93.6%），肠道浸润（88.6%），胃浸润（94.8%）和腹膜肿瘤结节（97.0%），横膈肿瘤结节（93.2%），肝转移（92.3%），所有参数均记为2分。如果腹腔镜PIV≥10分，获得完全肿瘤细胞减灭术的可能性为0，不必要的开腹探查的风险为33.2%。该腹腔镜PIV的区分度很好（AUC 0.885）。PIV<10分的病例和≥10分的病例分别发生85.7%（12/14）*vs.* 29.5%（65/220）的重大术后合并症（3～5级）。

研究者认为，腹腔镜分期是预测晚期上皮性卵巢癌患者实现完全肿瘤细胞减灭术的可靠工具。腹腔镜预测指数有很好的区分度，可以减少不合适的腹腔镜探查术。

表1-8是所有参数的分值和诊断价值，表1-9是评分的预测价值。

表1-8 预测指数模型中包括的腹腔镜参数评分

腹腔镜参数	敏感性（%）	特异性（%）	PPV（%）	NPV（%）	准确性（%）	分值
大网膜饼	76.0	75.4	69.7	80.8	78.2	2
腹膜癌肿	65.7	76.1	67.0	75.0	71.6	2
横膈癌肿	81.8	80.6	75.7	85.7	81.1	2
肠道浸润	47.9	97.2	71.8	94.0	76.9	2
胃浸润	6.1	98.5	75.0	62.7	62.3	2
肝转移	15.0	94.8	68.2	59.9	60.7	2

表1-9　不同界值下腹腔镜预测指数模型的应用价值

PIV	NPV（%）	不必要的探查（1-NPV）（%）	PPV（%）	不合适的不探查（1-PPV）（%）
≥0	100	0.0	39.6	60.4
≥2	91.5	8.5	54.3	45.7
≥4	87.9	12.1	74.5	25.5
≥6	79.0	21.0	84.6	15.4
≥8	71.7	28.3	91.7	8.3
≥10	66.8	33.2	100	0
12	64.6	35.4	100	0

三、接受一线化疗的卵巢癌、卵管癌和原发性腹膜癌患者再次住院的高危因素: NRG/GOG 研究 (ADS-1236)

本研究人群来自 GOG 0218, 用于分析前次住院后 30 天内或肿瘤细胞减灭术后 40 天内再次住院的预测因素。研究前提是化疗在门诊完成, 不需住院处理。在 1873 例患者中, 197 例 (10.5%) 再次住院, 其中 59 例经历了 > 1 次的再次住院。总计 144 例 (74%) 住院时在术后发生的 (再次住院率 7.7%)。显著的高危因素包括: 疾病期别 (3 期 *vs.* 4 期, $P = 0.008$), 不理想的肿瘤细胞减灭术 (36% *vs.* 64%, $P = 0.001$), 腹水 ($P = 0.018$), BMI (25.4 *vs.* 27.6, $P<0.001$), 较差的功能状态 ($P<0.001$) 和较高的基础 CA125 水平 ($P = 0.017$)。术后 40 天内再次住院的患者其手术至化疗开始的时间间隔更短 (22 *vs.* 32 天, $P<0.001$)。在再次住院次数 > 1 次的患者中, 接受贝伐单抗治疗的患者有更高的再住院率。多参数分析显示, BMI (OR = 1.81, 95% CI 1.07-3.07) 和功能状态评分 2 分 (OR = 2.05, 95% CI 1.21-3.48) 是独立的显著高危因素。

研究者认为,既然初次术后再次住院率更高,应该针对这段时间进行前瞻性干预以减少再次住院率,改进医疗质量。

另一项单中心研究中,2007~2013 年进行了 2993 例手术,术后 30 天内 166 例患者(5.5%)再次住院。多因素分析显示,和再住院相关的高危因素包括:精神病史(OR 1.8),术后合并症(OR 1.91),保险类型(医保 *vs.* 没有保险的 OR 1.41),手术方式(开腹相对腹腔镜/阴式的 OR 为 1.49),以及术中进行粘连松解(OR 3.64)。最常见的术后诊断为:感染(44%),恶性/呕吐(28%),静脉血栓栓塞(6%),肠瘘(4%)和出血(4%)。该研究中,再次住院的卵巢癌、宫体癌症和宫颈癌患者分别占 38.5%、36.8% 和 14.5%。

四、卵巢癌不理想的肿瘤细胞减灭术与间质活化增加的分子路径特点有关

晚期上皮性卵巢癌行不理想的肿瘤细胞减灭术(CRS)导致生存不良,但是目前还不清楚,这种较差的结局是由于不能切除肿瘤的内在生物学特点所致,还是手术切除不足导致残留肿瘤持续克隆增生。本研究的目的是识别可能导致不理想肿瘤细胞减灭术的潜在分子路径和细胞类型。研究者通过比较理想 CRS 患者和不理想的 CRS 患者基因表达差异,确定不理想 CRS 相关基因网络,并扩展该基因网络相关的生物学过程和细胞类型。

结果研究者发现,不理想 CRS 患者原发肿瘤表达的分子印迹通常出现在有独特分子亚型的上皮性卵巢癌类型中,该类卵巢癌的特点是组织间质活化以及淋巴血管

浸润增加。类似的分子学途径也出现在上皮性卵巢癌的转移性病灶中,说明不理想 CRS 患者的原发肿瘤和转移病灶有类似的生物学特点。研究显示,不理想 CRS 相关的网络(suboptimal cytoreduction associated network, SCAN)基因大量出现在活化的肿瘤间质细胞中,而并非大量出现在恶性肿瘤细胞中。间质活化与肿瘤侵袭性增加和化疗耐药增加有关。

因此,研究资料显示,肿瘤细胞减灭术的成功性受肿瘤生物学特点控制,这些特点包括广泛的间质反应以及侵袭性增加等。这些生物学特点可能阻止手术切除,并最终导致生存结局不良。具有间质活化特点的肿瘤可能需要抗纤维化药物的治疗。

具体操作上,研究者以 TCGA 和 GSE26712 数据库确定分子印迹,以 GSE9891 数据库炎症这些印迹并评估其预测能力。在具有差异表达的不理想肿瘤细胞减灭术网络基因中,P 值最小的是 *POSTN*、*FAP*、*TIMP3* 和 *COL11A1*。为了确定这些基因是否与上皮性卵巢癌的分子学亚型有关,研究者利用两项已经发表的综合性研究资料,明确了这些基因与特定分子亚型的相关性,其特点是结缔组织增生和(或)间叶细胞期出现以及预后不良。基因芯片数据库的资料提示不理想肿瘤细胞减灭术可能和 EOC 的侵袭性 / 转移性性质有关。不同卵巢组织标本的研究显示这些基因在癌症相关的间质中表达最高,原发肿瘤和转移病灶(大网膜)有相似的基因表达。

本期的 *Gynecologic Oncology* 将这篇文章作为 Lead Article,配发了一篇社论。考虑到初始肿瘤细胞减灭术与中间型肿瘤细胞减灭术价值的比较,大家一直在争论,究竟是手术效应还是肿瘤生物学对于能够获得理想手术结局贡献更大,一般称之为"biology *vs.* brawn"

（生物学 *vs.* 体力）的争论。上述研究报道提示，需要将
"biology *vs.* brawn"的争论扩展到包含评估宿主因素以
及肿瘤特点评估的范畴中，对肿瘤生物学的进一步理解
能够产生对患者最理想的治疗方案。这些令人兴奋的结
果来自这样的假设：卵巢癌有能力修饰转移部位周围的
间质，而肿瘤间质能够调整对治疗的反应。最终患者的
结局将有赖于彻底理解肿瘤生物学和宿主因素，以及妇
科肿瘤医师为获得理想结局的不懈努力。

第五节　卵巢癌的化疗

【笔记】 卵巢癌尤其是上皮性癌手术前后化疗是最
重要的辅助治疗方式。我们这里介绍有关腹腔化疗的
应用、化疗应用时间对生存的影响。此外，大约20%的
卵巢癌患者对新辅助化疗耐药，如何识别耐药的高危因
素，也是临床的难点。对于超重或肥胖患者，是否需要
减量以保证治疗的"安全"，现在似乎也有了比较明确的
结论。

一、晚期卵巢癌患者腹腔化疗的长期生存和预后因
素：回顾性分析

二、化疗应用及其时程对于早期卵巢癌生存的影
响：SEER 数据研究

三、用于预测新辅助化疗效果的化疗反应评分系统

四、根据体质指数计算的化疗剂量对于卵巢癌生存
的影响：回顾性队列研究

**一、晚期卵巢癌患者腹腔化疗的长期生存和预后因
素：回顾性分析**

这是 GOG 114 至 GOG 172 所有资料的一项回顾性

分析，*JCO* 正式发表了这篇研究。腹膜是绝大部分晚期卵巢癌播散和转移的部位，即使是复发病例中，很多转移灶也局限于腹腔内。腹腔内（IP）顺铂给药的方式和静脉给药相比，腹腔内药物浓度要高 20 倍；而紫杉醇不同给药方式也导致了 1000 倍的药物浓度差别。但是腹腔用药开展并不普遍，很多医师担心其毒副作用，嫌弃其操作麻烦，猜测其依从较差，怀疑其长远受益。

在本研究的 876 例患者中，中位随访时间 10.7 年。IP 化疗的中位生存时间为 61.8 个月，而静脉化疗的中位生存时间为 51.4 个月。IP 化疗降低了 23% 的死亡风险（调整后的 HR 0.77，$P = 0.002$）。IP 化疗改善了那些有残留病灶（但是直径≤1cm）患者的生存（HR 0.75，$P = 0.006$）。每完成一轮 IP 化疗周期，即可降低 12% 的死亡风险（HR 0.88，$P<0.001$）。预后较差的因素包括：透明细胞癌／黏液性癌 *vs.* 浆液性癌（HR 2.79，$P<0.001$），有残留病灶 *vs.* 没有可见病灶残留（HR 1.89，$P<0.001$），化疗次数少 *vs.* 次数较多（HR 0.88，$P<0.001$）。年轻患者更易于完成 IP 方案化疗，年龄每增加 1 岁，完成所有周期的可能性就降低 5%（OR 0.95，$P<0.001$）。

总之，IP 方案和静脉化疗方案相比，其优越之处可延伸超过 10 年。即使对于大块病灶（> 1cm）残留的情况，腹腔化疗也能提供优于静脉化疗的优势。完整的腹腔化疗周期数越多，提供的好处也就越多。年轻患者更容易耐受腹腔化疗，且腹腔化疗的效果更好。临床医师应该对选择性的患者推荐腹腔化疗作为首选方案。

二、化疗应用及其时程对于早期卵巢癌生存的影响：SEER 数据研究

这是 2015 年 5 月《妇科肿瘤学》（*Gynecologic Oncology*）

杂志的推荐文章,因此单独拿出来说明。总的来说早期卵巢癌的 5 年生存率是不错的,能超过 90%。但是复发时的预后就很差。因此初次治疗显得尤为重要。目前对于所谓高危的早期卵巢癌患者(3 级的ⅠA～ⅠB 期,ⅠC期,Ⅱ期),应用化疗的重要性已经得到共识。但是具体应用多少周期的化疗仍有争论。2006 年 GOG 的一项Ⅲ期临床研究发现,对于早期上皮性卵巢癌患者,如果手术完全切净病灶,那么 3 程和 6 程的紫杉醇 / 卡铂化疗对于复发率和总体死亡率并没有显著影响,而 6 程化疗的不良反应更大一些。

研究者根据 SEER-Medicare 数据库分析了早期卵巢癌的管理模式,以及化疗及其时程对于这些患者预后的影响。研究中的女性为 1992～2009 年≥65 岁且诊断Ⅰ期卵巢癌的患者,分为低危(非透明细胞癌,ⅠA 或ⅠB 期,1 级或 2 级)和高危(透明细胞癌,3 级,或ⅠC 期)两组。

结果总计 1394 例患者进入研究。低危患者中,32.9% 接受了辅助化疗,且化疗的应用随着时间而不断增加。高危患者中,71.9% 接受了辅助化疗,44.2% 治疗时间≤3 个月,55.8% 治疗时间 > 3 个月。年纪更大的患者似乎接受化疗的比例更小,而更高期别和更高级别的患者似乎更多地接受化疗(所有的 P 均小于 0.05)。对于高危高危患者,化疗应用的时间并不影响总体生存(HR 0.93,95% CI 0.67-1.27)或疾病特异的生存(HR 0.93,95% CI 0.61-1.42)。

据此可见,美国早期卵巢癌患者的治疗模式极不一致。延长化疗时程似乎并不影响高危患者的生存。

三、用于预测新辅助化疗效果的化疗反应评分系统

这篇发表于 *JCO* 的研究旨在确认一种组织病理评分

系统,以用于评价新辅助化疗对于ⅢC-Ⅳ期卵管-卵巢高级别浆液性癌行中间型肿瘤细胞减灭术标本的效果。

研究者首先构建一种六级的组织病理评分系统,应用于62例新辅助化疗后行中间型肿瘤细胞减灭术的试验人群。附件和大网膜部分由三位病理学家进行独立评分。在试验人群的基础上,研究者开发了一种三级化疗反应评分(CRS)系统并在71例患者的人群中进行独立确认。

结果:初始的六级系统在观察者之间有中等可重复性,在试验人群中大网膜标本中有预后分层的价值,但并不适合附件标本。将该系统压缩成三级评分后(参见表1-10),该系统具有很高的重复性(kappa 0.75,82% 绝对同意)。根据年龄、分期和手术状态进行校正,评分系统能够预测PFS(2分 $vs.$ 3分的中位PFS为11.3个月 $vs.$ 32.1个月,校正后的HR 6.13,95% CI 2.13-17.68,$P<0.001$)。应用于确认队列人群大网膜标本的CRS系统具有很高的重复性(kappa 0.67,78% 绝对同意),可用于预测PFS(CRS 1分和2分 $vs.$ 3分的中位PFS为12个月 $vs.$ 18个月,校正后HR 3.60,95% CI 1.69-7.66,$P<0.001$)。CRS 3分也能够预测一线铂类化疗的敏感性(对于进展<6个月的阴性预测值94.3%,和CRS 1分及2分的患者相比,OR 0.08,95% CI 0.01-0.35,$P<0.001$)。研究者还开发了一个用于训练病理医师应用CRS系统的网页。

研究还发现,CA125对于新辅助化疗的反应并不能预测CRS评分。总体上97%的患者(111/115)CA125水平下降≥50%,69%(79/115)CA125水平下降≥90%。总计4例患者CA125下降<50%,她们的CRS均为2分,这些患者的PFS均小于12个月(中位10.2个月)。

表 1-10　化疗反应评分（CRS）标准

CRS 1 分	没有或仅有微小的肿瘤反应：大部分存活的肿瘤没有或极少有退化相关的纤维炎性反应，且局限于很少的病灶中；这些病例中，难以在肿瘤退化和肿瘤相关的结缔组织增生或炎性细胞浸润之间进行判断
CRS 2 分	在已经确认的存活肿瘤中有可以察觉的肿瘤反应：肿瘤规律分布，从多灶性或弥漫性退化相关的纤维炎性变化（存活肿瘤呈片状、条痕状或结节状）到广泛的退化相关的纤维炎性变化（容易识别的多灶性残留病灶）
CRS 3 分	完全的或近乎完全的反应，没有残留病灶，或微小的不规则分布的肿瘤病灶，表现为单独的细胞、细胞群或结节（最大直径≤2mm）。主要是退化相关的纤维炎性变化；或在某些罕见病例中，完全没有任何炎性反应的情况下没有或仅有非常微小的残留病灶。恰当的做法是记录有无残留病灶或是否有微小残留病灶

　　CRS 系统还能够预测手术状态，CRS 1 分和 2 分 *vs.* 3 分的患者，完全切净率分别为 54% 和 78%（OR 3.02，95% CI 1.19-8.49，$P = 0.02$），而肉眼可见完全切净率分别为 37% 和 16%。

　　据此，化疗反应评分系统具有可重复性，对于高级别浆液性癌有预测价值。通过国际癌症报告合作项目（International Collaboration on Cancer Reporting）在国际病理报告中执行该系统，将有望改善患者的诊疗和研究。

四、根据体质指数计算的化疗剂量对于卵巢癌生存的影响：回顾性队列研究

　　肥胖患者的理想化疗剂量仍不确定，实际临床工作中变化较大。通常医师会采取减量策略以避免化疗毒性，但是 ASCO 指南推荐全量治疗。北加州凯撒医学中心的研究者进行了一项回顾性队列研究，分析接受一

线卡铂/紫杉醇方案剂量对于卵巢癌患者生存的影响，发表于 *JAMA Oncology*，这也是迄今最大规模的观察性研究。经过中位 52.5 个月的随访，研究者发现最重要的减量预测因素是高 BMI。与正常体重的女性相比，Ⅲ度肥胖（WHO 标准，BMI≥40）的女性分别减少 38% 和 45% 的紫杉醇和卡铂（均按 mg/Kg 体重计算，*P* 均小于 0.001）。她们接受的每一种药物以及联合方案的相对剂量强度（RDI）也较低。联合方案的 RDI 以平均 RDI（ARDI）计算。在Ⅲ度肥胖的女性中平均 ARDI 为 73.7%，而正常体重女性则为 88.2%（*P*<0.001）。较低的 ARDI（<70%）和 OS 较差有关（HR 1.62，95% CI 1.10-2.37）以及卵巢癌特异生存较差有关（HR 1.69，95% CI 1.12-2.55）。诊断时肥胖的女性（BMI≥30）似乎有较好的预后。在考虑到 BMI 和 ARDI 的多因素校正分析中，与正常体重以及没有减量的女性相比，正常体重且减量（ADRI<85%）的女性预后较差（HR 1.50，95% CI 1.02-2.21）。对每一个 BMI 类别，ARDI 小于 85% 的女性要比那些没有减量的患者预后更差。减量的肥胖女性也没有预后改善也并不明显。

因此，较低的相对剂量强度是卵巢癌生存独立的预测因素。这种现象在正常体重的女性中最为明显，但也见于各个层次的 BMI 女性中。因此体格不应成为卵巢癌患者减量决策的主要因素。

JAMA Oncology 配发一篇社论。编辑指出，较大的体表面积会导致 RDI 的损失。体表面积是绝对的衡量指标（面积），而 BMI 是相对于高度的衡量指标（容积）。有些人体表面积相对较低，但是 BMI 较高且为肥胖，或为相反。紫杉醇用量正是以体表面积进行计算的。体表面积的计算是很复杂的测量学和药理学问题，有多种计

算方法,包括瘦体量计算,或 Cockcroft-Gault 方程。另外,卡铂的 RDI 和生存没有显著相关,说明目前还没有证据支持卡铂的减量与生存不佳有关,或者支持体格是卡铂减量的预测因素。如果按照肌酐清除率或肾小球滤过率计算卡铂用量,那么接受理想卡铂 / 紫杉烷类化疗的患者其生存并不受 BMI 影响。那么,前面研究者指出"体格不应成为卵巢癌患者减量决策的主要因素",这个结论就值得进一步推敲。体格是否包括体表面积和 BMI? 如果不是"主要"因素,那么"次要"因素的意义何在? 体表面积应该采取什么方法计算? 其他卵巢癌治疗药物(顺铂,脂质体阿霉素,贝伐单抗等)的剂量考虑又为如何? 可能这些需要在良好设计的前瞻性队列研究中进一步验证和评估。

有句话说得很好:与其考虑如果处理极端体质指数或体表面积,以及考虑如何将这些发现转化为体表面积为基础的剂量,研究者也许应该实际计算个体的暴露剂量,并在不良反应和有效性的更有效的预测指标基础之上调整剂量,从而获得最合适的治疗剂量。

第六节　卵巢癌的靶向和免疫治疗

【笔记】 近期卵巢癌靶向治疗的最重要成就当属抗血管生成机制和 *BRCA1/2* 突变携带者中 PARP 抑制剂的应用。有关贝伐单抗的治疗不断有新的进展,奠定了贝伐单抗在晚期卵巢癌患者中应用的地位。妇科肿瘤的免疫治疗一直罕见成功报道。2016 年终于出现抗 PD-1 抗体治疗卵巢癌的初步研究。

一、新诊断卵巢癌应用贝伐单抗的 3 期临床研究:ICON7 的最终报告

二、晚期卵巢癌患者中腹水预测贝伐单抗作为一线治疗的价值

三、OCEANS 研究的最终生存结局和安全性分析:3 期随机安慰剂对照研究

四、复发性卵巢癌患者中贝伐单抗单药或联合化疗的比较:回顾性多中心研究

五、抗血管生成素 trebananib 用于治疗复发性卵巢癌的三期临床(TRINOVA-1 研究)

六、抗 PD-1 抗体(nivolumab)在铂类耐药的卵巢癌患者中的安全性和抗肿瘤活性

一、新诊断卵巢癌应用贝伐单抗的 3 期临床研究:ICON7 的最终报告

这项 ICON7 研究发表于 *Lancet Oncology*。既往 ICON7 报道了卵巢癌患者在标准化疗方案之外加用贝伐单抗能够改善 PFS,那些有疾病进展高危因素的患者中效果最为明显。这篇报告中研究者报告了该研究有关 OS 的最终结果。

ICON7 是国际化的 3 期开放随机对照研究,包括 11 个国家的 263 个研究中心。卵巢癌患者分为高危早期(FIGO I~IIa 期,3 级或透明细胞癌)或晚期疾病(FIGO IIb~IV 期),东部肿瘤合作组(Eastern Cooperative Oncology Group)行为状态评分 0~2 分。患者按照 1:1 比例随机接受标准化疗方案(AUC 5 或 6 的卡铂,175mg/m^2 的紫杉醇,3 周一次,总计 6 个周期),或者标准化疗方案 + 贝伐单抗(7.5mg/kg 体重,静脉应用,3 周一次;持续到 12 个周期的维持治疗)。

从 2006 年 12 月 18 日至 2009 年 2 月 16 日,总计招募了 1528 例患者:化疗组 764 例,贝伐单抗组 764 组。

至研究截止日期（2013 年 3 月 31 日），中位随访 48.9 个月（IQR 26.6-56.2），714 例患者死亡（化疗组和贝伐单抗组分别为 352 例和 362 例）。研究发现存在非比例危险（non-proportional hazards），于是研究者应用限制性平均生存时间（restricted mean survival time）的差异作为主要效益估计。结果贝伐单抗并没有 OS 的收益 { 化疗组和贝伐单抗组分别为 44.6 个月 [95% CI 43.2-45.9] 和 45.5 个月 [44.2-46.7]，对数秩检验 $P = 0.85$ }。对于事先定义的"预后不佳"的 502 例高危患者的外推行分析中，332 例（66%）死亡 { 化疗组和贝伐单抗组分别为 174 例和 158 例），OS 存在显著差异，显示加用贝伐单抗的联合治疗效益明显（39.3 个月 [95% CI 37.0-41.7] *vs.* 34.5 个月 [32.0-37.0]，对数秩检验 $P = 0.03$ }。但是在低危患者，限制性平均生存时间没有显著差异 { 化疗组和贝伐单抗组分别为 49.7 个月 [95% CI 48.3-51.1] 和 48.4 个月 [47.0-49.9]，对数秩检验 $P = 0.20$ }。有关 PFS 的分析升级显示两组之间没有差异。在延长的随访时间里，报告了一例治疗相关的 3 级事件（贝伐单抗治疗患者发生肠瘘），3 例治疗相关的 2 级事件（心力衰竭，结节病，脚部骨折，都在贝伐单抗治疗组），以及 1 例治疗相关的 2 级事件（阴道出血，发生在化疗组）。

所谓有疾病进展高危因素指的是：Ⅳ期，Ⅲ期且术后残留病灶直径>1cm。

因此，对于新诊断卵巢癌患者，在标准化疗基础上加用贝伐单抗并不能提高 OS。不过对于预后较差的患者应用贝伐单抗，OS 能获得收益，平均 OS 增加 4.8 个月，这个结论符合 ICON 和 GOG-218 有关 OS 的结论。

二、晚期卵巢癌患者中腹水预测贝伐单抗作为一线治疗的价值: 来自 NRG Oncology/GOG 0218 研究的分析

在 GOG 0218 的研究，患者接受细胞毒化疗及同步的贝伐单抗 vs. 单纯细胞毒化疗。本研究以有无腹水作为前瞻性因素进行预后及贝伐单抗治疗效果的判断。结果发现，两支治疗组在腹水发生比例和其他预后因素上水平相当，总体上，886 例（80%）女性存在腹水，221 例女性没有腹水。有腹水的患者有如下倾向：功能状态更差（$P<0.001$）；浆液性类型更多（$P = 0.012$）；基础 CA125 更高（$P<0.001$）；不理想的肿瘤细胞减灭术比例更高（$P = 0.004$）。多因素分析中，腹水的出现是 OS 不良的预后因素（调整后的 HR 1.22，95% CI 1.00-1.48，$P = 0.045$），但并非 PFS 的预后因素。在预测性分析中，没有腹水的患者以贝伐单抗治疗后其 PFS 和 OS 均未得到显著改善（调整后的 HR 分别为 0.81 和 0.94，95% CI 分别为 0.59-1.10 和 0.65-1.36）。但是有腹水的患者以贝伐单抗治疗后其 PFS 和 OS 均得到显著改善（调整后的 HR 分别为 0.71 和 0.82，95% CI 分别为 0.62-0.81 和 0.70-0.96）。

因此，对于晚期卵巢癌患者，腹水与总体生存预后不良有关。但腹水患者似乎能够从贝伐单抗的治疗中长期获益。

三、OCEANS 研究的最终生存结局和安全性分析: 3 期随机安慰剂对照研究

OCEANS 是在铂类敏感的复发性卵巢癌患者中开展的一项 3 期随机安慰剂对照研究。所有患者均有可

测量的复发病灶，随机接受吉西他滨/卡铂（GC）+贝伐单抗或GC+安慰剂治疗计6～10个疗程，此后贝伐单抗或安慰剂持续应用至疾病进展。至2013年7月19日数据截止时，总计353例患者（72.9%）死亡。研究和对照组用于观察OS的中位随访时间分别为58.2个月和56.4个月，和中期分析一致的是，两组之间的OS具有可比性（研究组 *vs.* 对照组：33.6个月 *vs.* 32.9个月，HR 0.95，log-rank $P = 0.65$），所有患者的亚组分析也得出同样结论。不良事件的发生率和严重程度与既往研究一致，没有新发的安全性问题。研究组和对照组相比，高血压（42.1% *vs.* 8.6%）、鼻出血（54.7% *vs.* 14.2%）、头痛（48.6% *vs.* 30.0%）和蛋白尿（19.8% *vs.* 3.4%）更为多见。在研究组中，3～5级不良事件的发生率更高一些（90.3% *vs.* 82.4%），其中血小板减少（28.3% *vs.* 18.9%）和蛋白尿（9.3% *vs.* 0.4%）是最具差异的不良事件。研究组终止治疗的比例也更高（22.3% *vs.* 4.7%）。研究组中有4例患者因血液学不良事件（血小板减少，中性粒细胞减少）终止治疗，另分别有10例因为高血压、9例因为蛋白尿、3例因为鼻出血而终止治疗，这些是最常见的终止治疗的非血液学不良事件。

因此，来自OCEANS的3期临床研究最终生存分析并未发现吉西他滨/卡铂/贝伐单抗的治疗优于吉西他滨/卡铂/安慰剂治疗。

四、复发性卵巢癌患者中贝伐单抗单药或联合化疗的比较：回顾性多中心研究

这项回顾性多中心分析包括277例患者，中位年龄58岁，大部分为Ⅲ期和Ⅳ期（86%）患者，72%为浆

液性类别。其中 88% 以化疗 + 贝伐单抗治疗,12% 以贝伐单抗治疗,这两组的中位 PFS 分别为 8.7 个月和 6.7 个月,中位 OS 分别为 14.3 个月和 10.5 个月。联合贝伐单抗的化疗药物及其中位 OS 分别为:脂质体阿霉素(19 例,OS 20.4 个月),托泊替康(43 例,OS 13 个月),紫杉烷类(55 例,OS 20.2 个月),吉西他滨(106 例,OS 14.1 个月),环磷酰胺(21 例,OS 13 个月)。贝伐单抗单药组和联合治疗组之间的不良反应没有显著差异。

研究者认为,研究支持贝伐单抗联合化疗的治疗能够和贝伐单抗单药相比,能够延长复发卵巢癌患者的无进展生存和总体生存。

五、抗血管生成素 trebananib 用于治疗复发性卵巢癌的三期临床(TRINOVA-1 研究)

Trebananib 抑制血管生成素 1 和 2,以及 Tie2 的受体,从而抑制血管生成。一项在 32 个国家中开展的随机对照双盲的多中心研究,旨在对于复发性上皮性卵巢癌患者,予紫杉醇单药周疗加用或不加用 trebanabib 以评估 PFS。

入选患者既往应用过 3 种或更少种类的化疗方案,其未应用铂类的间期小于 12 个月。紫杉醇周疗方案为 15mg/kg。患者根据无铂间期(≥0 且≤6 个月 *vs.* > 6 个月且≤12 个月),有无可测量的病灶以及地区(北美,西欧和澳大利亚或其他国家)进行分层分析。

总计 919 例患者进入研究,trebananib 组和安慰剂组分别 461 例和 458 例,前者中位 PFS 显著大于后者(7.2 *vs.* 5.4 个月,HR 0.66,95% CI 0.57-0.77,*P*<0.0001)。两

组之间 3 度或更严重不良事件的发生率类似（56% *vs.* 54%）。Trebanabib 导致更多的不良反应相关的治疗终止（17% *vs.* 6%），更高比例的水肿（64% *vs.* 28%）。三级或更严重的不良事件包括：腹水（研究组 *vs.* 安慰剂组：11% *vs.* 8%），中性粒细胞减少（6% *vs.* 9%）和腹痛（5% *vs.* 5%）。研究组和安慰剂组严重不良事件发生率分别为 34% 和 28%。两组在抗 VEGF 治疗相关的种类特异的不良事件（高血压、蛋白尿，切口愈合合并症，血栓事件，胃肠道穿孔）中仅有 2% 的差别，而出血事件在安慰剂组中反而更加常见（17% *vs.* 10%）。

因此，trebananib 对血管生成素 1 和 2 的抑制作用能够产生临床上有意义的 PFS 延长。这种非 VEGF 的抗血管生成的药物选择对于复发性上皮性卵巢癌而言值得进一步探索。尽管水肿增加，典型的抗 VEGF 相关的不良事件并不突出。

六、抗 PD-1 抗体（nivolumab）在铂类耐药的卵巢癌患者中的安全性和抗肿瘤活性

程序化死亡 -1 蛋白（PD-1）是一种 T 细胞内表达的联合抑制性免疫信号受体，与 PD-1 配体结合，发挥抗肿瘤活性。nivolumab 是一种抗 PD-1 抗体，它可锁定 PD-1 信号途径。研究者在这项 II 期临床研究中评估该药对于铂类耐药的卵巢癌患者的安全性和抗肿瘤活性。

总计 20 例患者以 1mg/kg（10 例）或 3mg/kg（10 例）的剂量静脉输注 nivolumab，每 2 周一次。主要研究终点为最佳的总体有效率。患者最多接受 6 个周期（每周期给 4 次药物）直至疾病进展。

　　结果在 20 例患者中,发生 8 例 3/4 级治疗相关的不良事件(包括 3 例淋巴细胞减少,白蛋白降低,发热,ALT 升高,斑丘疹和贫血),其中 2 例患者发生严重不良事件(1 例在长期发热后出现定向障碍和步态异常,1 例为发热合并深静脉血栓)。最佳的总体有效率为 15%,包括 2 例持久的完全缓解(在 3mg/kg 剂量组)。在 20 例患者中总体的疾病控制率为 45%。中位 PFS 为 3.5 个月(95% CI 1.7-3.9 个月),中位 OS 为 20.0 个月(95% CI 7.0-尚未达到)。

　　这是首次评估 nivolumab 在卵巢癌中的研究,对于铂类耐药的卵巢癌患者其安全性和临床有效性令人鼓舞,值得大规模评估。

　　图 1-3 是两例持续缓解完全缓解的情况。

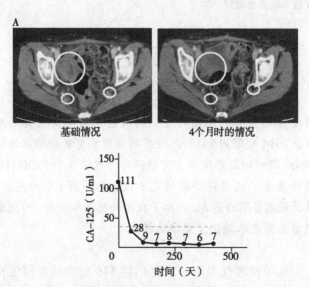

基础情况　　　　　　　　4 个月时的情况

图 1-3　两例复发性卵巢癌患者接受抗程序死亡 1(PD-1)抗体治疗后实现完全缓解

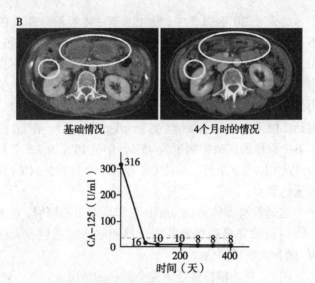

图 1-3 两例复发性卵巢癌患者接受抗程序死亡 1(PD-1)抗体治疗后实现完全缓解(续)

第七节 卵巢癌保留生育功能的治疗

【笔记】 由于卵巢癌的高死亡率和高复发率,年轻患者保留生育功能治疗是妇科肿瘤保留生育功能的难点。2014 年国内《妇科恶性肿瘤保留生育功能临床诊治指南》指出卵巢癌保留生育功能的治疗仅限于 FIGO ⅠA 期的患者。这里提供的研究不仅包括所有Ⅰ期的患者,甚至还有Ⅱ期的患者,开拓了我们的思路和视野,为患者保留生育要求提供了更多选择。

这项回顾性多中心研究包括 545 例接受保留生育功能的上皮性卵巢癌患者,组织学亚型包括浆液性(97例)、黏液性(280 例)、内膜样(103 例)、透明细胞癌(59

例)、混合性(4 例)以及未知组织学病理类型(2 例),其中ⅠA、ⅠB、ⅠC 期和Ⅱ期患者分别为 316 例、3 例、222 例和 4 例;1~3 级患者分别为 357 例、107 例和 81 例。

最终 63 例(12%)患者发现复发,中位复发时间 21 个月(范围 2-172),总计 27 例(6%)患者死于疾病复发。浆液性病理类型的复发率显著高于黏液性亚型患者(20.6 *vs.* 6.8%,*P*<0.001)。ⅠC 期患者和ⅠA 期患者复发率相当(14% *vs.* 9.2%,*P* = 0.08),IC3 和 IC1 患者的复发率也类似(18.6% *vs.* 9.2%,*P* = 0.09)。

复发病例中,24 例局限于保留的卵巢(诊断时的中位年龄 26 岁,中位复发时间 43 个月),39 例发生在卵巢外部位(初始治疗时中位年龄 30 岁,中位复发时间 14 个月)。卵巢孤立复发的患者中,经过中位 186 个月(范围 28-294)的随访后,3 例患者死亡,1 例有持续病变。卵巢外复发的患者中,经过中位 34 个月(范围 3-231)的随访后,24 例死亡,7 例有持续病变。卵巢外复发的死亡率显著高于孤立卵巢的复发情况(62% *vs.* 13%,*P*<0.001)。所有复发患者中,与 1/2 级病变相比,3 级病变的患者孤立卵巢复发以及盆腔外复发率均更高。

研究者认为,上皮性卵巢癌患者进行保留生育功能手术后孤立卵巢复发的患者长期生存结局较高,卵巢外复发的患者生存相对较差。与 1/2 级肿瘤相比,3 级肿瘤患者有更高比例的卵巢外复发率。

第八节 卵巢癌和激素补充治疗

【笔记】 绝大部分卵巢癌是上皮性癌,属于激素依赖性疾病,传统上属于绝经后激素补充治疗(HRT)的禁忌证。随着卵巢癌诊疗的进步,患者的生存时间延长,对生活质量有了更高的要求。我们现在有越来越的证据表明,HRT 对于卵巢癌患者是安全的,并不增加患者的死亡风险。

一、绝经后激素应用和卵巢癌风险:*Lancet* 荟萃分析

二、激素补充治疗似乎可以改善上皮性卵巢癌患者术后的生存结局

一、绝经后激素应用和卵巢癌风险:*Lancet* 荟萃分析

这是发表于 *Lancet* 的对 52 项流行病学研究的个体化参与资料的荟萃分析。大约一半的有关绝经后激素治疗和卵巢癌风险的流行病学研究都未发表,而回顾性研究因其选择参与者或回想记忆而产生偏移。研究者通过对 52 项流行病研究的个体化参与数据进行集中分析,旨在最大限度地减少偏移。主要分析应用前瞻性研究(最后应用激素治疗延伸至少 4 年)。敏感性分析则纳入回顾性研究。

结果,在前瞻性随访中,12 110 例绝经后女性(55%应用激素治疗)发生了卵巢癌。目前还在应用激素的女性中,卵巢癌风险上升(即使是应用时间<5 年的情况):RR 1.43,95% CI 1.31-1.56,*P*<0.0001。目前或最近应用激素的女性中(current-or-recent use,包括任何时程,但是在诊断前 5 年内停用者)其风险 RR 为 1.37,95% CI 1.29-1.46,*P*<0.0001。这种风险和欧洲、美国有关雌激素单药制剂、雌孕激素的前瞻性研究所发现的风险类似,但是主要肿瘤类型并不一样(异质性分析 *P*<0.0001):本研究中仅有两种主要的组织学类型风险上升,即浆液性癌(RR 1.53,95% CI 1.40-1.66,*P*<0.0001)和内膜样癌(RR 1.42,95% CI 1.20-1.67,*P*<0.0001)。对于停药很久的女性,风险随之降低,但是长期用药后即

使停用 10 年,其浆液性或内膜样癌的风险仍有增加,RR 1.25,95% CI 1.07-1.46,$P = 0.005$。

据此看来,绝经后激素应用和卵巢癌风险是大部分或完全性因果相关的,从大约 50 岁开始用激素治疗 5 年的女性,额外增加的卵巢癌数是 1/1000 例应用者,按照经典预后计算,额外增加的卵巢癌死亡数是 1/1700 例应用者;如果是激素治疗 10 年的女性,这两个数字分别是 1/600 例应用者和 1/800 例应用者(表 1-11)。

表 1-11 英格兰从 50 岁开始应用激素治疗 5 年和 10 年估计的卵巢癌额外风险

	1000 例从未应用雌激素治疗人群中卵巢癌的 5 年发生率	1000 例应用雌激素 5 年的人群中卵巢癌的 5 年绝对额外发生率	1000 例应用雌激素 5 年的人群中卵巢癌的 10 年绝对额外发生率
50～54 岁	1～2	0.52	
55～59 岁	1～6	0.37	
60～64 岁	2～1	0.10	
额外的发生率		0.99/1000; 1/1000 例应用者	1.80/1000; 1/600 例应用者
额外的死亡		0.6/1000; 1/1700 例应用者	1.2/1000; 1/800 例应用者

二、激素补充治疗似乎可以改善上皮性卵巢癌患者术后的生存结局

一项来自上海仁济医院的系统性回顾和荟萃分析纳入 2 项 RCT 研究和 4 项队列研究,卵巢癌生存者中,包括 419 例应用者和 1029 例非应用者。总体上术后应用激素补充治疗(HRT)对于患者的 OS 似乎有利(HR 0.69,95% CI 0.61-0.79)。但如果按照 RCT 分类(HR

0.63，95% CI 0.49-0.81）或按队列研究分类（HR 1.03，95% CI 0.58-1.83）的话，队列研究并未显示 HRT 应用有明显的优势。荟萃分析发现，术后应用 HRT 并不增加上皮性卵巢癌患者复发的风险（RR 0.83，95% CI 0.54-1.07）。如果按照期别或 HRT 类型进行亚组分析，也得出有关复发的类似结论。研究者认为，对于上皮性卵巢癌患者，术后予以 HRT 对于总体生存和肿瘤复发并无负面影响。但是仍然需要良好设计的大规模 RCT 以证实这种相关性。

话音刚落，一项多中心的随机对照研究就在 *JCO* 上正式发表了。该研究纳入绝经前后绝经后任何期别的上皮性卵巢癌患者，疾病诊断是在 9 个月内。排除标准包括意愿保留生育功能的患者，既往有激素依赖性恶性肿瘤的患者，以及任何激素补充治疗禁忌证的情况。患者随机接受 HRT 总计 5 年或不应用 HRT。主要研究终点是 OS（定义为从随机分配至任何原因死亡的时间），以及无复发生存（定义为从随机分配至复发或任何原因死亡的时间）。

结果从 1990 年到 1995 年，在英国、西班牙、匈牙利总计 19 个中心有 150 例患者接受了随机分配（研究组和对照组均为 75 例），所有患者都进入了治疗意向分析。存活患者的中位随访时间为 19.1 年。在 HRT 治疗组和对照组中，分别有 53 例（71%）和 68 例（91%）患者死亡。接受 HRT 的患者其 OS 获得显著改善（HR 0.63，95% CI 0.44-0.90，P = 0.011）。无复发生存也有同样的趋势（HR 0.67，95% CI 0.47-0.97，P = 0.032）。根据已知预后因素调整后 HRT 对于生存的优势依然存在。两组间严重不良事件的发生率是类似的（12% vs. 16%）。在 HRT 组和对照组中分别出现 2 例和 1 例乳腺癌。作者将本研究和既往一项 RCT 研究资料合并分析，依然发现 HRT 对于 OS 具有 0.68 的 HR 优势。而且，HRT 患者卵巢癌原因的死亡率（67% *vs.* 75%）以及其他原因的死亡率（4% *vs.* 16%），包括冠心病和静脉血栓栓塞风险。值得注意的是，超过三分之一多的患者在研究中终止了 HRT，但是 HRT 的保护效应持续存在。

这些结果说明卵巢癌患者在治疗后如果存在严重的绝经后症状，接受 HRT 是安全的，并且有可能改善生存和生活质量。

大约 20% 的卵巢癌患者因为治疗而导致突然绝经。但是大部分医师不愿意为卵巢癌患者提供 HRT。几乎 80% 的浆液性和子宫内膜样卵巢癌表达雌激素受体（ER）。在晚期复发性卵巢癌患者中，干扰 ER 信号途径的药物（如他莫西芬，芳香化酶抑制剂等）活力有限，提示这些受体可能是无功能的。文献复习发现，他莫西芬治疗的有效率为 13%，35% 疾病稳定。不过流行病学研究发现 HRT 或口服避孕药可以降低卵巢癌风险。尽管目前的证据说明雌孕激素的 HRT 增加健康绝经后女性的乳腺癌风险、冠心病风险以及静脉血栓栓塞风险，但是切除子宫后单用雌激素并不增加乳腺癌风险、冠心病风险或所有原因的死亡率。因此，尚没有数据提示 HRT 恶化上皮性卵巢癌患者的预后。既往对于年轻女性合并分化良好肿瘤的回顾性研究和 RCT 研究均发现，HRT 并不显著影响无病间期或总体生存。在上述研究中，仅有 23% 的女性为绝经前女性，而 FIGO 分期Ⅲ期患者占 63%，不同于既往研究的重大偏倚。

在这样的研究证据面前，卵巢癌术后的患者，我们究竟给不给激素补充治疗呢？

第九节 卵巢癌的预后研究

【笔记】 决定卵巢癌预后的多种因素中哪项因素最为关键? 多项研究发现初始疾病的肿瘤负荷是比手术治疗还要重要的因素。此外,卵巢癌术后开始化疗的时间耽误越长,预后就越差。年轻卵巢癌患者的预后要更差一些。

一、晚期卵巢癌患者的预后和条件性无疾病生存

二、积极的手术能否改善预后

三、晚期卵巢癌术后尽早化疗能够改善生存结局

四、年龄和原发部位对于卵巢或腹膜低级别浆液性癌结局的影响

一、晚期卵巢癌患者的预后和条件性无疾病生存

传统的无疾病生存(DFS)并不能反映预后的改变。条件性 DFS(conditional DFS)指的是从获得缓解算起的复发时间,这个概念可能能够为患者及医师提供更确切的预后信息。这篇发表于 *JCO* 的研究旨在估计卵巢癌患者的条件性 DFS,并评估患者特点的影响。

患者来自"激素和卵巢癌预测研究项目"(Hormones and Ovarian Cancer Prediction)病历对照研究的部分人群,包括卵巢癌、卵管癌和腹膜癌,总计 404 例患者。以 Kaplan-Meier 方法计算 DFS。以累积 DFS 估算估计条件性 DFS。结果中位 DFS 为 2.54 年(范围,0.03-9.96年),3 年 DFS 为 48.2%。缓解后已经生存 1 年、2 年、3年、4 年和 5 年的前体条件下,额外 3 年没有复发的生存可能性(probability of surviving an additional 3 years without recurrence)分别为: 63.8%,80.5%,90.4%,97.0%

和 97.7%。缓解时的 3 年 DFS 在年龄、分期、组织病理和分化上的初始差异随着时间而缩小。

虽然听起来佶屈聱牙，但这篇研究发现，卵巢癌患者 DFS 的估计情况随着时间增加而显著改善，尤其是在初始预后更差的患者中。条件性 DFS 对于已经获得一段时间缓解期的卵巢癌患者是更加确切的预后测量值，在随访诊疗决策时应该考虑缓解后的存活时间段。

二、积极的手术能否改善预后

Does Aggressive Surgery Improve Outcomes？副标题是：晚期卵巢癌患者术前疾病负担和复杂手术之间的关系——GOG 182 分析。Aggressive，翻译作"积极的"可能并不合适，但似乎更不合适翻译作"凶猛的""进取的"。

研究者在这篇研究中分析了晚期上皮性卵巢癌（EOC）或原发腹膜癌（PPC）患者在手术完全切除（R0）或残留病灶（RD）<1cm（MR）后，术前疾病负担、复杂手术、残留病灶（RD）状态对于无进展生存（PFS）和总体生存（OS）的影响。

总计招募了 2655 例患者。以 Kaplan-Meier 方法分析疾病分布 { 疾病评分［DS］} 和手术复杂程度 { 复杂评分［CS］} 对 PFS 和 OS 的影响。结果发现，和目前文献一致的是，MR 的患者其预后不如 R0 的患者（PFS，15 *vs.* 29 个月，$P<0.01$；OS，41 *vs.* 77 个月，$P<0.01$）。术前疾病负担最多的患者（高 DS）和中低 DS 的患者相比，PFS 更短（15 *vs.* 23 或 34 个月，$P<0.01$），OS 也更短（40 *vs.* 71 或 86 个月，$P<0.01$）。即使在 R0 的患者中也是如此：PFS，18.3 *vs.* 33.2 个月，$P<0.001$；OS，50.1 *vs.* 82.8 个月，$P<0.001$。以 DS、RD、DS/CS 交互作用值、一般状

态、年龄和细胞类型进行校正后发现,CS 不是预测 PFS 或 OS 的独立的预后因素。

在这项大规模多中心研究中,不管是否完全手术切净,初始疾病负担仍是重要的预后影响因素。控制其他混杂因素后(尤其是残留病灶)手术复杂程度似乎并不影响预后。

三、晚期卵巢癌术后尽早化疗能够改善生存结局

晚期卵巢癌术后到开始化疗的时间能否影响预后仍然未知。发表于 *Annals of Oncology* 的报道对 GOG218 研究(分析贝伐单抗对于新诊断晚期卵巢癌治疗效果的一项Ⅲ期临床研究)进行再次分析。在这篇报道中,1718 例患者接受随机分配,在标准方案之外接受或不接受贝伐单抗治疗,包括 1247 例Ⅲ期患者,477 例Ⅳ期患者。按照切净程度分类,完全切除的患者 81 例(均为Ⅳ期患者),少量残留(≤1cm)701 例,不理想的肿瘤细胞减灭术患者(残留病灶 > 1cm)932 例。在多因素分析中,从手术到化疗开始时间是 OS 的独立的预后因素($P<0.001$)。在完全切净组,如果从手术到化疗开始时间超过 25 天(95% CI 16.6-49.9),死亡风险将显著上升。

值得注意的是,在 25 天内开始化疗,风险似乎并不升高(因为可信区间较宽),但是一旦超过 25 天,风险就会急剧上升。从手术到初次化疗的时间与后续治疗的延误、3/4 级不良反应或 PFS 均没有显著相关(调整后的 HR 1.06,95% CI 0.94-1.18,$P = 0.347$)。对于微小残留病灶的患者,最容易受长间隔的影响。研究者还总结了较大规模的有关手术至初始化疗间隔的研究。研究中,SEER 的规模最大,包括 3991 例患者。

据此,研究者认为,晚期卵巢癌患者的预后可能和术后至化疗时间超过 25 天有关。

四、年龄和原发部位对于卵巢或腹膜低级别浆液性癌结局的影响

卵巢低级别浆液性癌(LGSOC)或腹膜低级别浆液性癌(LGSPC)是较为少见的卵巢癌或腹膜癌,特点是年龄较轻,对化疗相对耐药。来自 Anderson Cancer Center 的一项研究总结了 2012 年 1 月之前 I～Ⅳ期 LGSOC 和 LGSPC 的临床资料,总计包括 350 例患者,中位 PFS 和 OS 分别为 28.1 个月和 101.7 个月。多因素分析中,和年龄≤35 岁的女性相比,诊断时年龄 >35 岁的患者死亡可能性下降 43%(HR 0.53,95% CI 0.37-0.74,$P<0.001$)。与初次治疗(手术 + 以铂类为基础的化疗)完成后临床处于无病状态的患者相比,那些初次治疗后仍有疾病存在患者死亡风险增加了 1.78(95% CI 1.30-2.45,$P<0.001$)。在研究队列中,LGSPC 的女性和 LGSOC 的女性相比,死亡风险降低 41%(HR 0.59,95% CI 0.36-0.98,$P = 0.04$)。

总之,年龄 <35 岁的女性以及完成初次治疗后病变持续的患者预后最差。腹膜低级别浆液性癌患者的预后似乎优于卵巢低级别浆液性癌的患者。

【参考文献】

1. Mutch DG, Prat J. 2014 FIGO staging for ovarian, fallopian tube and peritoneal cancer. GynecolOncol,2014,133(3):401-404.

2. Committee opinion no. 620: salpingectomy for ovarian cancer prevention. ObstetGynecol. 2015;125(1):279-281.

3. Finch AP, Lubinski J, Moller P, et al. Impact of Oophorectomy

on Cancer Incidence and Mortality in Women With a *BRCA1* or *BRCA2* Mutation. J Clin Oncol, 2014, 32(15): 1547-1553.

4. Sherman ME, Piedmonte M, Mai PL, et al. Pathologic Findings at Risk-Reducing Salpingo-Oophorectomy: Primary Results From Gynecologic Oncology Group Trial GOG-0199. J Clin Oncol, 2014, 32(29): 3275-3283.

5. Greene MH, Piedmonte M, Alberts D, et al. A prospective study of risk-reducing salpingo-oophorectomy and longitudinal CA-125 screening among women at increased genetic risk of ovarian cancer: design and baseline characteristics: a Gynecologic Oncology Group study. Cancer Epidemiol Biomarkers Prev, 2008, 17(3): 594-604.

6. Manchanda R, Legood R, Pearce L, et al. Defining the risk threshold for risk reducing salpingo-oophorectomy for ovarian cancer prevention in low risk postmenopausal women. Gynecologic Oncology, 2015, 139(3): 487-494.

7. Urban N, Hawley S, Janes H, et al. Identifying post-menopausal women at elevated risk for epithelial ovarian cancer. GynecolOncol, 2015, 139(2): 253-260.

8. Rebbeck TR, Mitra N, Wan F, et al. Association of type and location of *BRCA1* and *BRCA2* mutations with risk of breast and ovarian cancer. JAMA, 2015, 313(13): 1347-1361.

9. Menon U, Ryan A, Kalsi J, et al. Risk Algorithm Using Serial Biomarker Measurements Doubles the Number of Screen-Detected Cancers Compared With a Single-Threshold Rule in the United Kingdom Collaborative Trial of Ovarian Cancer Screening. Journal of Clinical Oncology, 2015, 33(18): 2062-2071.

10. Song H, Dicks E, Ramus SJ, et al. Contribution of Germline

Mutations in the RAD51B, RAD51C, and RAD51D Genes to Ovarian Cancer in the Population. J Clin Oncol, 2015, 33(26): 2901-2907.

11. Ramus SJ, Song H, Dicks E, et al. Germline Mutations in the BRIP1, BARD1, PALB2, and NBN Genes in Women With Ovarian Cancer. J Natl Cancer Inst, 2015, 107(11).

12. Norquist BM, Swisher EM. More genes, more problems? Benefits and risks of multiplex genetic testing. GynecolOncol, 2015, 139(2): 209-210.

13. Frey MK, Kim SH, Bassett RY, et al. Rescreening for genetic mutations using multi-gene panel testing in patients who previously underwent non-informative genetic screening. GynecolOncol, 2015, 139(2): 211-215.

14. Kaijser J, Sayasneh A, Van Hoorde K, et al. Presurgical diagnosis of adnexal tumours using mathematical models and scoring systems: a systematic review and meta-analysis. Hum Reprod Update, 2014, 20(3): 449-462.

15. Lokich E, Palisoul M, Romano N, et al. Assessing the risk of ovarian malignancy algorithm for the conservative management of women with a pelvic mass. GynecolOncol, 2015, 139(2): 248-252.

16. Moore RG, McMeekin DS, Brown AK, et al. A novel multiple marker bioassay utilizing HE4 and CA125 for the prediction of ovarian cancer in patients with a pelvic mass. GynecolOncol, 2009, 112(1): 40-46.

17. Moore RG, Miller MC, Disilvestro P, et al. Evaluation of the diagnostic accuracy of the risk of ovarian malignancy algorithm in women with a pelvic mass. ObstetGynecol, 2011, 118(2 Pt 1): 280-288.

18. Maritschnegg E, Wang Y, Pecha N, et al. Lavage of the Uterine Cavity for Molecular Detection of Mullerian Duct Carcinomas: A Proof-of-Concept Study. J Clin Oncol, 2015, 33(36): 4293-4300.

19. Hung RJ, Ulrich CM, Goode EL, et al. Cross Cancer Genomic Investigation of Inflammation Pathway for Five Common Cancers: Lung, Ovary, Prostate, Breast, and Colorectal Cancer. J Natl Cancer Inst, 2015, 107(11).

20. Gomez-Hidalgo NR, Martinez-Cannon BA, Nick AM, et al. Predictors of optimal cytoreduction in patients with newly diagnosed advanced-stage epithelial ovarian cancer: Time to incorporate laparoscopic assessment into the standard of care. GynecolOncol, 2015, 137(3): 553-558.

21. Fagotti A, Vizzielli G, Costantini B, et al. Learning curve and pitfalls of a laparoscopic score to describe peritoneal carcinosis in advanced ovarian cancer. Acta ObstetGynecol Scand, 2011, 90 (10): 1126-1131.

22. Petrillo M, Vizzielli G, Fanfani F, et al. Definition of a dynamic laparoscopic model for the prediction of incomplete cytoreduction in advanced epithelial ovarian cancer: Proof of a concept. GynecolOncol, 2015, 139(1): 5-9.

23. Duska LR, Java JJ, Cohn DE, et al. Risk factors for readmission in patients with ovarian, fallopian tube, and primary peritoneal carcinoma who are receiving front-line chemotherapy on a clinical trial(GOG 218): an NRG oncology/gynecologic oncology group study(ADS-1236). GynecolOncol, 2015, 139(2): 221-227.

24. Nakayama JM, Ou JP, Friedman C, et al. The Risk Factors of Readmission in Postoperative Gynecologic Oncology Patients at a Single Institution. Int J Gynecol Cancer, 2015, 25(9): 1697-

1703.

25. Liu Z, Beach JA, Agadjanian H, et al. Suboptimal cytoreduction in ovarian carcinoma is associated with molecular pathways characteristic of increased stromal activation. Gynecologic Oncology, 2015, 139(3): 394-400.

26. Adams S. Suboptimal cytoreduction: the confounding effects of tumor biology. Gynecologic Oncology, 2015, 139(3): 389-390.

27. Tewari D, Java JJ, Salani R, et al. Long-Term Survival Advantage and Prognostic Factors Associated With Intraperitoneal Chemotherapy Treatment in Advanced Ovarian Cancer: A Gynecologic Oncology Group Study. J Clin Oncol, 2015, 33 (13): 1460-1466.

28. Dinkelspiel HE, Tergas AI, Zimmerman LA, et al. Use and duration of chemotherapy and its impact on survival in early-stage ovarian cancer. GynecolOncol, 2015, 137(2): 203-209.

29. Bell J, Brady MF, Young RC, et al. Randomized phase III trial of three versus six cycles of adjuvant carboplatin and paclitaxel in early stage epithelial ovarian carcinoma: A Gynecologic Oncology Group study. GynecolOncol, 2006, 102(3): 432-439.

30. Bohm S, Faruqi A, Said I, et al. Chemotherapy Response Score: Development and Validation of a System to Quantify Histopathologic Response to Neoadjuvant Chemotherapy in Tubo-Ovarian High-Grade Serous Carcinoma. J Clin Oncol, 2015, 33(22): 2457-2463.

31. Genetic Pathology Evaluation Centre: Chemotherapy Response Score(CRS): Training Web site for CRS system. http://www.gpecimage.ubc.ca/aperio/images/crs

32. Griggs JJ, Mangu PB, Anderson H, et al. Appropriate Chemotherapy Dosing for Obese Adult Patients With Cancer:

American Society of Clinical Oncology Clinical Practice Guideline. J Clin Oncol, 2012.

33. Bandera EV, Lee VS, Rodriguez-Rodriguez L, et al. Impact of Chemotherapy Dosing on Ovarian Cancer Survival According to Body Mass Index. JAMA Oncology. 2015, 1(6): 737.

34. Ivy SP, Beumer JH. Ovarian Cancer Survival and Chemotherapy Dosing, Body Mass Index, and Body Surface Area: Are We There Yet? JAMA Oncol, 2015, 1(6): 732-733.

35. Oza AM, Cook AD, Pfisterer J, et al. Standard chemotherapy with or without bevacizumab for women with newly diagnosed ovarian cancer(ICON7): overall survival results of a phase 3 randomised trial. Lancet Oncol, 2015, 16(8): 928-936.

36. Perren TJ, Swart AM, Pfisterer J, et al. A phase 3 trial of bevacizumab in ovarian cancer. N Engl J Med, 2011, 365(26): 2484-2496.

37. Burger RA, Brady MF, Bookman MA, et al. Incorporation of bevacizumab in the primary treatment of ovarian cancer. N Engl J Med, 2011, 365(26): 2473-2483.

38. Ferriss JS, Java JJ, Bookman MA, et al. Ascites predicts treatment benefit of bevacizumab in front-line therapy of advanced epithelial ovarian, fallopian tube and peritoneal cancers: An NRG Oncology/GOG study. GynecolOncol, 2015, 139(1): 17-22.

39. Aghajanian C, Goff B, Nycum LR, et al. Final overall survival and safety analysis of OCEANS, a phase 3 trial of chemotherapy with or without bevacizumab in patients with platinum-sensitive recurrent ovarian cancer. GynecolOncol, 2015, 139(1): 10-16.

40. Aghajanian C, Blank SV, Goff BA, et al. OCEANS: a randomized, double-blind, placebo-controlled phase III trial

of chemotherapy with or without bevacizumab in patients with platinum-sensitive recurrent epithelial ovarian, primary peritoneal, or fallopian tube cancer. J Clin Oncol, 2012, 30(17): 2039-2045.

41. Fuh KC, Secord AA, Bevis KS, et al. Comparison of bevacizumab alone or with chemotherapy in recurrent ovarian cancer patients. Gynecologic Oncology, 2015, 139(3): 413-418.

42. Monk BJ, Poveda A, Vergote I, et al. Anti-angiopoietin therapy with trebananib for recurrent ovarian cancer(TRINOVA-1): a randomised, multicentre, double-blind, placebo-controlled phase 3 trial. Lancet Oncol, 2014, 15(8): 799-808.

43. Hamanishi J, Mandai M, Ikeda T, et al. Safety and Antitumor Activity of Anti-PD-1 Antibody, Nivolumab, in Patients With Platinum-Resistant Ovarian Cancer. J Clin Oncol, 2015, 33(34): 4015-4022.

44. Bentivegna E, Fruscio R, Roussin S, et al. Long-term follow-up of patients with an isolated ovarian recurrence after conservative treatment of epithelial ovarian cancer: review of the results of an international multicenter study comprising 545 patients. Fertil Steril, 2015, 104(5): 1319-1324.

45. Menopausal hormone use and ovarian cancer risk: individual participant meta-analysis of 52 epidemiological studies. Lancet, 2015, 385(9980): 1835-1842.

46. Kurta ML, Edwards RP, Moysich KB, et al. Prognosis and conditional disease-free survival among patients with ovarian cancer. J Clin Oncol, 2014, 32(36): 4102-4112.

47. Tewari D, Java JJ, Salani R, et al. Long-Term Survival Advantage and Prognostic Factors Associated With Intraperitoneal Chemotherapy Treatment in Advanced Ovarian Cancer: A

Gynecologic Oncology Group Study. J Clin Oncol, 2015.

48. Tewari KS, Java JJ, Eskander RN, et al. Early initiation of chemotherapy following complete resection of advanced ovarian cancer associated with improved survival: NRG Oncology/ Gynecologic Oncology Group study. Ann Oncol, 2015: mdv500.

49. Li D, Ding C-y, Qiu L-h. Postoperative hormone replacement therapy for epithelial ovarian cancer patients: A systematic review and meta-analysis. Gynecol Oncol, 2015, 139(2): 355-362.

50. Eeles RA, Morden JP, Gore M, et al. Adjuvant Hormone Therapy May Improve Survival in Epithelial Ovarian Cancer: Results of the AHT Randomized Trial, J Clin Oncol, 2015.

51. Lipkowitz S, Kohn EC. To Treat or Not to Treat: The Use of Hormone Replacement Therapy in Patients With Ovarian Cancer, J Clin Oncol, 2015.

52. Gershenson DM, Bodurka DC, Lu KH, et al. Impact of Age and Primary Disease Site on Outcome in Women With Low-Grade Serous Carcinoma of the Ovary or Peritoneum: Results of a Large Single-Institution Registry of a Rare Tumor. Journal of Clinical Oncology, 2015, 33(24): 2675-2682.

第二章

宫 颈 癌

第一节 宫颈癌分期（FIGO 2009）

【笔记】 本次修订将原位癌从分期中去掉。考虑到宫颈癌Ⅱa期和Ⅰb期一样，肿瘤大小也是影响预后的因素，处理上也有所区别，因此，将Ⅱa期按照肿瘤最大直径（4cm为界）分为Ⅱa1和Ⅱa2期。

宫颈癌 FIGO 分期（1994 年）如表 2-1 所示。

表 2-1 宫颈癌 FIGO 分期（1994 年）

0 期	原位癌
Ⅰ期	肿瘤局限于宫颈（忽略扩展至宫体者）
Ⅰ A	镜下浸润癌，深度≤5mm，宽度≤7mm
Ⅰ A1	间质浸润深度＜3mm，宽度≤7mm
Ⅰ A2	间质浸润深度 3～5mm，宽度≤7mm
Ⅰ B	肉眼可见癌灶局限于宫颈，或者镜下病灶 >IA2
Ⅰ B1	肉眼可见癌灶最大径线≤4cm
Ⅰ B2	肉眼可见癌灶最大径线 >4cm
Ⅱ期	肿瘤侵及宫颈外组织，但未达盆壁或未达阴道下 1/3
Ⅱ A	无宫旁浸润
Ⅱ B	有宫旁浸润
Ⅲ期	肿瘤浸润达盆壁和（或）累及阴道下 1/3 和（或）引起肾盂积水或肾无功能

续表

ⅢA	肿瘤累及阴道下 1/3，没有扩展到盆壁	
ⅢB	肿瘤扩展到骨盆壁和（或）引起肾盂积水或肾无功能	
Ⅳ期	癌扩散超过真骨盆或临床已侵犯膀胱黏膜或直肠黏膜。	
ⅣA ⅣB	肿瘤侵犯膀胱黏膜或直肠黏膜和（或）超出真骨盆（邻近器官） 转移至远处器官	

子宫颈癌分期修订的原因和主要修订内容：

1. 原位癌作为癌前病变，自宫颈浸润癌的分期中去除。

2. 宫颈癌ⅡA 期和ⅠB 期一样，肿瘤大小也是影响预后的因素，处理上也有所区别，因此，将ⅡA 期按照肿瘤最大直径（4cm 为界）分为ⅡA1 和ⅡA2 期。

宫颈癌 FIGO 分期（2009 年）如表 2-2 所示。

表 2-2　宫颈癌 FIGO 分期（2009 年）

Ⅰ期		肿瘤局限于宫颈（忽略扩展至宫体者）
ⅠA		镜下浸润癌，深度≤5mm，宽度≤7mm
	ⅠA1	间质浸润深度≤3mm，宽度≤7mm
	ⅠA2	间质浸润深度 3～5mm，宽度≤7mm
ⅠB		肉眼可见癌灶局限于宫颈，或者镜下病灶 >IA2
	ⅠB1	肉眼可见癌灶最大径线≤4cm
	ⅠB2	肉眼可见癌灶最大径线 >4cm
Ⅱ期		肿瘤侵及宫颈外组织，但未达盆壁或未达阴道下 1/3
ⅡA		无宫旁浸润
	ⅡA1	肉眼可见癌灶最大径线≤4cm
	ⅡA2	肉眼可见癌灶最大径线 >4cm
ⅡB		有宫旁浸润
Ⅲ期		肿瘤浸润达盆壁和（或）累及阴道下 1/3 和（或）引起肾盂积水或肾无功能

续表

ⅢA	肿瘤累及阴道下 1/3，没有扩展到盆壁
ⅢB	肿瘤扩展到骨盆壁和(或)引起肾盂积水或肾无功能
Ⅳ期	癌扩散超过真骨盆或临床已侵犯膀胱黏膜或直肠黏膜。
ⅣA	肿瘤侵犯膀胱黏膜或直肠黏膜和(或)超出真骨盆(邻近器官)
ⅣB	转移至远处器官

第二节　宫颈病变的筛查

【笔记】 ASCCP 宫颈癌指南是最近宫颈癌筛查领域中最重要的文献,接着一项过渡指南推荐将高危HPV检测作为筛查的首选方案。我们对此均进行了详尽介绍,并列举了一些证据和文献综述。证据总是在不断积累中,宫颈病变筛查一定会向效果更加准确、成本更加低廉的方向进步。

一、异常宫颈癌筛查结果和宫颈癌前病变的处理:ASCCP 指南

二、以高危 HPV 检测作为宫颈癌筛查的首选方案——过渡的临床指南

三、宫颈细胞学 p16/Ki-67 双重染色用于诊断 HPV 阳性女性的宫颈癌前病变

四、HPV 检测进行宫颈癌筛查:*BMJ* 临床综述

五、HPV 分型用于 HPV 阳性的 ASC-US 结果:队列研究

六、以 HPV 进行初始宫颈癌筛查:以 HPV 作为一线筛查方案的 ATHENA 研究的最终结果

七、高危HPV和低危HPV的相互作用能够降低宫颈鳞癌的风险：人群为基础的巢氏病例对照研究

一、异常宫颈癌筛查结果和宫颈癌前病变的处理：ASCCP指南

ACOG的临床指南：这是根据2012年ASCCP指南进行更新升级的版本。具体推荐参见图2-1。在这里需要解释两个定义。"异常性较小"（lesser abnormalities），HPV16或HPV18（+），持续的未分型的HPV感染，细胞学报告的ASC-US、LSIL。"年轻女性"（young women），前来咨询治疗异常发现以行后续妊娠或继续进行保守观察之利弊的女性，没有具体年龄限制。特殊人群指的是孕妇和年轻女性。指南中"推荐（recommended）"、"最好（preferred）"、"可以接受（acceptable）"、"不推荐（not recommended）"、"不可接受（unacceptable）"等语含义自明。"返回式HPV检测"（reflex HPV test）即利用残留的细胞液基，或上次细胞学是同时留取的HPV标本进行检测，此举为了节省费用和减少经济负担。

根据证据等级，ACOG对此作出如下推荐：

A级证据（良好的和一致的证据）

▶ 细胞学ASC-US，行返回式HPV检测。

▶ 对于HPV（+）的ASC-US，应行阴道镜检查。

▶ 细胞学提示LSIL，无论HPV结果，都行阴道镜检查。

▶ 除了孕妇和年轻女性，充分的阴道镜检查诊断CIN2、CIN3或CIN2,3，切除或消融（excision and ablation）都是合适的选择。

B 级证据(有限的和不一致的证据)

▶ ≥30 岁的女性,如果同时检测时 HPV(+)、细胞学(−),在一年后再次同时检查是可以接受的。对于 HPV(−)的 ASC-US(无论是同时的 HPV 还是返回式的 HPV),推荐在 3 年后重复这两种检查。

▶ 对于 HPV(+)的 ASC-US,如果阴道镜未能发现 CIN,推荐在 12 个月后同时检查这两种检查。如果同时检查均为(−),推荐 3 年内回到按照年龄进行的检查方案中。

▶ 对于 21～24 岁的女性,如果细胞学提示 ASC-US,最好在 12 个月后复查细胞学,但是返回式 HPV 检测也是可以接受的。

▶ ≥65 岁的女性准备停止筛查时,应把 HPV(−)的 ASC-US 视为异常。

▶ 对于 21～24 岁间细胞学提示 LSIL 的女性,推荐在 12 个月后随诊细胞学,不推荐阴道镜检查。

▶ 对于 LSIL 的孕妇,最好行阴道镜检查。

▶ 对于 ASC-H 的女性,无论 HPV 什么结果,都推荐行阴道镜检查。返回式 HPV 检测是不推荐的。

▶ 除了特殊人群,对于细胞学检查为 HSIL 的结果,立即行 LEEP 或阴道镜是可以接受的。

▶ 除了孕妇,如果对于细胞学 HSIL、阴道镜检查不够充分,推荐行诊断性的切除。

▶ 对于 21～24 岁间、ASC-H 或 HSIL 的女性,推荐行阴道镜。立即治疗(即查即治)是不可接受的。

▶ 除了不典型内膜细胞,所有 AGC 和 AIS 的亚类,无论 HPV 什么结果,都推荐行阴道镜检查和内膜活检。推荐内膜活检和阴道镜检查同时进行,对于≥35岁所有 AGC 和 AIS 的亚类,推荐行宫颈管内活检。对于所有≥35岁且有临床指征的女性推荐行内膜活检,因为这些女性存在内膜癌变的风险。

▶ 对于细胞学良性内膜细胞、良性内膜间质细胞或组织细胞的无症状的绝经前女性,推荐不再进行评估。对于绝经后细胞学结果为良性内膜细胞的女性,无论有无症状,都要对内膜进行评估。

▶ 对于≥25岁、CIN1 或因"异常性较小"的细胞学结果行阴道镜检查未发现病灶的女性,推荐1年后再次检查。如果 HPV 和细胞学检查均为(−),推荐3年后根据年龄进行再次检测。如果任一检查异常,推荐行阴道检查。如果 CIN 持续至少2年,继续随访或治疗都是可以接受的。

▶ 在异常性较小的结果后宫颈管内活检发现 CIN1,但阴道镜直接活检未发现 CIN2+,处理应该遵循 ASCCP 有关 CIN1 的指南,并在12个月内重复宫颈管内活检。

▶ 对于21~24岁间女性,先前细胞学发现 ASC-US 或 LSIL、组织学证实 CIN1,推荐在12个月后重复细胞学检查。随访 HPV 检测是不可接受的。

▶ 如论此前细胞学什么结果,均不推荐对于21~24岁间、CIN1 的女性进行治疗。

▶ 对 CIN1 的孕妇进行治疗是不可接受的。

▶ 初次诊断 CIN2,CIN3 或 CIN2,3 就行全子宫切除是不能接受的。

▶ 对 CIN2，CIN3 或 CIN2，3 接受治疗的女性，推荐在 12 个月后、24 个月后进行同时检测。如果同时检测均为（-），推荐 3 年后再次检测。如果任一检查异常，推荐阴道镜结合内膜活检。如果检查均为（-），推荐持续 20 年的常规筛查（即使已经超过 65 岁也推荐继续筛查）。

C 级证据（会议或专家观点）

▶ 对于细胞学不满意的情况，HPV 检测没有、未知或阴性，推荐 2～4 个月后重复细胞学检查。

▶ 对于 21～29 岁间女性，细胞学检查（-），但是宫颈管内移行带的成分没有或不够充分，推荐常规筛查。对于 ≥30 岁的女性，细胞学（-）、宫颈管内移行带的成分没有或不够充分，且 HPV 的结果没有或未知，最好行 HPV 检查。

▶ 对于绝经后 LSIL 但未行 HPV 检查的绝经后女性，可以接受的选择包括：进行 HPV 检查；在 6 个月和 12 个月重复进行细胞学检查；阴道镜检查。

▶ 对于 21～24 岁细胞学为 HSIL 的女性，如果组织学未能发现 CIN2$^+$ 的病变，推荐联合应用阴道镜和细胞学检查（每 6 个月一次）的方案观察到 24 个月，前提是保证阴道镜检查是充分的，而且宫颈管评估的结果为阴性或 CIN1。

▶ 如果组织学未能发现 CIN2$^+$ 的病变，推荐进行诊断性的切除，或者在 12 个月、24 个月进行联合检查的观察（前提是保证阴道镜检查是充分的，而且宫颈管评估的结果为阴性）。这种情况下，回顾细胞学、组织学和阴道镜的发现是可以接受的。

▶ 对于 21～24 岁间的女性，细胞学发现 ASC-H 或 HSIL 后组织学确认 CIN1 或没有病灶，推荐联合应用阴道镜和细胞学检查（每 6 个月一次）的方案观察到 24 个月，前提是保证阴道镜检查是充分的，而且宫颈管评估的结果为阴性。

▶ 如果操作处理之后立即发现诊断性切除的标本边缘或宫颈管内标本存在 CIN2，CIN3 或 CIN2，3，最好在治疗后 4～6 个月利用细胞学和宫颈管内活检进行再次评估。

▶ 对于组织学诊断 CIN2,3 但没有其他特异发现的年轻女性无论是治疗，还是联合应用阴道镜和细胞学检查（每 6 个月一次）都是可以接受的，前提要求细胞学检查是充分的。如果一个年轻女性组织学诊断 CIN2，最好观察，但治疗也是可以接受。完成生育要求以及诊断性切除标本中发现 AIS 的女性最好行全子宫切除（图 2-1）。

ASCCP（2012）指南：不满意的细胞学检查结果的处理
Massad LS, Einstein MH, Huh WK, et al. J Low Genit Tract Dis. 2013,17（5 Suppl 1）:S1–S27.

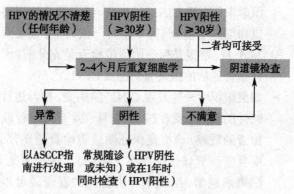

图 2-1　多方案筛查流程和筛查结果

ASCCP（2012）指南：细胞学（-）、但宫颈管/移行带没有检查或检查不足的处理

Massad LS, Einstein MH, Huh WK, et al. J Low Genit Tract Dis. 2013,17(5 Suppl 1): S1–S27.

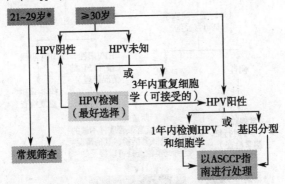

*HPV检测用于21~29岁间女性的管理是不可接受的

ASCCP（2012）指南：≥30岁女性、细胞学（-）但是HPV（+）的处理

Massad LS, Einstein MH, Huh WK, et al. J Low Genit Tract Dis. 2013,17(5 Suppl 1):S1–S27.

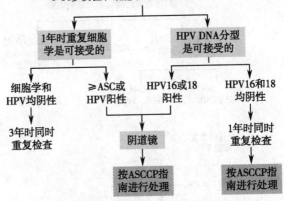

图2-1 多方案筛查流程和筛查结果（续）

ASCCP（2012）指南：ASC-US的处理
Massad LS, Einstein MH, Huh WK, et al. J Low Genit Tract Dis.
2013,17(5 Suppl 1):S1-S27.

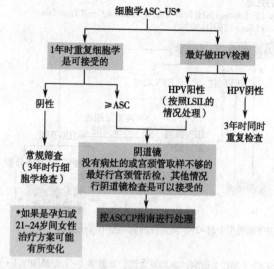

ASCCP（2012）指南：21~24岁间女性ASC-US或LSIL的处理
Massad LS, Einstein MH, Huh WK, et al. J Low Genit Tract Dis.
2013,17(5 Suppl 1):S1-S27.

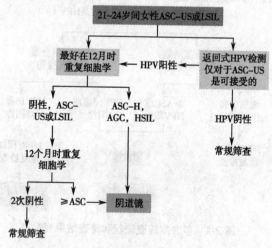

图2-1 多方案筛查流程和筛查结果（续）

ASCCP（2012）指南：LSIL的处理
Massad LS, Einstein MH, Huh WK, et al. J Low Genit Tract Dis.
2013,17(5 Suppl 1):S1–S27.

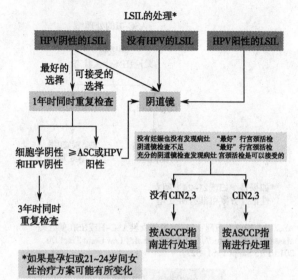

*如果是孕妇或21~24岁间女
　性治疗方案可能有所变化

ASCCP（2012）指南：妊娠期间LSIL的处理
Massad LS, Einstein MH, Huh WK, et al. J Low Genit Tract Dis.
2013,17(5 Suppl 1):S1–S27.

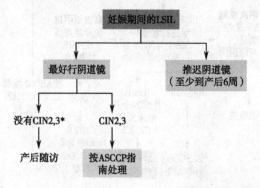

*细胞学、组织学或阴道镜
　均未考虑,CIN2,3或癌

图2-1　多方案筛查流程和筛查结果（续）

ASCCP（2012）指南：ASC-H的处理
Massad LS, Einstein MH, Huh WK, et al. J Low Genit Tract Dis.
2013,17(5 Suppl 1):S1–S27.

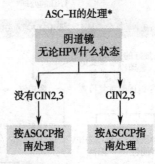

ASCCP（2012）指南：21~24岁间女性ASC-H或HSIL的处理
Massad LS, Einstein MH, Huh WK, et al. J Low Genit Tract Dis.
2013,17(5 Suppl 1):S1–S27.

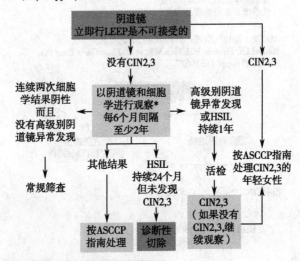

图 2-1　多方案筛查流程和筛查结果（续）

ASCCP（2012）指南：HSIL的处理
Massad LS, Einstein MH, Huh WK, et al. J Low Genit Tract Dis.
2013,17(5 Suppl 1):S1–S27.

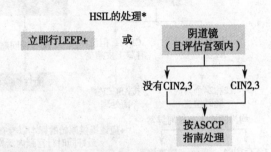

*如果是孕妇或21~24岁间女性治疗方案可能有所变化
+如果是孕妇或21~24岁间女性则不行此处理

ASCCP（2012）指南：AGC的初始处理
Massad LS, Einstein MH, Huh WK, et al. J Low Genit Tract Dis.
2013,17(5 Suppl 1):S1–S27.

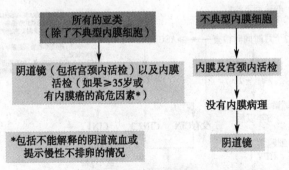

图2-1 多方案筛查流程和筛查结果（续）

ASCCP（2012）指南：AGC的后续处理
Massad LS, Einstein MH, Huh WK, et al. J Low Genit Tract Dis.
2013,17(5 Suppl 1):S1–S27.

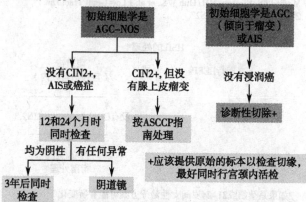

ASCCP（2012）指南：此前"异常性较小*∞"的细胞学结果行阴道
镜证实（－）或CIN1的处理
Massad LS, Einstein MH, Huh WK, et al. J Low Genit Tract Dis.
2013,17(5 Suppl 1):S1–S27.

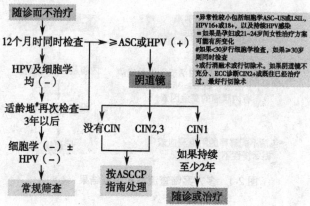

图2-1 多方案筛查流程和筛查结果（续）

ASCCP（2012）指南：此前ASC-H或HSIL的细胞学结果行阴道镜证实（-）或CIN1的处理
Massad LS, Einstein MH, Huh WK, et al. J Low Genit Tract Dis. 2013,17(5 Suppl 1):S1-S27.

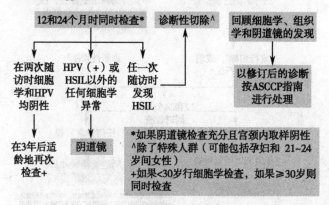

ASCCP（2012）指南：21~24岁间女性阴道镜证实CIN1的处理
Massad LS, Einstein MH, Huh WK, et al. J Low Genit Tract Dis. 2013,17(5 Suppl 1):S1-S27.

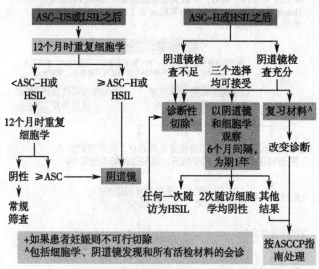

图2-1 多方案筛查流程和筛查结果（续）

ASCCP（2012）指南：阴道镜证实CIN2,3的处理*
Massad LS, Einstein MH, Huh WK, et al. J Low Genit Tract Dis.
2013,17(5 Suppl 1):S1–S27.

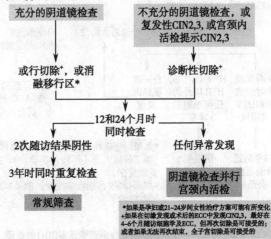

ASCCP（2012）指南：年轻女性阴道镜证实CIN2,3的处理
Massad LS, Einstein MH, Huh WK, et al. J Low Genit Tract Dis.
2013,17(5 Suppl 1):S1–S27.

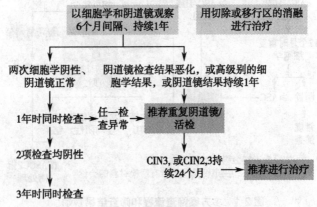

图 2-1   多方案筛查流程和筛查结果（续）

ASCCP（2012）指南：诊断性切除证实AIS的处理
Massad LS, Einstein MH, Huh WK, et al. J Low Genit Tract Dis.
2013,17(5 Suppl 1):S1–S27.

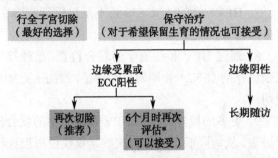

*应用同时检查和阴道镜（包括宫颈内活检）的联合方案评估

图 2-1 多方案筛查流程和筛查结果（续）

　　和 2006 年 ASCCP 的指南相比，2012 年版的指南有如下重大变化：

　　1. 细胞学阴性但未发现宫颈管细胞的检查结果不必过早重复检查；

　　2. 宫颈管搔刮发现的 CIN1 应视为 CIN1，不再作为宫颈管搔刮的阳性表现；

　　3. 即使 HPV（-），报告为"不满意"的细胞学检查结果也需要重复；

　　4. 细胞学检查（-）的女性，只有在特定 HPV 基因型（+）（即 HPV 16、HPV 18）情况下才行阴道镜检查；如果 HPV（+）、细胞学结果 ASC-US，无论 HPV 什么基因型，都应行阴道镜检查；

　　5. 对于 ASC-US，立即行阴道镜检查并不合理。ASC-US 也不需要在 6 个月和 12 个月时行细胞学检查，只需在 12 个月复查细胞学即可。如果 12 个月复查细胞学（-），每 3 年复查一次细胞学检查；

6. HPV（−）的 ASC-US，应该在 3 年后（而不是 5 年后）同时复查 HPV 和 ASC-US；

7. HPV（−）的 ASC-US 还不足以保证能够在 65 岁时终止筛查；

8. 通过 HPV 和细胞学的联合检查，已经接受治疗或未治疗的 CIN2+ 长期随访的途径，得到了更加明晰的说明；

9. 更多的检查方案将 HPV 和细胞学的联合检查整合进去，从而降低了随访的次数。仅仅使用巴氏涂片的方案目前仅限于不足 30 岁的女性，但在某些特殊情况下，联合检查也会扩展到 30 岁以下的女性。21～24 岁间的女性通常进行保守治疗。

二、以高危 HPV 检测作为宫颈癌筛查的首选方案——过渡的临床指南

这篇临床推荐发表于 2015 年 4 月的 *Gynecologic Oncology*，完全一样的内容还发表于 *Obstetric & Gynecology* 和 *Journal of Lower Genital Tract Disease*，说明大家对这篇指南的重视。详细介绍如下。

FDA 批准高危 HPV（hrHPV）用于分流异常的细胞学发现（即 ASC-US），并用于 30 岁以上和细胞学的联合检测。该方案已经得到包括 United States Preventive Services Task Force 等学术组织在内的广泛推荐。到了 2014 年 4 月，FDA 批准修改后的 hrHPV 分析作为 25 岁及其以上年龄女性的主要筛查手段。

hrHPV 检测高度敏感，特异性则依赖后续的评估策略和筛查频率。2011 年，美国癌症协会（American Cancer Society），美国阴道镜和宫颈病理协会（American

Society for Colposcopy and Cervical Pathology)和美国
临床病理协会(American Society for Clinical Pathology)
等组织升级了早期宫颈癌及癌前病变的指南,该指南
做出了很多重大改动。在这篇指南中,研究者强调,
"正常情况下,30～65 岁间的女性不应以单独的 hrHPV
检测代替每 5 年一次的联合检测(hrHPV+ 细胞学)或
每 3 年一次的细胞学检测"。此后,数项大型研究结
果陆续发布,包括新的筛查数据和既往研究的后续升
级。这些研究都显示,作为 CIN2 和 CIN3 的主要筛查
工具,hrHPV 的敏感性要优于单纯细胞学检测。有些
研究发现,经过数轮筛查后,hrHPV 的敏感性依然优于
细胞学。在这样的背景下,由妇科肿瘤协会(Society of
Gynecologic Oncology, SGO)和美国阴道镜和宫颈病
理协会(American Society for Colposcopy and Cervical
Pathology, ASCCP)资助并联合成立了临时指南专家组,
总计包括十三位来自 SGO、ASCCP 和美国妇产科学会
(American College of Obstetricians and Gynecologists)、
美国癌症协会(American Cancer Society)、美国细胞病理
学协会(American Society of Cytopathology)、美国病理
医师学会(College of American Pathologists)、和美国临
床病理协会(American Society for Clinical Patholog)的
专家代表。经过对现有重要文献的严格检查,代表们被
要求对以下两个问题着重考虑:① hrHPV 检测作为首
选方案是否和基于细胞学的筛查方案一样安全和有效;
② hrHPV 作为首选方案能否代替现有美国宫颈癌筛查
方法学,投票通过网络匿名进行,2/3 以上同意才算通
过。和 2011 年筛查指南升级程序类似的是,临时指南基
于如下指南性假设:

1. 没有什么癌症筛查检测能够发现所有的现有和

隐匿的宫颈癌。

2. 初始一轮筛查发现较多的 CIN3$^+$，以及在后续筛查中 CIN3$^+$ 发现率降低，这种现象被视为有所裨益。

3. 阴道镜检查次数增加应被视为筛查带来的伤害。

以下是过渡指南专家组的具体推荐和讨论：

hrHPV 检测作为首选筛查方案是否和细胞学筛查一样安全和有效？

回答：hrHPV 阴性的结果和细胞学阴性结果相比，能够更好地确保 CIN3$^+$ 低风险。

说明：有研究发现，细胞学阴性和 hrHPV 阴性其 3 年的 CIN3$^+$ 累积发生率分别为 0.5% 和 0.11%。各项大型研究的结果都是类似的。其他研究发现，在随诊的前 2.5 年，hrHPV 检测和细胞学检测发现癌症的比例是一样的，随着时间延长（中位 6.5 年），hrHPV 组浸润癌的发生率显著降低（RR 0.45，95% CI 0.25-0.81）。hrHPV 对于腺癌的检出率更好，对腺癌和鳞癌的汇总 RR 分别为 0.31（95% CI 0.14-0.69）和 0.78（95% CI 0.49-1.25）。根据来自欧洲随机对照研究资料和来自美国 ATHENA 研究资料，在相同检测间隔下，hrHPV 和细胞学检测相比至少一样有效。

hrHPV 作为首选方案能否代替现有美国宫颈癌筛查方法学？

回答：因为 hrHPV 具有同等甚或更高的效力，hrHPV 作为首选方案应该被视作目前美国以细胞学为基础的宫颈癌筛查方法的替代方案。单独细胞学检测以及细胞学和 hrHPV 的联合检测仍然是可选的筛查方案，尤其适合大的指南推荐。

如何处理 hrHPV 阳性的结果？

回答：根据有限的资料，比较合理的做法是，hrHPV

阳性结果的女性用 HPV16/18 基因印迹法进行分流，其他 12 种高危 HPV 阳性的女性，以返回式细胞学（reflex cytology，即预留的细胞学标本）进行分流（参见图 2-2）。

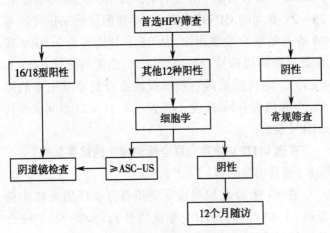

图 2-2 首选 HPV 筛查流程的推荐

说明：在 ATHENA 研究中，HPV16/18 阳性的女性，3 年内 CIN3$^+$ 的累积发生率为 21.16%，而其他高危 HPV 阳性的女性其 CIN3$^+$ 在 3 年的累积发生率仅为 5.4%。上图中的流程经过专家组讨论，认为在安全性和便利性之间取得了较好的平衡。

hrHPV 筛查的最佳时间间隔是多少？

回答：初始 hrHPV 筛查阴性的结果，再次检查的时间不应少于 3 年。

说明：ATHENA 研究中 3 年内 CIN3$^+$ 的累积发生率不足 1%，目前还缺少充分的证据支持筛查间隔 >3 年，但也不应小于 3 年。

什么时候应该开始 hrHPV 初始筛查?

回答:初始 hrHPV 筛查不应该在 25 岁前开始。

说明:目前筛查指南推荐从 21 岁开始进行宫颈癌筛查。根据 ATHENA 研究汇总,大约 30% 的 CIN3+ 病例为 25～29 岁年龄,37% 的病例为 30～39 岁年龄。在 25～29 岁间的 CIN3+ 患者,一半细胞学结果正常。与 30 岁开始联合检测相比,从 25 岁开始首选 hrHPV 筛查会导致阴道镜检查数目翻倍,但是能够降低 54% 的 CIN3+。这种结果是否能够反映在浸润癌发生率的降低,专家组仍有异议,更不推荐对于 21～24 岁间女性行 hrHPV 检测。

首选 hrHPV 筛查和联合检测相比的结果怎样?

(没有明确回答)

说明:来自北加利福尼亚州百万女性的资料汇总发现,3 年一次的 hrHPV 结果阴性 *vs.* 5 年一次的联合检测结果阴性,其 CIN3+ 风险分别为 0.069% *vs.* 0.11% ($P<0.0001$),癌症风险分别为 0.011% *vs.* 0.014 ($P = 0.21$);3 年一次的 hrHPV 结果阴性 *vs.* 3 年一次的细胞学结果阴性,其 CIN3+ 风险分别为 0.069% *vs.* 0.19% ($P<0.0001$),癌症风险分别为 0.011% *vs.* 0.020 ($P<0.0001$)。这些发现提示 3 年一次的 hrHPV 检测至少和 5 年一次的联合检测效果相当。

未来研究的其他注意事项?

(没有明确回答)

说明:包括 hrHPV 的假阴性问题,取样的充分性,恰当的筛查间隔控制,潜在干扰物质的影响(如润滑剂),hrHPV 的检测方法(目前 FDA 仅批准一种检测方法),卫生经济学等。

三、宫颈细胞学 p16/Ki-67 双重染色用于诊断 HPV 阳性女性的宫颈癌前病变

基于 HPV 的宫颈癌筛查策略需要分流标记物来判断哪些患者需要转折行阴道镜检查。目前有一些证据提示细胞学行 p16/Ki-67 双重染色可作为宫颈癌前病变的一种标记物。这项发表于 JNCI 的大规模前瞻性人群研究即评估了双重染色在 HPV 阳性女性中的诊断价值。

总计 1509 例 HPV 阳性的女性以 HPV/ 细胞学进行同时检测。对于≥ASCUS 的情况，双重染色的阳性率低于单纯细胞学（45.9% *vs.* 53.4%）。对于诊断 CIN2+，双重染色和细胞学相比，敏感性相似（83.4% *vs.* 76.6%，*P* = 0.1），而特异性更高（58.9% *vs.* 49.6%，*P*<0.001），阳性预测值（21.0% *vs.* 16.6%，*P*<0.001）和阴性预测值（96.4% *vs.* 94.2%，*P* = 0.01）也具有显著差异。类似的差异分布也出现于 CIN3[+] 的患者中。双重染色阳性的女性已经有了足够高的风险转诊行阴道镜检查，而阴性结果的女性在一年内返回复诊发现宫颈癌前病变的风险要小于目前美国宫颈癌筛查指南的模式。

据此，研究者认为，双重染色对于所有 HPV 阳性的女性和 HPV 阳性但细胞学正常的女性都具有很好的风险分层作用。下一步需要继续随访以判断双重染色都为阴性的女性需要多长时间的筛查间隔，从而保证较低的宫颈癌前病变发生率。

四、HPV 检测进行宫颈癌筛查: BMJ 临床综述

这是发表于 BMJ 的临床综述，非常详尽细致。简单地摘录数条如下：

1. HPV 是一个拥有 130 多种亚型的大家族，分布多

个解剖部位的皮肤和黏膜,在种植黏膜的 HPV 亚型中,有 40 多种和生殖道感染有关。几乎所有(>99.9%)病变中都有高危病毒感染。大部分口咽部肿瘤(63%)和几乎所有的肛门癌也和高危 HPV 的持续感染有关。具体高危 HPV 的种类仍有争议,有人认为有 15 或 16 种之多,WHO 认定其中 13 种最具致癌潜能: 16,18,31,33,35,39,45,51,56,58,59 和 68 型。其中 HPV 16 和 HPV 18 导致 70% 的宫颈癌,HPV 45 和 HPV 31 则分别导致 5% 和 10% 的宫颈癌。低危病毒是导致生殖道肛周疣的病原体,包括 HPV 6,11,40,42,43,44,53,54,61 和 72 型等。其中 HPV 6 和 HPV 11 和 90% 的生殖道疣以及 96% 的尖锐湿疣有关。

2. HPV 是通过性生活传播的病原体中最常见的类型,全世界 HPV 感染的流行率高达 10%。年轻女性感染率尤其高(美国 20～24 岁女性的感染率达 45%),30 岁以后感染率急剧下降。感染 HPV 的终身风险约 80%,估计约一半的男性和女性终身都曾感染过一次 HPV。HPV 感染通过性生活传播。与人类免疫缺陷病毒(HIV)和 2 型单纯疱疹病毒(HSV-2)这些传播率较低的病原体相比,HPV 的传染性很高。每次性交,从男性传染至女性的传播率高达 0.4～0.8。每个男性性伴侣传播 HPV16 给女性的可能性达 60%～80%。任何和性活动有关的因素,都是生殖道 HPV 感染的高危因素,包括性生活开始时年龄较小,性伴侣数量,最近的性伴侣变化,与另有性伴侣(包括男性和女性)的人性生活等。

3. 绝经后女性感染率为 14%～38%,而 65 岁以上女性持续 HPV 感染的可能性更大。

4. 口服避孕药和激素补充治疗可能上调 HPV 病毒的表达。主动和被动吸烟是感染 HPV 的重要因素,发生宫颈鳞癌的 OR 分别为 3.7 和 2.1。

5. 目前有三种主流 HPV 检测策略。这些策略均在美国和欧洲经过检验。第一种是以细胞学为主，HPV 进行分流，主要用于 30 岁以下女性。这种策略对于 HPV 高流行率的地区比较合适。目前推荐 HPV 检测用于 ASC-US 的返回式检测（reflex HPV）。第二种是以 HPV 为主，细胞学进行分流。适用于 HPV 低流行率的地方。第三种是同时检测细胞学和 HPV，目前用于 30 岁以上女性。

6. 细胞学筛查是一线的宫颈癌筛查方案，可以降低宫颈癌的发生率和死亡率。来自日本和瑞典的回顾性研究确认细胞学筛查可以显著降低宫颈癌的发生率。但是，这种方案检测高度病变的敏感性在 55%～94%。HPV 最初用于异常细胞学结果的分流，目前用于同时检测或作为首选方案。HPV 检测增加异常病变检出的敏感性，但是总体的特异性较差。

7. 在美国和欧洲有四种 HPV 检测方案得到批准：① HC2 分析（Qiagen, Gaithersberg, MD, USA；以前是 Digene Corp）。② Cervista HPV HR（Hologic），在 HC2 基础上增加了 HPV 66 的检测。另一种 Cervista 检测（Cervista 16/18）还可用于 HPV 16/18 亚型的检测。③ Cobas 4800 系统（Roche Molecular Sysytems, Alameda, CA USA）检测 HPV 16/18 亚型以及其他 12 种高危 HPV 的汇总分析（HPV 31, 33, 35, 39, 45, 51, 52, 56, 58, 59, 66 和 68）。④ Aptima mRNA（Gen-Probe, San Diego, CA USA），检测 E6 和 E7 RNA，能够筛查 14 种高危 HPV 亚型。敏感性和 HC2 相似（100%），但特异性更高（84%）。其中 Cobas 4800 系统是 FDA 在 2014 年批准的唯一用于 HPV 首选筛查的方法。

8．在良好筛查的人群中，HPV检测和细胞学检测的效果是等同的；但是在未筛查的人群中，HPV对于异常病变的发现率大一些。

9．HPV 16阳性而细胞学正常的女性发生CIN3的风险为10%。

10．ASC-US的女性如果HPV任一亚型阳性，CIN3和癌症的5年累积风险为6.8%。

11．横断面研究中，高危HPV检测癌前病变的敏感性优于细胞学，但对于浸润癌则没有这种优势。不过高危HPV检测对于未来的宫颈癌风险有预测价值。

12．在锥切后重复HPV的理想时间是18～24个月。

13．HPV检测可以作为随访宫颈病变治愈情况的方法，因为其敏感性达85%～97%。HPV亚型的检测有助于预测后续CIN3复发的风险。瑞典12 527例女性长达14年的随访中，HPV 16、18、31或33阳性的女性，14年CIN3的累积发生率超过28%，而HPV 35，45，52或58阳性的女性其发生率为14%～18%，在HPV 39，51，56，59，66或68阳性的女性中不足10%。

14．高度病变治疗后HPV检测可以预测复发风险，持续感染的风险和下次复发的时间。40岁以上女性两次锥切的时间间隔（中位2.6年）要短于40岁以下女性（6年），而HPV 16/18亚型的女性（1.8年）要短于其他高危HPV亚型（3.8～8.2年）。

15．HPV特异性和阳性预测值较差，限制了其作为首选筛查的应用，尤其是年轻女性。在老年女性中，更容易发生HPV持续感染，因此HPV检测具有重要的临床价值。

16．ASC-H而HPV阴性的女性在后续5年内发生浸润癌的风险为 2%。HSIL 而 HPV 阴性的女性在今后5 年发生 CIN3 和浸润癌的风险分别为 29% 和 7%。

17. 在 CIN2/3 中 HC2 的假阴性为 1%～5%。在超过 40 岁、病灶较小的女性中假阴性更高一些。

18. 高危 HPV 的检出率随着月经变化而变化。因此单次 DNA 检测容易遗漏。

19. 总体上，对于低资源环境的人群，HPV 检测太昂贵了。目前还有一种 careHPV（Qiagen, Gaithersberg, MD, USA）套装只需 5 美元（约 30 元人民币），其效果似乎优于醋白检测，类似细胞学和 HC2。

20. 目前对于 65 岁以上宫颈癌发生率资料的积累，终止宫颈癌筛查的年龄需要重新考虑。

21. 减少细胞学和 HPV 检测频率可能会增加宫颈癌的风险率。一项预测模型发现，如果 5 年一次细胞学和 HPV 检测，会额外增加 1/369 例浸润癌。

22. 今后可能的研究防线：65 岁以上没有切除子宫女性中浸润癌的发生率？什么因素导致了高危 HPV 的持续感染，如何评估这种持续感染？高危 HPV 阳性后理想的随访方案是什么？接种 HPV 疫苗后女性的筛查指南如何？

五、HPV 分型用于 HPV 阳性的 ASC-US 结果：队列研究

一项基于美国癌症研究所 - 北加州凯撒医学中心患者人群的队列研究，包括 13890 例 21 岁[+]、HC2（STM, Qiagen）阳性的 ASC-US（SurePath, BD）女性，中位随访时间 3 年。研究者对其中 2079 例女性进行了 HPV 分型（Onclarity™, BD）：329 例后来诊断 CIN3[+]，563 例后来诊断 CIN2，1187 例后来诊断 <CIN2。结果发现，对于所

有 HC2 阳性的 ASC-US 女性，3 年累积的 CIN3$^+$ 风险为 5.2%。具体 HPV 分型的 3 年 CIN3$^+$ 风险风别为：

HPV16：	16.0%
HPV18：	7.4%
HPV31：	7.0%
HPV33/58：	7.1%
HPV52：	4.3%
HPV45：	3.9%
HPV51：	2.7%
HPV39/68/35：	1.6%
HPV59/56/66：	1.3%

据此可见，HPV16、18、31、33/58 相关的 ASC-US 应该立即阴道镜检查，HPV52、45 相关的 ASC-US 处理方式尚不明确，HPV51、39/68/35 或 59/56/66 阳性的女性风险很低，可以在一年后重复检查。这种策略可以使 40% HPV 阳性的 ASC-US 女性延迟阴道镜检查，其中一半可以在一年后重复进行 HPV 和宫颈细胞学检查。研究招募时约 10% 的 CIN3 将因此延迟 1 年的诊断。相关经济 - 成本分析尚待进行。

六、以 HPV 进行初始宫颈癌筛查：以 HPV 作为一线筛查方案的 ATHENA 研究的最终结果

ATHENA 研究评估 cobas HPV 检测作为 ≥25 岁女性初始宫颈癌筛查的效果。这篇报道是经过 3 年随访的最终结果。总计招募了 42209 例 ≥25 岁的女性进行细胞学和高危 HPV 检测。有异常细胞学（≥ASCUS）和 HPV 阳性的女性转诊行阴道镜。没有达到研究研究终点（CIN2+）的女性进入 3 年的随访。

结果细胞学阴性的女性、HPV 阴性的女性以及细胞

学和 HPV 均阴性的女性,其 3 年内 CIN3$^+$ 的累积发生率分别为 0.8%(95% CI 0.5%~1.1%),0.3%(0.1%~0.7%)和 0.3%(0.1%~0.6%)。对于诊断 CIN3$^+$,细胞学筛查策略的敏感性为 47.8%(95% CI 41.6%~54.1%),而复合策略(即 25~29 岁间性细胞学,30 岁后行细胞学 +HPV)的敏感性为 61.7%(56.0%~67.5%),初始 HPV 筛查策略的敏感性为 76.1%(70.3%~81.8%);这三种策略诊断 CIN3$^+$ 的特异性分别为 97.1%(96.9%~97.2%)、94.6%(94.4%~94.8%)和 93.5%(93.3%~93.8%)。对于≥25 岁的女性,尽管初始 HPV 筛查能够发现更多的 CIN3$^+$,但是需要进行的阴道镜病例数要多于细胞学筛查策略和复合策略,但是,对于诊断单纯 CIN3$^+$ 的阴道镜数目和复合策略类似。

因此,对于≥25 岁的女性,HPV 初始筛查和复合策略(即 25~29 岁间性细胞学,≥30 岁行细胞学 +HPV)一样有效,但是 HPV 筛查所需的检测数目更少一些。

七、高危 HPV 和低危 HPV 的相互作用能够降低宫颈鳞癌的风险:人群为基础的巢氏病例对照研究

高危 HPV 和低危 HPV 同时感染对于宫颈癌发病学的临床意义存在争议,相关的前瞻性证据有限。在两项人群为基础的巢氏病例对照研究中,研究者收集了 4659 例宫颈涂片,包括后续诊断原位癌(CIS/CIN3,n = 524)或宫颈鳞癌(SCC,n = 378)的患者,以及个体化匹配的对照人群(在后续随访研究中保持无病状态)。中位随访时间 6.4~7.8 年,所有涂片都进行 HPV 检测。

结果:与仅有高危 HPV 感染的女性相比,同时感染低危和高危 HPV 的女性其宫颈鳞癌的风险明显降低(RR 0.2,95% CI 0.04-0.99,P = 0.049)。但是这种作用未见于宫颈原位癌(RR 1.1,95% CI 0.4-3.6)。与仅有高危

HPV 感染的女性相比,同时感染低危和高危 HPV 的女性其诊断宫颈鳞癌的间隔要长 4.8 年($P = 0.06$)。敏感性分析中结果高度可靠。

因此,与单纯感染高危 HPV 的情况相比,同时感染低危 HPV 和高危 HPV 的女性未来发生浸润癌的风险较低,距离诊断的间隔更长。

第三节　人乳头瘤病毒疫苗

【笔记】 HPV 疫苗是肿瘤领域非常了不起的成就,因为疫苗,子宫颈癌有可能成为人类第一个通过疫苗而得到全面预防、筛查和早诊早治的恶性肿瘤。到 2014 年末九价 HPV 疫苗又在美国上市。但是这项重要的一级预防措施至今没有引进我国。很多人对 HPV 疫苗的安全性和效用也抱有怀疑态度。这种态度不仅阻碍了疫苗的进一步推广,还给疫苗的应用增加了很多混乱和误解。尽管科普工研究者大力开展 HPV 疫苗的宣传教育,但是在国内开展这项工作仍是非常艰巨的任务。

一、九价 HPV 疫苗用于预防女性感染和上皮内瘤变

二、靶向 HPV-16 和 HPV-18E6 和 E7 蛋白的治疗性合成 DNA 疫苗对于 CIN2/3 的安全性、有效性和免疫原性:随机、双盲、安慰剂对照的 2b 期研究

三、人乳头瘤病毒疫苗:ACOG 委员会意见

四、两价 HPV 疫苗对妊娠结局的影响

一、九价HPV疫苗用于预防女性感染和上皮内瘤变

这是发表于 2015 年 2 月 19 日 NEJM 的国际多中心随机双盲对照研究。九价疫苗(9vHPV 疫苗)包括四价疫苗(qHPV 疫苗,包括 6, 11, 16, 18)和其他五种致癌病

毒亚型(31,33,45,52,58)。研究目的就是评估 9vHPV 疫苗在 16～26 岁女性间的有效性和免疫源性。

研究者在 14215 例女性中开展这项 2b-3 期的临床研究。参与者在第 1 天、第 2 个月、第 6 个月接受 9vHPV 疫苗或 qHPV 疫苗的肌内注射。收集血清用于分析抗体反应。阴唇、外阴、会阴、肛周、宫颈内和宫颈外组织的拭子用于 HPV DNA 分析,并常规进行液基细胞学检测。通过活检或特定治疗(包括 LEEP、锥切)获得的组织也进行 HPV 检测。

结果:两组中无论 HPV 什么类型(也就是说疾病由 9vHPV 疫苗中病毒造成或其他亚型病毒造成),宫颈、外阴和阴道等部位的高级别病变在修正后的意欲治疗的人群中(包括既往有或没有感染、病变的情况)均为 14.0/1000 人·年。在 9vHPV 疫苗组和 qHPV 疫苗组中,和 HPV 31、33、45、52、58 相关的、预先设定的、每计划有效人群(易感人群)分别为 0.1/1000 人·年和 1.6/1000 人·年(9vHPV 疫苗的有效性为 96.7%,95% CI 80.9-99.8)。两组中对 HPV 6,11,16,18 的抗体反应率没有优势差别。9vHPV 疫苗注射部位的不良事件要多于 qHPV 疫苗组。

总之,在易感人群中,9vHPV 疫苗能够预防 HPV 31,33,45,52 和 58 相关的感染和疾病,并能产生不劣于 qHPV 疫苗的针对 HPV 6,11,16 和 18 的抗体。但是 9vHPV 疫苗不能预防这 9 种 HPV 以外 HPV 亚型所造成的感染和疾病。

二、靶向 HPV-16 和 HPV-18 E6 和 E7 蛋白的治疗性合成 DNA 疫苗对于 CIN2/3 的安全性、有效性和免疫原性:随机、双盲、安慰剂对照的 2b 期研究

本研究评估一种合成的质体靶向 HPV-16 和 HPV-

18 E6 和 E7 蛋白的疫苗（VGX-3100）能否导致组织学 CIN2/3 的消退。患者来自 7 个国家、36 个医疗中心，按照 3:1 的比例接受 6mg VGX-3100 或安慰剂（1ml）治疗（在 0、4 和 12 周接受肌内注射）。研究还按照年龄（<25 岁 vs. ≥25 岁）以及 CIN2 vs. CIN3 进行分层分析。主要有效终点是在首次接种后 36 周病变消退至 CIN1 或正常。结果在 2011 年 10 月 19 日至 2013 年 7 月 30 日之间，总计 167 例患者接受 VGX-3100（125 例）或安慰剂（42 例）。分析如下：

有效性：在计划性分析中，接种 VGX-3100 的患者 49.5%（53/107）出现组织学消退，而安慰剂组有 30.6%（11/36）出现组织学消退（百分比差异 19.0%，95% CI 1.4-36.6，$P = 0.034$）。在修正后的治疗意向分析中，接种 VGX-3100 的患者 48.2%（55/114）出现组织学消退，而安慰剂组 30.0%（12/40）的患者出现组织学消退（百分比差异 18.2%，95% CI 1.3-34.4，$P = 0.034$）。在 VGX-3100 组，混合感染和单独 HPV-16 感染人群的消退率是类似的；而安慰剂组混合感染人群的消退率更高一些。在病理消退的人群中，VGX-3100 组病理消退至正常的比例显著高于安慰剂组（81.1% vs. 54.5%），病毒清除率也高于安慰剂组（80% vs. 50%）。年龄和病变级别并不影响病变消退率。

安全性：绝大部分患者出现注射部位反应，但是在 VGX-3100 组中红斑更为多见（78.4% vs. 57.1%，百分比差异 21.3%，95% CI 5.3-37.8，$P = 0.007$）。

免疫原性：治疗组和安慰剂组相比，T 细胞免疫反应和体液反应更为显著。对切除标本的配对的免疫学分析也得出类似结论。

据此，VGX-3100 是首个具有治疗 HPV-16 和 18 相关 CIN2/3 病变的治疗性疫苗。VGX-3100 可以成为一种非手术性的治疗选择。

三、人乳头瘤病毒疫苗：ACOG 委员会意见

这是 ACOG 第 641 号委员会意见。推荐总结如下：

1．妇产科医师和其他医护人员应该教育父母和患者有关人乳头瘤病毒（HPV）接种的收益和安全性，这点非常重要。

2．美国 CDC 和 ACOG 推荐对于女孩和男孩进行常规接种。尽管有这样的推荐，美国仅有大约 50%、年龄 13～17 岁的女孩接受了至少一次的疫苗接种，仅有 33% 完成了所有三次接种。

3．女孩和男孩接种的目标年龄是 11～12 岁。

4．九价 HPV 疫苗已经加入美国免疫接种咨询委员会的推荐中，目标是年龄 11～12 岁的女孩和男孩。在目标年龄没有接受接种的男性和女性可以在 26 岁前补充完成接种。

5．任何人群在接种前都不推荐进行 HPV DNA 检测，如果患者 HPV DNA 检测结果阳性，仍然推荐进行接种。

其他内容摘要如下：

▶ 在美国，HPV 16 和 18 导致 66% 的宫颈癌病例，而 HPV 31，33，45，52 和 58 导致了另外 15% 的宫颈癌病例。对于 CIN 2^+，50%～60% 的病例由 HPV 16 和 18 造成，25% 由 HPV 31，33，45，52 和 58 造成。大约 90% 的生殖道疣由 HPV 6 和 11 造成。

▶ 目前上市的三种疫苗都需要三次接种（0、1～2 个月和 6 个月）。免疫反应的持续时间仍在监测中，但目前没有指征进行巩固接种。如果第二剂、第三剂接种延迟，也没有必要重新开始接种。

▶ 三种疫苗的推荐接种年龄均为 9～26 岁,早期
(9～14 岁)接种和开始性生活前接种可获得较
高的抗体水平。

▶ 尽管 WHO 推荐对于 9～13 岁的儿童和青少年
可以进行两剂接种,但是美国尚没有这些推荐。

▶ 接种和是否性生活、是否暴露于 HPV 无关。

▶ 目前已经接种了超过 6 千万的 HPV 疫苗,没有
任何和接种有关的严重不良后果或不良反应。
九价疫苗也有类似的安全性,但是注射部位肿
胀和红斑较四价疫苗更高一些。

▶ 尽管并不推荐孕期接种,但是孕期接种 HPV 疫
苗是安全的。如果已经开始系列接种后发现妊
娠,可以推迟后续接种至妊娠结束。哺乳女性
可以接受任何类型的 HPV 疫苗。

▶ HIV 感染或器官移植的患者不是 HPV 接种的禁
忌。但他们的免疫反应可能会弱一些。

二价、四价和九价人乳头瘤病毒疫苗的使用和效果
见表 2-3。

表 2-3　二价、四价和九价人乳头瘤病毒疫苗的使用和效果

疫苗	HPV 类型	减少疾病	效果
二价	16 和 18	HPV 16 和 18 相关的宫颈癌,CIN 1,CIN 2/3 和宫颈原位腺癌	HPV 16 和 18 相关的病变,98.1%
四价	6,11,16 和 18	HPV 6,11,16 和 18 相关的宫颈癌、外阴癌和阴道癌;CIN 1;CIN 2/3;原位腺癌;VIN 2/3;阴道上皮内瘤变 2/3 级 男性阴茎上皮内瘤变 1/2/3 级和阴茎癌	HPV 6,11,16 和 18 相关的病变,最高至 100% 男性外生殖道疾病,90.4%

疫苗	HPV 类型	减少疾病	效果
四价		男性和女性的疣，肛门上皮内瘤变和肛门癌	
九价	6，11，16，18，31，33，45，52 和 58	HPV 6，11，16，18，31，33，45，52 和 58 相关的宫颈癌、外阴癌和阴道癌；CIN 2/3；原位腺癌；VIN 2/3；阴道上皮内瘤变 2/3 级 男性阴茎上皮内瘤变 1/2/3 级和阴茎癌 男性和女性的疣，肛门上皮内瘤变和肛门癌	HPV 6，11，16 和 18 相关的病变，超过 99% HPV 31，33，45，52 和 58 相关的病变，96.7%

四、两价HPV疫苗对妊娠结局的影响

既往的研究不能完全排除两价 HPV 疫苗对流产的影响，尤其是接种 90 天内妊娠的女性。为此，研究者设计了一项随机双盲对照研究的长期随访研究，并以独立的未接种人群为基础的队列联合进行分析。随机对照研究人群包括 7466 例女性，未接种队列包括 2836 例女性。整个研究人群分为三组：对照研究中，(1)研究组 3727 例女性接种了三剂的两价 HPV 疫苗，而(2)对照组 3739 例女性接种的则是甲肝疫苗，(3)未接种队列。在研究终点，对照组交叉接受 HPV 疫苗。主要研究终点是流产的风险（妊娠 20 周内）。

结果发现，接种 HPV 疫苗的人群中在任一剂的接种后总计发生 3394 例妊娠，其中 381 例妊娠发生在接种 90 天内。而对照组在接种甲肝疫苗后发生 2507 例妊娠，未接种人群中发生 720 例妊娠。所有人群发生 451 例(13.3%)流产，其中 50 例(13.1%)发生在 HPV 疫苗

组,414例(12.8%)发生甲肝疫苗组和未接种组 { 甲肝疫苗组 316 例 [12.6%],未接种组 98 例 [13.6%]}。与所有未暴露于 HPV 疫苗的人群相比,HPV 接种后 90 天内流产的相对风险为 1.02(95% CI 0.78-1.34, $P = 0.436$)。校正后的分析得出类似结论:按照接种年龄进行调整后的 RR 为 1.15(单侧 $P = 0.17$),按照受孕年龄调整后的 RR 为 1.03($P = 0.422$),按照年份调整的 RR 为 1.06($P = 0.358$),根据孕周的分层分析也是如此。接种 HPV 疫苗后任何时间内(不仅限于 90 天内)也不增加总体的流产风险;对孕周的分层分析也是如此,除了妊娠 13～20 周间(这一亚组的 RR 1.35, 95% CI 1.02-1.77,单侧 $P = 0.017$)。

因此,没有证据表明接种两价 HPV 疫苗影响接种后 90 天内的流产率。某一亚组人群(妊娠 13～20 周间)流产风险的增加可能是敏感性分析的假象,不过既然真实的相关性尚不能完全排除,这种现象仍值得进一步探索。

第四节　宫颈癌前病变的治疗

【笔记】 宫颈癌前病变的治疗方案不多,主要是期待、消融和切除治疗。已有尝试用咪喹莫特治疗宫颈癌前病变的方案,但尚没有得出明确结论。目前流行的其他各种药物治疗其实并没有什么效果。这里介绍的研究是有关 CIN 治疗是否增加流产率的荟萃分析。

CIN 治疗后的生殖力和早期妊娠结果

这是发表于 *BMJ* 和 Cochrane 的系统性评价和荟萃分析,包括了 15 项符合入选标准的研究。已知对

CIN 的治疗增加早产的风险，这种风险随着切除深度的增加而增加。但这项荟萃分析未能提供任何证据以说明 CIN 的治疗对受孕情况的变化有何不良影响。治疗患者的妊娠率高于未治疗的女性。妊娠率在意欲受孕的女性之间（治疗 *vs.* 未治疗），以及需要超过 12 个月时间受孕的人数比例上，都没有显著差异。尽管治疗的女性和未治疗的女性在总体流产率、孕早期流产率上是类似的，但是宫颈治疗会导致孕中期流产率的显著增加。宫颈治疗的女性其异位妊娠和妊娠终止的比例也更高。这些都需要向患者进行说明。具体数据如下：

治疗者的总体妊娠率高于未治疗者（43% *vs.* 38%，RR 1.29，95% CI 1.02-1.64，证据质量很低），但是需要考虑研究之间的异质性（*P*<0.01）。不过，治疗组和未治疗组中尝试妊娠的患者的妊娠率（88% *vs.* 95%，RR 0.93，95% CI 0.80-1.08，证据质量很低）以及需要超过 12 个月才妊娠的患者的比例（14% *vs.* 9%，RR 1.45，95% CI 0.89-2.37，证据质量很低）并没有差别。治疗组和未治疗组之间的总体流产率（4.6% *vs.* 2.8%，RR 1.04，95% CI 0.90-1.21，证据质量较低）和孕早期流产率（9.8% *vs.* 8.4%，RR 1.16，95% CI 0.80-1.69，证据质量较低）没有差别，但是治疗组孕中期的流产率（1.6% *vs.* 0.4%，RR 2.60，95% CI 1.45-4.67，证据质量较低）较高。治疗组中异位妊娠率（1.6% *vs.* 0.8%，RR 1.89，95% CI 1.50-2.39，证据质量较低）和妊娠终止率（12.2% *vs.* 7.4%，RR 1.71，95% CI 1.31-2.22，证据质量较低）也较高。鉴于证据质量级别不高，研究者提醒引用这些数据时需要小心。

第五节　宫颈癌保留生育功能的治疗

【笔记】　根治性宫颈切除及盆腔淋巴结活检是ⅠB期宫颈癌保留生育功能的经典方案。这里介绍的研究在ⅠB期患者中行新辅助化疗后再做大锥切，勇气可嘉。

ⅠB期宫颈癌在新辅助化疗后进行大锥切以保留生育功能的回顾性研究

这项回顾性研究包括10例ⅠB1患者和1例ⅠB2患者。所有患者在接受盆腔淋巴结切除后接受紫杉醇-异环磷酰胺-顺铂或紫杉醇-卡铂的新辅助化疗。结果发现，在化疗后完全缓解率为64%，部分缓解率为27%，1例疾病进展（该例患者为ⅠB1期的鳞癌患者）。所有患者都接受了大锥切，在锥切后80%的患者没有病变残留，2例有残留的患者接受了根治性子宫切除（其中包括唯一的1例ⅠB2期腺癌患者，尽管她在新辅助化疗后获得完全缓解）。9例保留生育功能的患者中6人妊娠，5人生育7个孩子（5次足月产、2次早产），2人经历4次流产。在同一患者中出现妊娠32周和33周的两次早产，以及一次流产；唯一的一例复发也发生在该患者身上；复发后在单纯子宫后接受放化疗。中位随访时间58个月，所有患者存活且没有疾病证据。可见，ⅠB1期宫颈癌患者在新辅助化疗后进行锥切似乎是可行的保留生育功能的方案。

第六节　宫颈癌根治术

【笔记】　宫颈癌根治术已从1974年的Piver分型进展至2008年的Q-M分型。可惜这一分型在国内还没有得到充分了解。已有明确的证据表明将宫颈癌根治术淋巴清扫范围扩展至腹股沟淋巴结并没有好处。

一、宫颈癌根治术的分类

二、子宫颈癌旋髂血管至髂外血管之间淋巴结切除与术后下肢淋巴水肿的关系：回顾性队列研究

一、宫颈癌根治术的分类

Piver 等在 1974 年提出宫颈癌根治术的分类，具体参见表 2-4。

表 2-4　宫颈癌根治术的分类

| | 手术范围 | | | | | 适应证 |
	子宫动脉	主韧带	宫骶韧带	阴道	淋巴结	
Ⅰ型	宫颈筋膜外侧缘	宫颈筋膜外侧缘	宫颈筋膜外侧缘	宫颈外侧缘	不切除	IA1
Ⅱ型	于输尿管交汇处结扎	从中间切断	靠近子宫切断	切除上1/3	选择性切除增大的淋巴结	IA2
Ⅲ型	髂内动脉起始处结扎	全部切除	近骶骨处切断	切除上1/2	常规行盆腔淋巴结切除术	IB1
Ⅳ型	必要时于盆壁结扎髂内动脉	全部切除	近骶骨处切断	切除3/4	常规行盆腔淋巴结切除术	中央型复发
Ⅴ型	结扎髂内动脉	全部切除	近骶骨处切断	切除3/4	常规行盆腔淋巴结切除术	中央型复发累及远端输尿管或膀胱

到 2008 年 Querleu、Morrow 等提出了 Q-M 分型，明确宫旁切除范围是决定手术分型的唯一标准，统一了手

术中应用的解剖学术语,应用解剖学标志作为宫旁切除范围的分级方法,囊括保留神经的手术、广泛性宫颈切除术和腹腔镜机器人手术等一些手术新技巧和新理念。Cibula 在 2012 年对 Q-M 分型又提出了细化补充。Q-M 分型参见表 2-5。

表 2-5　Q-M 分型

	宫旁组织	宫骶韧带	子宫膀胱韧带	阴道及阴道旁组织	输尿管
A	在输尿管外侧、宫颈筋膜外横断	近子宫切除	近子宫段切除	阴道切除尽量少(<1 cm),不切除阴道旁组织	不游离,以直视或触诊方式确定其位置及走行
B	垂直输尿管隧道切除	部分切除	部分切除	阴道切缘至少距肿瘤 10mm	切口输尿管隧道,暴露输尿管,向外侧牵拉
B1	只切除闭孔神经内侧的宫旁淋巴结				
B2	切除包括闭孔神经外侧在内的盆腔淋巴结				
C	切除至输尿管外侧	直肠旁切断	膀胱旁切除	切除距肿瘤 15~20mm 的阴道及阴道旁组织	完全游离
C1	保留子宫深静脉下的盆腔内脏神经				
C2	不考虑保留神经				
D	向盆壁延伸切除范围	完全切除	完全切除	根据病变累及阴道情况,保证切缘阴性	完全游离
D1	结扎髂内动、静脉分出的所有血管,暴露至坐骨神经根部				
D2	侧方扩大骨盆内切除术,切除全部的直肠、子宫和膀胱周围组织,若肿瘤周围固定于盆壁等,则切除固定的盆壁及部分盆底肌肉				

二、子宫颈癌旋髂血管至髂外血管之间淋巴结切除与术后下肢淋巴水肿的关系：回顾性队列研究

这篇北海道癌症中心的回顾性研究分析了旋髂血管至髂外血管之间淋巴结切除（removal of the circumflex iliac nodes distal to the external iliac nodes，CINDEIN）和术后下肢淋巴水肿之间的相关性。1993～2013 年，该中心在宫颈癌系统性淋巴结切除术式中逐渐放弃了CINDEIN，于是研究以 2007 年为界分为两个阶段（第一阶段，1993～2007 年；第二阶段，2008～2013 年）。第一阶段和第二阶段相比，包含 CINDEIN 的淋巴结切除手术比例（94.0% $vs.$ 20.6%，$P<0.0001$）以及辅助放疗（26.1% $vs.$ 4.5%，$P<0.0001$）的比例均更高。在所有 398 例患者中，经过中位 78.0 个月的随访，病历记录了 80 例（20.1%）下肢淋巴水肿，第一阶段患者发生下肢淋巴水肿的比例显著高于第二阶段（32.2% $vs.$ 8.0%，$P<0.0001$），而两个阶段之间切除的淋巴结数目没有差别。多因素分析显示，辅助性放疗（OR 2.6，95% CI 1.4-4.8）和 CINDEIN（OR 4.6，95% CI 2.4-9.0）是术后下肢淋巴水肿的独立的高危因素。

因此，研究者认为，在宫颈癌手术中，行系统性淋巴结切除时，应该放弃旋髂血管至髂外血管之间的淋巴结切除。

第七节　晚期和复发性宫颈癌的治疗

【笔记】 晚期和复发性宫颈癌患者的预后很差，治疗相当棘手。我们介绍了一种预测预后的工具。治疗上，紫杉醇加用卡铂或顺铂的效果是类似的，加用抗血

管生成治疗可以延长患者的中位生存和总体生存时间。

一、局灶晚期宫颈癌预后的预测列线图

二、转移或复发宫颈癌患者化疗方案的比较

三、复发性宫颈癌患者化疗加用贝伐单抗其中位生存时间可延长 3.7 个月

四、局灶晚期宫颈癌的主动脉旁淋巴结转移：影像学和手术分期的比较

五、西地尼布联合卡铂 / 紫杉醇治疗转移性或复发性宫颈癌（CIRCCa）：随机双盲安慰剂对照的 2 期研究

六、更多周期的辅助化疗并不改善局灶晚期宫颈癌患者术后的生存

一、局灶晚期宫颈癌预后的预测列线图

这是来自 NRG Oncology/Gynecologic Oncology Group Randomized Trials of Chemoradiotherapy 对局灶晚期宫颈癌（IB-IVA）无进展生存、总体生存和盆腔复发的预测性列线图，发表于 *JCO*。

研究者总计回顾性分析了 2042 例局灶晚期宫颈癌患者，这些患者接受了同步的以铂类药物为基础的放化疗。以 Cox 比例风险回归模型制作了有关 2 年 PFS、5 年 OS 和盆腔复发的可视性列线图。模型通过了对区别和校正的纠偏、相对无偏倚评估的证实。

多参数分析发现有关的预后因素包括：组织学类型，种族 / 民族，执行状态，肿瘤大小，FIGO 分期，肿瘤分级，盆腔淋巴结状态，以铂类药物为基础的同时进行的化疗等。PFS、OS 和盆腔复发的列线图其纠偏一致性指数（bootstrap-corrected concordance indices）分别为 0.62，0.64 和 0.73，且都经过了很好的校准。图 2-3、图 2-4、图 2-5 是相应的列线图。

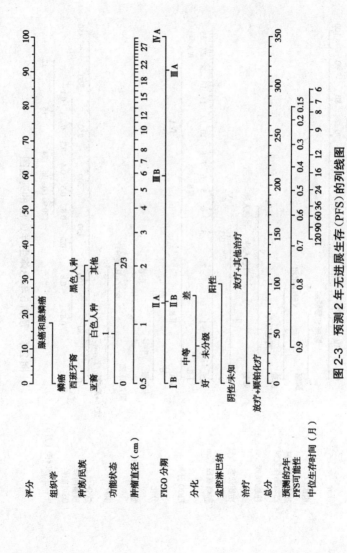

图 2-3 预测 2 年无进展生存（PFS）的列线图

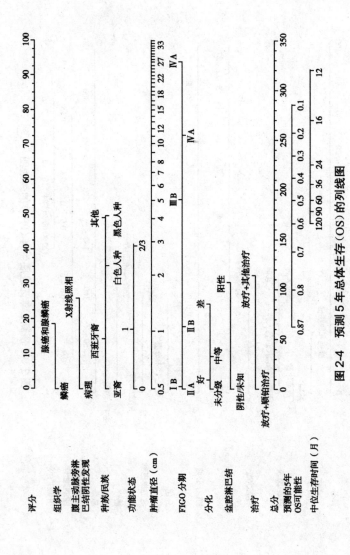

图 2-4 预测 5 年总体生存（OS）的列线图

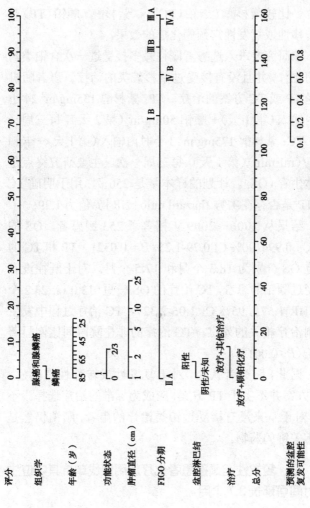

图 2-5 预测盆腔复发的列线图

二、转移或复发宫颈癌患者化疗方案的比较

这是发表于 *JCO* 的 *JCOG*0505 的Ⅲ期开放性随机研究。比较紫杉醇/卡铂（TC）*vs.* 紫杉醇/顺铂（TP）对于转移性或复发性宫颈癌化疗的效果。

该研究要求入选患者既往最多接受过一次含铂类药物的化疗，并且没有接受过紫杉烷类的治疗。患者随机接受 TP 或 TC 方案的治疗。TP：紫杉醇 135mg/m² 24 小时内输入（第 1 天）+ 顺铂 50mg/m²（第 2 天），每三周一次。TC：紫杉醇 175mg/m² 3 小时内输入（第 1 天）+ 卡铂 5mg/（ml·min）（第 1 天），每三周一次。主要研究终点是总体生存（OS）。计划的样本量是 250 例，用于明确 TC *vs.* TP 是否存在劣势 {hazard ratio[HR]界值为 1.29}。

结果从 2006～2009 年招募了 253 例患者。OS 的 HR 为 0.994{90% CI 0.79-1.25，*P* = 0.032}。TP 和 TC 的中位 OS 分别为 18.3 个月和 17.5 个月。对于既往没有接受过顺铂的患者，TC 治疗的 OS 较短（13.0 *vs.* 23.2 个月，HR 1.571，95% CI 1.06-2.32）。TC 治疗过程中发生一例治疗相关的死亡。TC 治疗的非住院时间比例显著延长（*P*<0.001）。

据此，研究者认为，对于复发性或转移性宫颈癌，TC 方案并不劣于 TP 方案，应成为标准的治疗选择。不过，对于从来没有接受过铂类治疗的患者，顺铂仍然是非常关键的药物。

三、复发性宫颈癌患者化疗加用贝伐单抗其中位生存时间可延长 3.7 个月

这是 GOG 240 的研究计划，发表于 *NEJM*。

该研究在 452 例复发性、持续性或转移性宫颈癌患

者中进行，患者随机接受了化疗 ± 贝伐单抗（15mg/m²）的治疗。化疗方案均为 21 天方案，包括：顺铂 50mg/m²+紫杉醇 135～175mg/m²；或者拓扑替康 0.75mg/m² 第 1～3 天＋紫杉醇 175mg/m²。

结果发现拓扑替康化疗组并不优于顺铂组（死亡的 HR 1.20）。在化疗的基础上，贝伐单抗显著延长 OS（17.0 个月 *vs.* 13.3 个月；死亡的 HR, 0.71；98% CI 0.54-0.95；单侧检验 *P* = 0.004），有更高的缓解率（48% *vs.* 36%，*P*=0.008）。不良反应方面，加用贝伐单抗，增加 2 级及以上水平的高血压（25% *vs.* 2%），3 级以上的血栓事件（8% *vs.* 1%），以及 3 级以上的胃肠道瘘（3% *vs.* 0）。

四、局灶晚期宫颈癌的主动脉旁淋巴结转移：影像学和手术分期的比较

提示：这项单中心回顾性研究包括 335 例 IB2-IVA 期患者，其中 204 例患者腹主动脉淋巴结影像学看起来正常或并非恶性的情况接受了手术分期，其中 8%（16 例）发现转移。

这是来自比利时的单中心研究，旨在比较宫颈癌影像学分期和手术分期的准确性及对预后的影响。所有 336 例患者分期 IB2-IVA 期，术前都行 PET-CT，PET 或 CT 检查进行影像学分期。所有患者都进行了包括腹主动脉淋巴结切除在内的分期术，腹主动脉旁淋巴结切除至肠系膜下动脉水平。其中 204 例患者影像学上腹主动脉淋巴结正常或没有特别明显的恶变（189 例内镜手术，15 例开腹手术）。

结果所有患者分为四组。

1 组：手术分期阳性发现但影像学阴性发现，16 例。

2 组：影像学和手术阴性发现，172 例。

3组：影像学阳性发现但未行分期术，20例。

4组：影像学阳性发现但未行分期术，128例。

结果：中位分期手术时间70分钟（40～160分钟），中位切除腹主动脉旁淋巴结切除数目5枚（0～24枚）。手术合并症包括10例围术期出血，2例输尿管损伤，1例二氧化碳潴留和1例后腹膜脓肿。中位随访31个月（1～218个月）。这四组患者在2年时的总体生存分别为40%，83%，58%和69%。对于第1组患者最常见的复发部位是淋巴结转移（盆腔和腹主动脉以外），为36%。其他三组最常见的转移部位为宫颈，第2、3、4组分别为27%，66%和26%。

因此，即使是影像学发现为阴性结果，依然有8%的患者会出现腹主动脉旁淋巴结转移。

五、西地尼布联合卡铂／紫杉醇治疗转移性或复发性宫颈癌（CIRCCa）：随机双盲安慰剂对照的2期研究

对于转移性或复发性宫颈癌，传统化疗方案的效果并不满意（有效率仅有20%～30%），OS不超过1年。高肿瘤血管生成和高肿瘤内VFGF浓度是预后不良的因素。西地尼布（cediranib）是一种有效的VEGFR 1，2和3的酪氨酸激酶抑制剂。发表于 *Lancet Oncology* 的一项2期研究（CIRCCa）评估西地尼布联合卡铂／紫杉醇化疗对于转移性或复发性宫颈癌的效果。

这项研究涉及17个英国癌症治疗中心。所有患者接受卡铂（AUC 5）和紫杉醇（175mg/m^2）3周期，最多6个周期，此外随机接受西地尼布（20mg/天口服）或安慰剂直至疾病进展。从2010年8月19日至2012年7月27日，总计招募了69例患者，研究组34例，对照组35例。中位随访24.2个月（IOR 21.9-29.5）后，西地尼布组

的 PFS 优于安慰剂组 { 中位 PFS 8.1 个月 [80% CI 7.4-8.8] *vs.* 6.7 个月 [80% CI 6.2-7.2]}，HR 0.58（80% CI 0.40-0.85，一侧 *P* = 0.032）。研究组发生率超过 10% 的 3 级或更严重的不良事件包括：腹泻（研究组 *vs.* 治疗组：16% *vs.* 3%），乏力（13% *vs.* 6%），白细胞减少（16% *vs.* 9%），中心粒细胞减少（31% *vs.* 11%），发热性中性粒细胞减少（16% *vs.* 0）。研究组中 2/3 级高血压发生率高于对照组（34% *vs.* 11%）。研究组和对照组中严重不良事件分别发生于 19 例 *vs.* 18 例患者中。研究组和对照组分别有 25 例和 27 例患者死亡，两组的 OS 没有显著差别。

据此，研究者认为西地尼布联合卡铂／紫杉醇对于治疗转移性或复发性宫颈癌患者的无进展生存有显著效果，但是也伴随着不良反应的增加（主要是腹泻、高血压和发热性中性粒细胞减少）。

六、更多周期的辅助化疗并不改善局灶晚期宫颈癌患者术后的生存

这项研究旨在分析局灶晚期宫颈癌患者在新辅助化疗和根治性手术后辅助化疗周期数的比较，即以铂类为基础的 4 个周期化疗（A 组）*vs.* 6 个周期化疗（B 组）。总计 200 例 IB2-IIB 期患者接受随机分配，顺铂剂量为 $100mg/m^2$，紫杉醇剂量为 $175mg/m^2$，21 天为一个周期。

经过 4 年的随访，两组之间的复发率（20% *vs.* 20.43%，RR 1.005，95% CI 0.87-1.161，*P* = 1）、四年的总体生存率（84.21% *vs.* 83.87%，*P* = 0.906）和四年的无病生存率（80% *vs.* 79.56%，*P* = 0.825）均没有显著差别。但是 A 组的并发症更少见，包括白细胞减少（RR 1.513，95% CI 1.127-2.03，*P* = 0.0072），贫血（RR 1.188，95% CI

1.012-1.395，$P = 0.0072$）和发热性中性粒细胞减少（RR 1.119，95% CI 1.014-1.235，$P = 0.042$），神经症状（13% *vs.* 28%，RR 1.208，95% CI 1.046-1.395）。但是两组之间的胃肠道症状没有显著统计学差异（RR 1.046，95% CI 0.948-1.153，$P = 0.049$）。

据此，局灶晚期宫颈癌患者在新辅助化疗和根治性手术后，以 4 个或 6 个周期的铂类为基础的化疗有类似的 OS 和无病生存，但是 6 轮化疗会导致更多的不良反应。

【参考文献】

1. Mutch DG. The new FIGO staging system for cancers of the vulva, cervix, endometrium and sarcomas. GynecolOncol, 2009, 115(3): 325-328.

2. Pecorelli S. Revised FIGO staging for carcinoma of the vulva, cervix, and endometrium. Int J GynaecolObstet, 2009, 105(2): 103-104.

3. Practice bulletin no. 140: management of abnormal cervical cancer screening test results and cervical cancer precursors. ObstetGynecol, 2013, 122(6): 1338-1366.

4. Huh WK, Ault KA, Chelmow D, et al. Use of primary high-risk human papillomavirus testing for cervical cancer screening: Interim clinical guidance. GynecolOncol, 2015, 136(2): 178-182.

5. Moyer VA. Screening for cervical cancer: U.S. Preventive Services Task Force recommendation statement. Ann Intern Med, 2012, 156(12): 880-891, W312.

6. Massad LS, Einstein MH, Huh WK, et al. 2012 updated consensus guidelines for the management of abnormal cervical

cancer screening tests and cancer precursors. J Low Genit Tract Dis, 2013, 17(5 Suppl 1): S1-S27.

7. Wentzensen N, Fetterman B, Castle PE, et al. p16/Ki-67 Dual Stain Cytology for Detection of Cervical Precancer in HPV-Positive Women. J Natl Cancer Inst, 2015, 107(12): djv257.

8. Goodman A. HPV testing as a screen for cervical cancer. BMJ, 2015, 350(jun30 1): h2372-h2372.

9. Schiffman M, Solomon D. Clinical practice. Cervical-cancer screening with human papillomavirus and cytologic cotesting. N Engl J Med, 2013, 369(24): 2324-2331.

10. Schiffman M, Vaughan LM, Raine-Bennett TR, et al. A study of HPV typing for the management of HPV-positive ASC-US cervical cytologic results. GynecoOncol, 2015, 138(3): 573-578.

11. Wright TC, Stoler MH, Behrens CM, et al. Primary cervical cancer screening with human papillomavirus: End of study results from the ATHENA study using HPV as the first-line screening test. GynecolOncol, 2015, 136(2): 189-197.

12. Sundström K, Ploner A, Arnheim-Dahlström L, et al. Interactions Between High- and Low-Risk HPV Types Reduce the Risk of Squamous Cervical Cancer. Journal of the National Cancer Institute, 2015, 107(10): djv185.

13. Joura EA, Giuliano AR, Iversen O-E, et al. A 9-Valent HPV Vaccine against Infection and Intraepithelial Neoplasia in Women. N Engl J Med, 2015, 372(8): 711-723.

14. Trimble CL, Morrow MP, Kraynyak KA, et al. Safety, efficacy, and immunogenicity of VGX-3100, a therapeutic synthetic DNA vaccine targeting human papillomavirus 16 and 18 E6 and E7

proteins for cervical intraepithelial neoplasia 2/3: a randomised, double-blind, placebo-controlled phase 2b trial. Lancet, 2015, 386(10008): 2078-2088.

15. Committee Opinion No. 641: Human Papillomavirus Vaccination. ObstetGynecol, 2015, 126(3): e38-43.

16. Panagiotou OA, Befano BL, Gonzalez P, et al. Effect of bivalent human papillomavirus vaccination on pregnancy outcomes: long term observational follow-up in the Costa Rica HPV Vaccine Trial. BMJ, 2015: h4358.

17. Kyrgiou M, Mitra A, Arbyn M, et al. Fertility and early pregnancy outcomes after treatment for cervical intraepithelial neoplasia: systematic review and meta-analysis. BMJ, 2014, 349: g6192.

18. Kyrgiou M, Mitra A, Arbyn M, et al. Fertility and early pregnancy outcomes after conservative treatment for cervical intraepithelial neoplasia. Cochrane Database Syst Rev, 2015, 9: CD008478.

19. Salihi R, Leunen K, Van Limbergen E, et al. Neoadjuvant chemotherapy followed by large cone resection as fertility-sparing therapy in stage IB cervical cancer. Gynecologic Oncology, 2015, 139(3): 447-451.

20. Piver MS, Rutledge F, Smith JP. Five classes of extended hysterectomy for women with cervical cancer. ObstetGynecol, 1974, 44(2): 265-272.

21. Querleu D, Morrow CP. Classification of radical hysterectomy. Lancet Oncol, 2008, 9(3): 297-303.

22. Cibula D, Abu-Rustum NR, Benedetti-Panici P, et al. New classification system of radical hysterectomy: emphasis on a three-dimensional anatomic template for parametrial resection.

GynecolOncol, 2011, 122(2): 264-268.

23. Yamazaki H, Todo Y, Takeshita S, et al. Relationship between removal of circumflex iliac nodes distal to the external iliac nodes and postoperative lower-extremity lymphedema in uterine cervical cancer. GynecolOncol. 2015; 139(2): 295-299.

24. Rose PG, Java J, Whitney CW, et al. Nomograms Predicting Progression-Free Survival, Overall Survival, and Pelvic Recurrence in Locally Advanced Cervical Cancer Developed From an Analysis of Identifiable Prognostic Factors in Patients From NRG Oncology/Gynecologic Oncology Group Randomized Trials of Chemoradiotherapy. J Clin Oncol, 2015.

25. Kitagawa R, Katsumata N, Shibata T, et al. Paclitaxel Plus Carboplatin Versus Paclitaxel Plus Cisplatin in Metastatic or Recurrent Cervical Cancer: The Open-Label Randomized Phase III Trial *JCOG*0505. J Clin Oncol, 2015.

26. Tewari KS, Sill MW, Long HJ, 3rd, et al. Improved survival with bevacizumab in advanced cervical cancer. N Engl J Med, 2014, 370(8): 734-743.

27. Vandeperre A, Van Limbergen E, Leunen K, et al. Para-aortic lymph node metastases in locally advanced cervical cancer: Comparison between surgical staging and imaging. GynecolOncol, 2015, 138(2): 299-303.

28. Symonds RP, Gourley C, Davidson S, et al. Cediranib combined with carboplatin and paclitaxel in patients with metastatic or recurrent cervical cancer(CIRCCa): a randomised, double-blind, placebo-controlled phase 2 trial. Lancet Oncol, 2015, 16 (15): 1515-1524.

29. Angioli R, Plotti F, Aloisi A, et al. A randomized controlled

trial comparing four versus six courses of adjuvant platinum-based chemotherapy in locally advanced cervical cancer patients previously treated with neo-adjuvant chemotherapy plus radical surgery. Gynecologic Oncology, 2015, 139 (3): 433-438.

第三章

宫 体 肿 瘤

第一节　子宫内膜癌和子宫肉瘤分期
（FIGO 2009）

【笔记】　子宫肉瘤分期终于从笼统的粗略系统中独立出来，说明对肉瘤的临床研究更加深入。近期 FIGO 还将对肉瘤的分期进行升级。

一、子宫内膜癌分期（FIGO2009）

二、子宫肉瘤分期（FIGO2009）

一、子宫内膜癌分期（FIGO 2009）

子宫内膜癌 FIGO 分期（1988 年）参见表 3-1。

表 3-1　子宫内膜癌 FIGO 分期（1988 年）

I 期	
I a（G1，2，3）	癌瘤局限于子宫内膜
I b（G1，2，3）	癌瘤浸润深度 <1/2 肌层
I c（G1，2，3）	癌瘤浸润深度 >1/2 肌层
II 期	
II a（G1，2，3）	宫颈内膜腺体受累
II b（G1，2，3）	宫颈间质受累

Ⅲ期	
Ⅲa(G1,2,3)	病变累及子宫浆膜和(或)附件和(或)腹腔细胞学阳性
Ⅲb(G1,2,3)	阴道转移
Ⅲc(G1,2,3)	盆腔淋巴结和(或)腹主动脉淋巴结
Ⅳ期	
Ⅳa(G1,2,3)	癌瘤侵及膀胱或直肠黏膜
Ⅳb(G1,2,3)	远处转移,包括腹腔内和(或)腹股沟淋巴结转移

子宫内膜癌 FIGO 分期(2009 年)参见表 3-2。

表 3-2　子宫内膜癌 FIGO 分期(2009 年)

Ⅰ期	肿瘤局限于宫体
Ⅰa(G1,2,3)	无浸润或<50%肌层浸润
Ⅰb(G1,2,3)	≥50%肌层浸润
Ⅱ期(G1,2,3)	肿瘤累及宫颈间质,但是未播散到子宫外
Ⅲ期	肿瘤局限性和(或)区域性扩散
Ⅲa(G1,2,3)	侵及子宫浆膜和(或)附件
Ⅲb(G1,2,3)	阴道和(或)宫旁受累
Ⅲc	转移到盆腔和(或)腹主动脉旁淋巴
Ⅲc1(G1,2,3)	盆腔淋巴阳性
Ⅲc2(G1,2,3)	腹主动脉旁淋巴结阳性,无论盆腔淋巴结是否阳性
Ⅳ期	累及膀胱和(或)肠黏膜,和(或)远处转移
Ⅳa(G1,2,3)	累及膀胱和(或)肠黏膜
Ⅳb(G1,2,3)	远处转移,包括腹腔转移或腹股沟淋巴结转移

子宫内膜癌分期修订的原因和主要修订内容:

1. 1988 年分期中Ⅰa 及Ⅰb 期患者预后差异不大,

将原Ⅰa和Ⅰb期合并：Ⅰa期/G1、Ⅰb期/G1、Ⅰa期/G2、Ⅰb期/G2的5年生存率分别为93.4%、91.2%、91.3%、93.4%，无显著差异。

2. 宫颈黏膜受累作为上皮内癌，归为Ⅰ期。

3. 腹膜后淋巴结转移是预后不良的独立因素，伴有腹主动脉旁淋巴结转移者预后更差。因此将原ⅢC期分为ⅢC1和ⅢC2。

4. 腹腔冲洗液细胞学阳性是其他危险因素的潜在结果，而不是独立的危险因素。因而不改变分期。

二、子宫肉瘤分期（FIGO 2009）

子宫肉瘤分期修订的原因：

1. 1988年FIGO分期中无独立的子宫肉瘤分期，仅沿用子宫内膜癌的分期。

2. 由于子宫肉瘤很罕见，且组织学多样化，与预后相关的危险因素很难统一，因此2009年FIGO分期中对每一组织学类型采用不同的分期，以反映各自不同的生物学行为。

3. 平滑肌肉瘤：有平滑肌成分分化的子宫肉瘤，诊断主要依据细胞异型性、核分裂象和肿瘤细胞坏死，预后较差。最常见。

4. 子宫内膜间质肉瘤：细胞成分类似增殖期子宫内膜的间质成分，预后较好。

5. 米勒管腺肉瘤：由良性上皮成分和低度恶性的肉瘤组织，后者多为子宫内膜间质肉瘤。故采用子宫内膜间质肉瘤分期。

6. 癌肉瘤：上皮及间质成分均为恶性，是预后最差的子宫肉瘤，被认为是一种去分化的（dedifferentiated）子宫内膜样癌。采用子宫内膜癌分期。

子宫平滑肌肉瘤 FIGO 分期（2009 年）参见表 3-3。

表 3-3 子宫平滑肌肉瘤 FIGO 分期（2009 年）

Ⅰ		肿瘤局限于宫体
	ⅠA	<5cm
	ⅠB	>5cm
Ⅱ		肿瘤侵犯盆腔
	ⅡA	附件受累
	ⅡB	盆腔其他组织受累
Ⅲ		肿瘤侵犯腹腔内器官（不仅仅是肿瘤突出达腹腔）
	ⅢA	一个部位
	ⅢB	超过一个部位
	ⅢC	盆腔和（或）腹主动脉旁淋巴结转移
ⅣA		累及膀胱和（或）肠黏膜
ⅣB		远处转移

子宫内膜间质肉瘤和腺肉瘤 FIGO 分期（2009 年）参见表 3-4。

表 3-4 子宫内膜间质肉瘤和腺肉瘤 FIGO 分期（2009 年）

Ⅰ		肿瘤局限于宫体
	ⅠA	肿瘤局限于子宫内膜/宫颈内膜，无肌层侵犯
	ⅠB	肌层浸润≤1/2
	ⅠC	肌层浸润>1/2
Ⅱ		肿瘤侵犯盆腔
	ⅡA	附件受累
	ⅡB	盆腔其他组织受累
Ⅲ		肿瘤侵犯腹腔内器官（不仅仅是肿瘤突出达腹腔）
	ⅢA	一个部位
	ⅢB	超过一个部位
	ⅢC	盆腔和（或）腹主动脉旁淋巴结转移
ⅣA		累及膀胱和（或）直肠黏膜
ⅣB		远处转移

子宫癌肉瘤 FIGO 分期（2009 年）同子宫内膜癌 FIGO 分期（2009 年）。

第二节 子宫内膜癌指南

【笔记】 内膜癌这样预后相对较好的妇科恶性肿瘤有关指南、综述和讨论似乎特别多，这是不是医疗领域内的一种"马太效应"呢？

一、子宫内膜癌：ACOG 指南

二、内膜癌：综述和目前的治疗策略

一、子宫内膜癌：ACOG 指南

这是美国妇产科协会（ACOG）的第 149 号实践指南（Practice Bulletin）。

A 级证据：基于良好和一致的科学证据

▶ 门诊以一次性器械进行内膜活检对于绝大部分内膜癌患者而言是可靠而准确的，已经成为组织学评估内膜的首选方法。

▶ 宫腔镜尽管并非必须，但仍推荐和诊刮（D&C）一起进行，以识别不连续的病灶及其背景内膜。这种联合检查可以为真正的内膜癌前病变提供确诊的最佳机会，并能排除相关的内膜癌变。

▶ 并不需要对内膜癌患者常规进行影像学检查以评估有无转移。

▶ 内膜癌的初期治疗应该包括完整的手术分期（全子宫及双附件切除，盆腔及腹主动脉旁淋巴结切除，腹膜细胞学[腹腔冲洗液]的收集）。只有在和内膜癌诊疗专家（如妇科肿瘤学家）进行咨询之后，才能决定其他治疗方案以取代上述初期治疗方案。

▶ 应该接受将微创手术作为内膜癌患者完整手术分期的标准手术方案。

▶ 对于Ⅰ期或Ⅱ期的内膜癌，辅助性放疗可以降低局部复发率，但并不影响总体预后。

▶ 对于有复发高中风险的患者中，阴道短距放疗应该成为代替全盆腔放疗的首选辅助治疗。

▶ 对于晚期内膜癌患者，化疗能够改善患者预后。

▶ 经过对激素治疗利弊的充分咨询后，对于早期内膜癌患者可以考虑激素治疗绝经后症状。

B级证据：基于有限的或不一致的科学证据

▶ 对于绝经后阴道流血、阴道超声检查内膜厚度≤4mm的女性，并不需要行内膜活检。

▶ 绝经后阴道流血、阴道超声检查内膜厚度>4mm的女性，以及内膜厚度无法充分检查的女性，应该考虑其他评估方案，如超声造影术，门诊宫腔镜检查或内膜活检。

▶ 由于某些内膜癌（特别是Ⅱ型内膜癌）的罕见病例其内膜厚度可以≤3mm，因此对于持续或反复出血的情况无论内膜厚度多少，都应该立即行组织学评估。

▶ 对于内膜癌患者，机器人辅助的腹腔镜分期是可行且安全的，可以作为传统腹腔镜的替代方案。

▶ 淋巴结切除也许可以改变或消除辅助治疗的必要及其相关患病率。

▶ 已经发现，理想的细胞减灭术（有不同的定义，残余病灶≤1cm或2cm）能够改善晚期或复发性内膜癌患者的无进展生存和总体生存。

▶ 对于有大块病灶残余的女性，以紫杉醇和卡铂

方案进行化疗，其效果与文献中报道的其他方
案类似，但不良反应更少一些。

C 级证据：主要基于共识和专家观点

▶ 低级别病变的患者（也就是说 1 级或 2 级内膜
癌，肌层浸润深度小于 50%，肿瘤直径≤2cm）淋
巴结转移的风险似乎较低，也许不需要系统性
的淋巴结切除。

▶ 以影像学在术前评估疾病转移（CT，核磁，PET/
CT），检查血清 CA125，或二者联合检查，在某
些特定情况下也许具有临床重要性：如患者由
于合并症而很难施行手术；如患者症状提示病
灶转移到非常见部位（如骨骼和中枢神经）；如
术前组织学证实高级别病变（包括 3 级的内膜样
癌，乳头状浆液性癌，透明细胞癌和癌肉瘤）。

▶ 在某些选择性的、手术患病率风险较高的早期
内膜癌患者中，阴式子宫切除可能是合适的治
疗方案。

▶ 和单一治疗相比，联合放化疗可能会更好地改
善预后。

▶ 对于绝经前、希望保留卵巢功能的内膜癌患者，
全子宫切除时可以考虑保留卵巢，但是这种决
策应该高度个体化，并需要根据年龄、组织学细
胞类型和子宫肿瘤特点，对子宫外病灶的风险
和潜在复发的风险进行充分评估。

▶ 全子宫切除后偶然发现内膜癌的女性应该根据
年龄、组织学细胞类型和子宫肿瘤特点评估子
宫病灶的风险和潜在复发的风险。基于这些发
现再进行个体化的治疗。

▶ 内膜癌治疗后的监测包括：2 年内每 3～6 个月

随访一次,然后在 3 年内每 6 个月随访一次,此后每年随访一次。每次随访应该包括充分的病史采集,发现并探究任何和复发有关的新发症状(如阴道流血、盆腔疼痛、体重下降、嗜睡等),并进行充分的窥器检查、盆腔和子宫直肠窝检查。并不推荐每年行阴道细胞学评估和胸片检查,因为绝大部分阴道复发通过体检本身就能发现,而胸片对于无症状复发的检查效率很差。

▶ 只有在怀疑复发时才考虑放射性评估,如胸部、腹部和盆腔的 CT 扫描或 PET/CT,但不推荐在治疗后以这些方案行常规监测。I 型宫体癌症的高危因素见表 3-5。

表 3-5 I 型宫体癌症的高危因素

高危因素	估计的相对风险
老年	2~3
居住在北美或北欧	3~18
教育程度或收入较高	1.5~2
白色人种	2
未产	3
不育史	2~3
月经不规律	1.5
自然绝经的年龄较晚	2~3
初潮较早	1.5~2
长期应用未拮抗的雌激素	10~20
应用他莫昔芬	2~3
肥胖	2~5
2 型糖尿病、高血压、胆囊疾病或甲状腺疾病的病史	1.3~3
Lynch 综合征	6~20

内膜癌保守治疗候选者的选择标准：

1. 分化较好的 1 级内膜样内膜癌。

2. 没有肌层浸润。

3. 没有宫外受累。

4. 强烈要求保留生育。

5. 没有内科治疗的禁忌证。

6. 患者理解并接受癌症相关和妊娠相关结局的数据非常有限（知情同意）。

二、内膜癌：综述和目前的治疗策略

2014 年 8 月的 *GynecolOncol* 发布了两篇（第Ⅰ、第Ⅱ两部分）内膜癌的综述，实际上是 SGO 临床实践委员会的系列临床声明（Clinical Documents）之一。研究者声明这种临床声明仅有教育意义，不负有标准之称，并经过严格的发表过程，没有任何商业支持或相关。本文的目录如下：

1. 流行病学

2. 危险因素

3. 遗传倾向

4. 诊断评估

5. 转移的评估

6. 内膜癌的诊疗——最佳实践

7. 淋巴切除在早期内膜癌中的地位

8. 晚期内膜癌的手术治疗

9. 辅助治疗

10. 晚期疾病的治疗

11. 内膜癌和卵巢癌双癌

12. 内膜癌保留生育的治疗

13. 特殊的问题

14. 放疗作为首选治疗

15. 监测和随访

16. 激素替代治疗

现将其中部分内容摘录如下。其中大家熟知的内容，就不再介绍了。

1. 流行病学 美国内膜癌患者获得诊断时 75% 为早期，生存率为 75%。流行病学存在种族差异：白色人种终生风险为 2.88%，黑色人种为 1.69%。

2. 危险因素 长期暴露于未拮抗的雌激素增加 I 型内膜癌风险。雌激素补充治疗增加 2～20 倍的内膜癌风险，时间越长、风险越大，但同时连续或间断应用孕激素可以显著降低这种风险。慢性无排卵（PCOS）、分泌雌激素的肿瘤也增加内膜增生和内膜癌风险。他莫昔芬增加 6～8 倍的风险。肥胖、糖尿病也增加内膜癌风险，高血压可能也会增加相关风险，但还不清楚是否因为其他合并的疾病导致风险增加。

3. 遗传倾向 Lynch 综合征或遗传性非息肉结肠癌（HNPCC）的女性内膜癌、结肠癌和卵巢癌的风险均增加。常染色体显性综合征的特点在于遗传系变异发生在如下修复基因的错配之一：*MLH1*，*MSH2*，*PMS2* 或 *MSH6*。在 70 岁发生内膜癌的估计累积风险，在 *MLH1* 变异为 54%，在 *MSH2* 变异为 21%，在 *MSH6* 变异为 16%。40 岁后内膜癌风险显著增加，平均诊断年龄为 46 岁。散发内膜癌中可发现 *PTEN* 变异。Cowden 综合征（多发性错构瘤综合征）患者中可发现 *PTEN* 变异，这种罕见常染色体家族综合征的患者乳腺癌、甲状腺癌和内膜癌的风险显著增加。*BRCA* 遗传变异和内膜癌风险的关系仍有争议。

4. 诊断评估 一项 13 个研究、2900 例患者的研究发现,对于绝经后流血的患者行经阴道超声检查,以内膜厚度 5mm 为临界值,诊断内膜癌的敏感性和特异性分别为 90% 和 54%;如果以 3mm 为临界值,敏感性和特异性分别为 98% 和 35%;在检查结果阴性的女性中,评估前经阴道超声检查以 3mm 为临界值,可以将内膜癌可能性从 10% 降至 0.7%。最常用的门诊内膜癌取样器为 Pipelle 吸管。荟萃分析认为 Pipelle 吸管效果最佳,诊断内膜癌和内膜增生的准确性分别为 99.6% 和 98%;但其他几种诊断器械的特异性也有 98%。宫腔镜指导下的活检仍然是诊断金标准;与盲目 D & C 相比,宫腔镜下 D & C 准确性更高,诊断视野更好。

如果初始诊断结果阴性,但是症状持续存在,应该考虑其他方案继续进行评估。

推荐:

- 门诊应用 Pipelle 吸管对于绝大部分内膜癌的诊断可靠而准确(A 级证据)。
- 宫腔镜引导下内膜活检仍是诊断内膜癌的金标准(A 级证据)。
- 经阴道超声诊断内膜癌的敏感性和特异性很高,可用于内膜活检前分流患者(B 级证据)。
- 既往检查阴性的患者如果症状持续,应该行进一步评估,因为没有哪一项检查具有 100% 的敏感性(B 级证据)。

5. 转移的评估　内膜癌是手术分期,早期内膜癌的术前评估一般并不需要。但某些情况下需要对是否转移进行评估,如:患者不宜手术,或症状提示非常规部位的转移(骨骼,中枢神经系统等)。CT 和 MRI 评估淋巴结转移的敏感性 27%～66%,特异性 73%～99%;而 PET/CT 的敏感性、特异性、阳性预测值分别为 51%～69%、

90%～100% 和 43%～91%。PET/CT 评估远处转移的敏感性、特异性、阳性预测值分别为 100%、94% 和 63%。但是这些检测工具的卫生经济学、临床受益尚不明确。有研究提示 CT 较为昂贵，也很少改变评估后宫体肿瘤的处理，尤其是内膜样癌。

术前 CA125 和子宫外疾患（包括淋巴结转移）有相关性。其他研究则未发现 CA125 的诊断价值。选择性 CA125 评估对于无法行全面分期术以及高危组织学类型的内膜癌（如乳头状浆液性癌）的管理可能有所帮助。

推荐：

- 常规术前评估内膜癌转移并无必要（A 级证据）。
- CA125 对于选择性内膜癌患者的管理计划可能有益，但目前并不推荐常规临床应用（C 级证据）

6. 内膜癌的诊疗——最佳实践 尽管绝大部分内膜癌女性病灶局限于子宫，但是全面分期术仍是内膜癌的首要治疗。在 2009 年修订的 FIGO 分期中，仍然推荐全面分期术：全子宫、双附件切除，双侧盆腔及腹主动脉淋巴结切除。

GOG LAP2 的研究中，2616 例内膜癌女性按照 2∶1 的比例分配进行腹腔镜和开腹手术。结果 25.8% 腹腔镜组的患者因为暴露困难转至开腹组。腹腔镜术后中重度术后不良反应少于开腹组（14% *vs.* 21%；*P*<0.001），术中合并症发生率类似。腹腔镜手术时间较长，但总住院时间超过 2 天的比例显著小于开腹组（52% *vs.* 94%；*P*<0.001）。术后 6 个月腹腔镜组患者生活质量评分更高。荟萃分析并未发现不同手术方式之间生存的差别。同样，GOG LAP2 研究中两组的 5 年生存率几乎相同，都是 89.8%。两组总体复发率均低于预期（11.4% 及 10.2%）。根据这些结果，腹腔镜手术应是内膜癌手术的

首选治疗。

腹腔镜手术在肥胖女性中比较困难。BMI 为 25 的患者，从腹腔镜转至开腹的比例为 17.5%，而 BMI 34～35 的患者这个比例为 26.5%，BMI≥40 的比例则为 57.1%。达·芬奇手术系统则能应对这种挑战。虽然没有前瞻对照研究比较机器人腹腔镜和开腹或传统腹腔镜，但目前文献提示机器人腹腔镜能够提供类似于传统腹腔镜的好处，但技术上更为便易，可以完成肥胖女性的全面分期术。传统腹腔镜的消费较低，机器人腹腔镜的费用似乎要比开腹手术更低一些，尤其是考虑到恢复相关的社会花费。

腹腔镜术后穿刺点转移的比例很低，不足 1%，且几乎都和晚期腹腔内甚或远处转移伴随发生。因此，穿刺点转移风险的顾虑不足以成为早期内膜癌患者拒绝腹腔镜手术的原因，无论是传统的还是机器人腹腔镜。

对于老年人、肥胖者或严重合并症的患者，开腹或腹腔镜手术的风险可能超过一开始的潜在好处。一些研究者认为，对于早期内膜癌且手术风险很高的患者，阴道子宫切除可能比较合适。他们报道的生存率和腹式手术情况类似。

推荐：

- 内膜癌的初始治疗应该行全面分期术：全子宫、双附件切除，盆腔和腹主动脉旁淋巴结切除。例外的情况需要和专业领域内的专家进行咨询，如妇科肿瘤专家（A 级证据）。
- 腹腔镜应成为内膜癌治疗的标准手术路径（A 级证据）。
- 阴道全子宫切除对于有高危手术合并症风险的选择性患者可能适用（C 级证据）。

- 机器人辅助的腹腔镜分期术方便、安全（B级证据）。

7. 淋巴切除在早期内膜癌中的地位　内膜癌淋巴结播散的确切评估仍有争议。盆腔淋巴结切除包括髂总动脉的尾侧，髂外动脉头侧的前方和内侧，闭孔神经前侧的闭孔脂肪垫的头侧等。腹主动脉旁淋巴结切除包括肠系膜下动脉至右侧髂总动脉中段之间覆盖下腔静脉尾侧的淋巴组织，以及肠系膜下动脉中段至左侧髂总动脉中段之间覆盖腹主动脉和左侧输尿管之间区域的淋巴组织。充分的淋巴切除要求切除淋巴结呈现病理变化，但是对于切除数目并没有要求。因此，有些术者会采取选择性淋巴结活检而非全部切除。如果只是活检的话，回顾性资料显示多点活检的患者其生存要优于有限活检或不活检的患者。对行淋巴结活检需要警惕，因为视诊和触诊对于阳性淋巴结均不够敏感；另一方面，行淋巴结活检的患者不足10%发现有淋巴结受累。

尽管手术分期有明确的标准，手术医师对于必要的淋巴结切除范围仍有争议。焦点围绕着是否所有患者都需要行完全的双侧淋巴结切除。盆腔淋巴结阴性的患者腹主动脉旁淋巴结可能阳性。一项大规模回顾性研究中，734例患者存在腹主动脉旁淋巴结病变，对于盆腔淋巴结阴性的情况，1%~1.6%的患者会有腹主动脉旁淋巴结转移，低级别和高级别病变的比例是一样的。因此，他们推荐行盆腔淋巴结切除，并行有限的肠系膜下腹主动脉旁淋巴结活检，或行淋巴造影。其他数据提示腹主动脉旁淋巴结切除可能只需应用于高危的病理类型。一项281例患者的前瞻性研究发现22%高危病理的患者有淋巴结转移，其中51%有腹主动脉旁和盆腔淋巴结转移，33%仅有盆腔淋巴结转移，16%仅有腹主动脉旁淋巴结转移。因为 77% 的腹主动脉旁淋巴结转移超过肠系膜下动脉之上，研究者认为，高危类型的患者应该行系统性盆腔淋巴结切除，并扩展腹主动脉旁淋巴结切除范围至肾静脉水平。低级别病变（1～2 级内膜样病变，肌层浸润<50%，肿瘤直径≤2cm）并没有淋巴病变，不能从系统性淋巴结切除中受益。

系统性手术分期非常重要。GOG 33 发现临床判断为所谓 I 期的患者，9% 有淋巴结转移，6% 有腹主动脉旁淋巴结转移，5% 转移至附件，6% 有其他宫外转移。系统性手术对辅助治疗还有分流作用。GOG 99 定义了一类中低危的早期内膜癌患者，可能因为辅助治疗而受益（改善无疾病生存率和局部复发）。患者是否进行放疗取决于年龄和病理因素：级别（2～3 级），浸润深度（外三分之一），淋巴血管间隙浸润。在 GOG 33 中，22% 临床 I 期的患者有外三分之一肌层的浸润，15% 具有淋巴血管间隙浸润，均适合进行辅助性放疗。

系统性淋巴结切除也有其风险。5%～38% 盆腔淋巴结切除的患者会发生淋巴水肿，影响生活质量。其他风险包括血管损伤、蜂窝织炎等。为了避免淋巴水肿，可以将盆腔淋巴切除的范围局限于在旋髂静脉以上，避免切除髂外血管尾侧的旋髂淋巴结。

在 GOG 33 中，15%～25% 的临床 I 期患者存在需要放疗的高危因素；5%～9% 的患者因为子宫外受累而分期升级。在 GOG 99 定义中高危的 I 期患者在系统手术后随机接受观察或放疗，观察组和放疗组的复发率分别为 12% 和 3%，总体生存率没有区别。虽然单中心的回顾性研究支持对所有级别的肿瘤进行淋巴切除，但是一项利用全国数据库的大型系列研究仅支持对 3 级的肿瘤行淋巴切除，1 级或 2 级的肿瘤并不会因淋巴切除而受益。一项观察研究发现，对于中高危患者，腹主动脉旁淋巴结切除能够改善生存，但是低危患者却不能因此受益。有研究者发现淋巴切除的好处取决于手术切除的淋巴结数目。目前尚无随机对照研究支持对早期内膜癌行淋巴切除。

部分随机研究反对手术分期。Pancini 及其同事的研究（514 例患者）、ASTEC 研究（欧洲大型多中心研究，包括 1408 例患者）都发现盆腔淋巴结切除并未改善患者的无疾病生存。ASTEC 研究中具有复发的中高危因素的女性术后进行了随机予以放疗或观察的处理。结果并未发现无疾病生存率之间的差别。因此研究者并不推荐对于早期内膜癌患者进行常规盆腔淋巴结切除。

但是也有研究者对 ASTEC 研究提出批评，指出其存在放疗选择上的偏倚。系统性手术对于放疗的作用在这项研究中被掩盖了，因为仅有 50% 的高危患者随机接受了放疗。另外，7% ～9% 的低危患者以及 53%～61% 有淋巴结转移的晚期患者没有接受随机过程。以高危标准判断，淋巴切除组和未切除组并不平衡，淋巴切除组的病例中，另有 3% 更多的高危组织学类型、3% 更多的高级别病变、3% 更多的淋巴血管间隙浸润以及 10% 更多的深肌层浸润。这个差别很可能影响研究判断生存差异的权重。ASTEC 也没有提供有关盆腔淋巴结用于指导放疗的信息，因为患者术后即随机接受放疗，并没有就淋巴状态进行分析。腹主动脉旁淋巴结切除的好处也没有强调，因为患者只是进行了腹主动脉旁淋巴结的触诊和选择性取样。

乳腺癌和黑色素瘤治疗中前哨淋巴结的概念也逐渐引入妇科肿瘤。Khoury-Collado 和同事评估了 266 例内膜癌的淋巴造影，成功识别了 223 例前哨淋巴结，12%

为阳性,3% 通过免疫组化确认为转移。另一项研究利用前哨淋巴结升级了 10% 的低危患者以及 15% 的中危患者。这种技术可以用于判断哪些患者能够受益于淋巴切除。

推荐:

- 下述情况的患者由于复发率低,可能不需要淋巴结切除:1~2 级的肿瘤,不足 50% 的肌层浸润,肿瘤直径≤2cm(B 级证据)。
- 淋巴切除可能改变或消除辅助治疗的必要及其相关合并症(B 级证据)。
- 前哨淋巴结切除可能减少标准淋巴切除的相关合并症,可能增强早期内膜癌手术分期的好处(Ⅰ级证据)。

8. 晚期内膜癌的手术治疗 约 10%~15% 的内膜癌新发病例存在子宫外转移,导致超过 50% 的内膜癌相关死亡,生存率仅有 5%~15%。由于病例较少,还没有随机前瞻研究提供最好的治疗选择。因此,治疗通常包括根治性手术,接着就是放疗、化疗和新型药物治疗的任何组合。

对于 FIGO Ⅲ~Ⅳ期内膜癌,治疗模式是包括手术、化疗和放疗的多学科治疗,其中细胞减灭术是最重要的部分。多项回顾性研究强调了理想的细胞减灭术对于Ⅲ~Ⅳ期内膜癌治疗的作用。每项研究都发现理想的减灭术后无疾病生存和总体生存都有显著统计学意义的改善。

细胞减灭术的效果对于生存非常重要,是晚期内膜癌的独立的预后因素。肿瘤不能切净的患者,无论进行什么治疗,中位生存时间仅有 2~8 个月。理想减灭术的患者其生存是亚理想减灭术患者的两倍。术后仅有显微

残留的患者中位生存时间 40 个月,而残留病灶小于 1cm
的患者其中位生存时间仅有 15 个月。没有病灶残留的
患者和有任何残留病灶的患者其中位生存时间分别为
40 个月和 19 个月。无论术前病灶体积多大,在理想的
减灭术后,术前小体积肿瘤(<2cm)和大体积(>2cm)转
移灶在生存率上并没有显著差别。

再次肿瘤细胞减灭术对于复发病灶也有好处。无
论复发病灶位于盆腔还是腹腔,再次细胞减灭术都可以
改善无进展生存和总体生存。生存也取决于如下因素:
复发的种类(孤立复发还是癌性复发),理想减灭术的
能力,初始治疗到复发的时间等。复发内膜癌再次肿瘤
细胞减灭术后的中位生存时间为 39~57 个月。对于既
往放疗的患者,如果出现局灶复发,盆腔廓清术是唯一
的治疗选择,但是术后的合并症(60%~80%)和死亡率
(10%~15%)都很高。尽管如此,有报道术后 5 年生存
率可达 20%~40%。

推荐:

● 对于晚期或复发内膜癌患者,积极的细胞减灭术
   改善无进展生存和总体生存(C 级证据)。

● 对于既往接受放疗的晚期或复发的内膜癌患者,
   廓清术是唯一的治疗方案(C 级证据)。

9. 辅助治疗 对于早期内膜癌患者选择恰当的辅
助治疗非常困难。在研究终点是 5 年总体生存率的情况
下,目前没有证据支持任何形式的辅助治疗应用于早期
内膜癌患者。另外,"早期"内膜癌也存在下述两类患者
从而影响判断:已经行全面分期术、接受了恰当的淋巴
结评估的患者,以及并未行全面分期的患者。

最常见的辅助治疗是放疗,传统上认为化疗对内膜
癌没有作用。FIGO 1~2 级内膜癌的患者如果病灶局限

于肌层内 1/2，无论是否行全面分期术，都将不能从术后治疗中获益。但是数项大型研究发现某些辅助治疗值得考虑。

目前还不清楚有复发风险的患者在全面分期术后行放疗是否有价值。这些风险包括年龄，分级，淋巴血管浸润，肌层浸润深度等。辅助性放疗可以降低局部复发率，但对于总体生存没有作用。这个发现已经得到数项随机研究的证实：尽管局部复发得到控制（复发率降低64%），辅助性全盆腔外照射并不改善 FIGO 1988 年 I 期或 IIA 期患者疾病特异的生存或总体生存。这种情况可能是由于既往没有放疗的患者在复发后通常接受抢救性治疗的缘故。另外，既往没有接受放疗的患者在复发后其生存率要优于曾经接受放疗的患者。

在中高危的内膜癌患者中，阴道短距放疗和全盆腔放疗相比，可以取得相同的局部控制效果，从而改善疾病特异生存和总体生存。这种情况适用于所有患者，无论其是否进行了全面分期手术。短距放疗的胃肠道不良反应更低，生活质量更好。

有研究者考虑化疗对于中高危患者是否有效，但没有随机数据支持。两项随机研究在中危和高危患者中比较了辅助性化疗和全盆腔放疗，与放疗相比，化疗并不能改善生存。但这些研究中大部分患者是高危型，因此难以得出明确的结论。与进一步治疗相比，全盆腔照射对生存并没有什么有益影响。但是进行比较的文献有明显的缺点，其结果应该仔细解释。GOG 正在招募中高危患者进行全盆腔放疗或化疗结合阴道短距放疗，从而判断辅助性化疗的效果。透明细胞癌和浆液性癌患者辅助治疗的价值尚不明确，唯一的资料也是回顾性的。

推荐:

- 某些Ⅰ期或Ⅱ期内膜癌行放疗可以降低局部复发率,但并不影响总体生存(A级证据)。
- 对于早期内膜癌患者,阴道短距放疗应该是辅助性放疗的首选(A级证据)。
- 辅助性化疗治疗Ⅰ期或Ⅱ期内膜癌目前没有可行的证据支持(C级证据)。

10. 晚期疾病的治疗 晚期内膜癌包括一大群异质性患者,定义理想的治疗方案非常困难。

化疗已经从复发或不可手术疾病的姑息治疗扩展到细胞减灭术后的应用。转移的患者,即使已经切除到微小残余的程度,复发率仍很高,辅助治疗可以改善预后。晚期内膜癌患者行辅助性盆腔放疗,伴有或不伴扩展域的放疗,均可显著减少盆腔复发。但是放疗野之外的复发影响了长期生存,从而支持化疗在晚期内膜癌辅助性或挽救性治疗中的价值。

对于晚期患者,很难判断化疗、放疗或二者结合哪一种方案能改善结局。现有资料来自不同设计方案、不同治疗联合以及不同治疗人群。数据显示放疗和化疗能够显著改善子宫乳头状浆液性癌(UPSC)患者的预后。2006年GOG的研究证实化疗(阿霉素+顺铂)优于全腹腔放疗,但不良反应更大。有两项研究中42例不可切除的Ⅲ期或Ⅳ期患者在化疗后放疗,中位生存时间超过2年。最近有两项研究(NSGO/EORTC研究和MaNGO研究)包含了534例手术的内膜癌患者,分期为Ⅰ～Ⅲ期,没有残留病灶,预后因素提示高危。患者随机接受了辅助性放疗伴有或不伴有序贯化疗。在NSGO/EORTC研究中,联合治疗组减少了36%的复发或死亡风险(HR 0.64),但没有显著差异。MaNGO研究也发现了相同的倾向(HR 0.61)。汇总分析发现,对于术后没有残留的高危患者,放疗之外的辅助性化疗改善无进展生存,但不影响总体的5年生存率。

腹主动脉旁淋巴结转移的患者在扩展野放疗后的长期生存率仅有50%。一项研究探讨在盆腔和腹主动脉放疗后化疗的效果,患者有75%的生存率,优于既往单纯放疗的结果,提示联合放化疗有其优越之处。

放疗也用于晚期内膜癌,但是效果并不清楚。多项研究发现放疗可以降低局部复发,但是绝大部分没有发现总体生存的差别。一项回顾性研究对FIGO ⅢC期、病理确认盆腔和腹主动脉旁淋巴结转移的患者进行了评估,但仅有17例患者符合入选标准,13例行外盆腔照射,4例行全腹部照射。5年无疾病生存和总体生存率分别为81%和72%,但研究的异质性限制了其应用。FIGO ⅢC期、非浆液性、非透明细胞癌的一项回顾性分析发现,患者行分期术后,放疗的患者预后优于那些没有放疗的。这项研究的人群和方法也存在异质性,放疗组中很多患者接受了放疗和化疗。一项GOG研究以全腹腔放疗治疗Ⅲ~Ⅳ期术后的患者,3年总体生存率仅有34.5%,大块残余的患者无一生存,提示对于初始细胞减灭术后有残留病灶的患者,全腹腔放疗没有治愈作用。

两项随机研究比较了阿霉素+顺铂(AP)vs.阿霉素的治疗方案,结果发现联合方案的反应率较好,但是生存没有显著差异。GOG 177在273例FIGO Ⅲ~Ⅳ期、有可测量病灶且初次化疗的女性,或复发女性中,比较了紫杉醇、阿霉素和顺铂(TAP)vs. AP的效果,结果TAP的OS、无进展生存显著更好,但化疗的不良反应也较大,39%的患者经历了2~3度的外周神经毒性,而AP

组仅有 5% 的患者发生 2～3 度的外周神经毒性。最近一项研究比较了 TAP *vs.* 紫杉醇 + 卡铂（TC）的方案，结论还不成熟。另一组报道了Ⅲ～Ⅳ期内膜癌行理想的细胞减灭术后予辅助性 TC 化疗，3 年疾病特异的生存率为 56%。但是治疗存在显著的异质性，21% 的患者接受了外照射，10% 接受了阴道短距放疗，其余接受了个体化治疗。60% 的患者为 UPSC 或透明细胞癌，而 GOG 122 中这些病理结果的患者比例仅为 25%；而且前一项研究中Ⅳ期的患者是后者的两倍多。另一项小规模回顾性研究比较了顺铂 + 阿霉素 + 环磷酰胺（CAP）*vs.* TC。TC 组 3 年 PFS 和 OS 分别为 50.0%、75.0%，CAP 组则分别为 37.5% 和 50.0%。尽管两组间没有显著差异，化疗毒性却差别很大，TC 组毒性较小。晚期 UPSC 预后较差，最近的研究显示每三周应用 TC 至 6 个周期有一定效果，但是绝大部分患者（73.7%）在随访期间肿瘤复发。

最近剂量密集化疗（dose-dense chemotherapy）在妇科肿瘤领域获得关注，因为这种治疗已经改善了卵巢癌的预后。在一项晚期内膜癌的研究中，患者分为大块残留和显微残留两组，均接受第 1、8、15 天的紫杉醇和第 1 天的卡铂（AUC 6）。平均随访 95 个月后，显微残留组的患者中 85% 存活。大块残留的患者 20% 完全缓解，66% 部分缓解。另一项研究在复发性或晚期内膜癌患者中进行，每 3 周一次化疗，在第 1 和第 8 天应用紫杉醇和卡铂（AUC 4）。晚期内膜癌的 PFS 是 10 个月。在分析时，经过中位 10 个月的随访，57% 的患者仍然存活。但研究中患者没有按照残留病灶进行分类，绝大部分为 UPSC，使得对资料的解释非常困难。无论如何，这些研究说明剂量密集的 TC 对于晚期内膜癌和显微残留的患者是合理的选择。

化疗对于靶向组织具有良好的控制,但是没有系统性保护作用。因此,有些研究者对于上腹部没有明显病灶的患者联合放化疗是最理想的。2004 年完成的一项研究中Ⅲ/Ⅳ期内膜癌患者接受了 3 个周期的顺铂 + 表阿霉素 + 环磷酰胺(21 天 1 个周期),随后进行放疗。第 9 年时Ⅲ A/B 期和Ⅲ C/Ⅳ期的患者其生存率分别为 73% 和 44%。虽然结果喜人,但治疗仍存在异质性,理想方案尚待明确。不过,系统性化疗联合放疗确有治疗收益。

多项研究检查了所谓的三明治(中间型)治疗:3 个周期化疗后接着放疗,再接着 3 个周期的化疗。一项研究中ⅣB 期患者在细胞减灭术后接着行铂类为基础的单纯化疗、放化疗或单纯放疗,这三组的生存没有差异。还有报道放疗后化疗有一定效果,但是 20% 的患者不能完成治疗,主要是由于血液学的不良反应。这项研究比较了 TAP 和 AP,结果发现生存没有显著差异,但 TAP 的毒性更大。大块残留的患者中,TAP 的生存是 AP 的两倍(37.5% vs. 16%),提示 TAP 可能对于残留病灶的患者有效。Geller 及其同事发现,晚期内膜癌的患者接受卡铂 + 多西他赛 / 紫杉醇的化疗结合三明治型的区域放疗,其生存率最高,不良反应可以接受。两组病例系列的 5 年生存率为 79%。在 TC 组,第 1、3、5 年的 PFS 分别为 100%、80% 和 74%,OS 分别为 100%、88% 和 79%。对于 12 例内膜样腺癌患者,第 1、3、5 年的 PFS 分别为 100%、80% 和 70%。多中心回顾性研究比较了三种方案:①放疗后化疗(3 年 PFS/OS = 47%/54%);②化疗后放疗(3 年 PFS/OS = 52%/57%);③化疗后放疗再化疗(3 年 PFS/OS = 69%/88%)。这就提示三明治技术可能优于其他两种方案。但是研究也存在显著的设计缺陷,很难可靠地认为三组间生存存在显著差别。并没有其他实体肿瘤的数据说明三明治型的化疗和放疗有理论根据。

在一项 GOG 的Ⅱ期研究中,晚期内膜癌以他莫昔芬 + 周期性甲羟孕酮进行治疗,反应率为 33%,中位 PFS 和 OS 分别为 3 个月和 13 个月。其他分化良好或激素受体阳性的肿瘤中也观察到治疗有效。结果提示他莫昔芬和甲羟孕酮联合治疗晚期或复发内膜癌有其活性,无论肿瘤级别或激素受体状态。

推荐:

- 化疗能够改善晚期内膜癌患者的结局(A 级证据)。
- 化疗和放疗联合可能要比单一治疗提供更好的结局(B 级证据)。
- 对于大块残留的患者,紫杉醇和卡铂的化疗与其他文献报道的方案一样有效,但是毒性更小(B 级证据)。

11. 内膜癌和卵巢癌 双癌内膜癌和卵巢癌双癌的患者要比内膜癌或卵巢癌的患者更加年轻,级别较低,多为早期阶段。双癌通常合并子宫内膜异位症,预后好于其他类型的癌症。荷兰一项人群为基础的研究旨在探讨双癌的病理途径。结果在内膜中新发的原发癌症为 157 例(2.9%),观察到的双癌病例 / 预期病例的比值估计为 3.6(95% CI 2.7-4.7)。所有卵巢癌患者的平均诊断年龄为 59.6 岁;新发恶性肿瘤的 157 例女性平均年龄 58.6 岁;研究中双癌患者的卵巢和内膜病变均为子宫内膜样。

一项最近的研究发现,107 例双癌中 7 例符合 Lynch

综合征的临床或分子学标准,绝大部分情况下两种肿瘤均为内膜样的。除非有 HNPCC 相关癌症的家族史,Lynch 综合征的发生率较低。因此,家族史对于决定是否检测 HNPCC 非常关键。但有些中心推荐以流程图或列表对内膜癌患者进行广泛的或扩大的筛查以检测 Lynch 综合征。

12. 内膜癌保留生育的治疗 约 30% 的患者诊断内膜癌时不足 54 岁,9% 不足 44 岁,20% 在 45~54 岁。常见的猜想这些患者病变较早、恶性程度较低,但是人群为基础的一项注册中(Geneva Cancer Registry),44 例(3.2%)的内膜癌患者为 45 岁或更年轻,但仅有 8 例是 I A 期、1 级病变。因此选择保留生育功能的患者时需要小心。

年轻女性发生内膜癌的最常见高危因素是:增加的 BMI,未产,不规则的月经周期。小于 45 岁的女性,如果 BMI 超过 35,发生内膜癌的风险增加 22 倍。遗传体质可能也有影响。目前还不确定内膜癌是否增加 HNPCC 的变异率。

内膜癌保留生育功能的选择至今不是标准治疗,有关长期的和妊娠相关的结局的资料比较有限。对于需要保留生育功能的患者,诊刮是较好的评估肿瘤级别的方案。一项研究发现,全子宫切除术后,诊刮的患者有 10% 诊断升级,而内膜活检的患者则有 26% 诊断升级。一项研究比较了经阴道超声、CT、MRI 预测肌层浸润深度的情况,发现这三者的准确性、敏感性、特异性分别为 69%/50%/81%、61%/40%/75% 和 89%/90%/88%。因此 MRI 可能是评估肌层浸润的首选工具。其他有用的干预包括腹腔镜分期、激素受体状态测定等。

没有侵犯的、1 级内膜癌患者似乎是保留生育功能的理想候选人,尚没有确定的达成共识的指南。仔细地评估肿瘤有无侵犯和转移至关重要。

对于需要保留生育功能的年轻女性,或者无法进行手术的内膜癌患者,孕激素是保守性激素治疗的主流。最常用的孕激素是醋酸甲羟孕酮(MPA)和醋酸甲地孕酮。宫内孕激素释放系统可能也是可接受的选择。一项行保守治疗的研究中,231例患者50%应用MPA,23%应用甲地孕酮,其他较少应用的药物包括:其他种类的孕激素,口服避孕药,他莫昔芬,含药的宫内节育器。总体反应率68%,总体复发率为12%。47%的患者治疗小于6个月,17.3%在7~9个月间,仅13%长于9个月,其他患者情况并不清楚。

孕激素治疗的剂型、时程、给药方式和随访均不明确。绝大部分资料为回顾性病例系列。在一项Ⅱ期的前瞻性研究中,40岁及其以下年龄的、ⅠA期或不典型增生的患者以口服MPA治疗了26周。尽管总体反应率为68%,但在获得完全缓解的患者中47%复发。对于完成生育的患者,如果保守治疗失败,大部分研究者明确推荐手术。在大规模系列报道的基础上,表4提供了药物选择、途径、剂量和时程的指南。

一项病例系列和系统性研究显示,50例行保留生育的内膜癌患者中总计65次妊娠、77次活产。这些妊娠来自辅助生育和自然受孕。一例母亲因为复发死亡。另一组报道了总体妊娠率为35.7%(78/218),约18%的女性需要辅助生育技术。

一般说来,即使早期内膜癌也需要切除双附件,因为卵巢可能是隐匿转移的部位,切除卵巢可能降低复发或后续卵巢癌的风险。一项研究中,175例中位年龄38.5岁的、没有切除双附件的女性中,经过55个月的随访，总体生存为 93.3%，7 例复发。但没有 I A 期的患者复发；所有复发均为非内膜样癌的病理类型、深肌层浸润、宫颈间质浸润或辅助治疗不足的情况。同样，利用美国"监测、流行病学和最终结局"数据库（Surveillance，Epidemiology，and End Results，SEER）的研究也没有发现早期内膜癌患者保留卵巢的死亡情况。但是也有研究提示在早期内膜癌人群中，同时发生卵巢癌的比例可能高达 19%，应该考虑双附件切除。

推荐：

- 考虑保留生育功能的女性应该通过诊刮、MRI 和其他诊断性方案进行评估，旨在排除晚期或高危疾病（A 级证据）。
- MPA 和醋酸甲地孕酮是最常用于早期内膜癌保留生育功能治疗的孕激素（A 级证据）。
- 内膜癌的年轻女性中在全子宫切除时保留卵巢是可行的，但应个体化（C 级证据）。
- 对于有 HNPCC 变异或家族史提示遗传性倾向的女性行双附件切除是合适的（B 级证据）。

13. 特殊的问题 在全子宫切除术后发现内膜癌的患者，是否行再次手术行全面分期需要仔细衡量。全面的病理回顾对于尽可能提供子宫癌症特点极为重要。这些特点包括组织细胞类型，核分裂象，FIGO 分期，肌层浸润深度，淋巴血管间隙浸润及肿瘤大小等。如果发现是子宫内膜样癌，1 或 2 级，体积较小，浅表肌层浸润，那么可能并不需要进一步干预，因为这些特点相关的宫外疾病或复发的风险很小。具有宫外播散或复发的高中危风险患者、高危组织学类型的情况、老年患者应该考虑全面分期术。如果患者适合手术，全面分期术或有助于避免不必要的辅助治疗，或能指导辅助治疗。如果患者情况不适合手术,且具有宫外播散或复发的高中危风险,应该行 CT、MRI 甚或 PET/CT 及 CA125 等方案评估是否存在宫外疾病。根据诊断评估的结果决定是否行辅助性放疗和(或)化疗。

推荐:

- 因为其他原因行全子宫切除、术后发现内膜癌的女性,应该根据年龄、组织学特点、子宫肿瘤特点评估宫外播散或复发的风险,并根据这些发现行个体化治疗(C 级证据)。

14. 放疗作为首选治疗 对于不能行子宫切除或手术分期的内膜癌患者,放疗仍然是控制局部病变的可行选择。数项研究已经对此进行了研究,初次放疗后 5 年的 OS 在 39%～71%。

现代影像学技术(如 CT、MRI 或 PET/CT)用于评估宫外疾病,在放疗结束后予以辅助性化疗,可能改善女性的预后。高危组织学类型的情况,如 3 级内膜样癌,透明细胞癌,乳头状浆液性癌,癌肉瘤等,应该自然而然地考虑到辅助性化疗。

推荐:

- 不适合手术的选择性的内膜癌患者应该首先考虑放疗,随之进行化疗(B 级证据)。

15. 监测和随访 内膜癌监测和随访的目的是发现并治疗复发性疾病,从而达到治愈或改善生存的目的。不幸的是,尚没有前瞻性研究评估监测的价值。NCCN 目前的指南推荐 2 年内每 3～6 个月行体检,此后 6～12 个月随访一次。SGO 的综述推荐对于任何可疑的复发相关的新发症状行系统的窥器检查、盆腔检查和阴道直肠检查。NCCN 推荐性阴道细胞学检查以检查残端复发,并每年行胸片检查。SGO 的综述并不建议这些评估,认为绝大部分阴道复发可以通过单纯体检而获得诊断,而胸片对于无症状复发的应用价值很小。SGO进一步推荐对于怀疑复发的女性以CT对于胸腹部和盆腔进行扫描,或行PET/CT检查。

推荐:

- 内膜癌患者完成治疗后的2年内,每3~6个月应该行彻底的窥器、盆腔和阴道直肠检查,并对可能的复发相关的新发症状(如阴道流血,盆腔痛,体重下降,乏力等)行仔细评估,此后每6~12个月检查一次(C级证据)。
- CA125、阴道细胞学和胸片的价值仍有争议(B级证据)。
- 只有在怀疑复发的时候才考虑CT和PET/CT检查(C级证据)。

16. 激素替代治疗 雌孕激素结合的激素补充治疗(HRT),似乎有增加内膜癌的倾向,无论应用小于5年(HR 1.40; CI 0.82-2.38)或5年以上(HR 1.63; CI 1.12-2.38)。如果暴露超过10年,无论是长周期的HRT(HR 2.95; CI 2.40-3.62)还是序贯的HRT(HR 1.38; CI 1.15-1.66),内膜癌风险均会增加。醋酸炔诺酮和MPA的风险没有显著差异。替勃龙可能不增加内膜癌风险。尽管长周期和序贯的HRT似乎增加内膜癌风险,连续HRT或雌二醇+左炔诺孕酮宫内缓释系统降低内膜癌的风险。

荟萃分析显示,应用HRT的女性,其BMI和内膜癌风险显著相关,BMI超过27的女性尤为明显,在从来没有暴露于HRT的情况更是严重。一项欧洲的研究发现,与从未应用HRT的情况相比,仅应用雌激素的女性(HR 2.52,CI 1.77-3.57)、应用替勃龙的女性(HR 2.96,

CI 1.67-5.26）和应用雌孕激素 HRT 的女性（HR 1.41，CI 1.08-1.83）内膜癌风险均增加，但是不同处方、不同孕激素种类的情况也有差异。HRT 和风险的关系在年纪较大、体型瘦弱或吸烟史的患者中更加显著。

推荐:

- 考虑 HRT 的女性应该仔细评估风险和收益，如果决定开始治疗，保留子宫的患者应该加用孕激素以减少内膜癌风险（A 级证据）。

内膜癌保守治疗理想候选人的相关因素见表 3-6。
内膜癌保守治疗理想候选人的相关因素见表 3-7。

表 3-6 内膜癌保守治疗理想候选人的相关因素

分化良好的内膜癌，1 级
没有肌层浸润
没有宫外转移（没有卵巢双癌或转移，没有可疑的腹膜后淋巴结）
推荐用于评估的方法
1. 诊刮
2. 增强 MRI
3. 宫腔镜（最理想的）
4. 雌孕激素受体状态，分子诊断标记物如 p53（最理想的）
腹腔镜分期（最理想的）或腹腔镜评估附件有无受累
强烈要求保留生育
没有药物治疗的禁忌
患者理解和接受这并非标准治疗（知情同意书）

表 3-7 内膜癌药物治疗的选择

研究者	患者数目	治疗	转归	复发	没有病变	随访（月）
Gotlieb	13	甲地孕酮 / MPA	13/13	6/13	13/13	6～358
Imai	15	MPA	15/15	9/15	15/15	10～146

续表

研究者	患者数目	治疗	转归	复发	没有病变	随访（月）
Kaku	12	MPA	12/12	5/12	12/12	13～90
Niwa	12	MPA	12/12	8/12	12/12	34～54
Randall	14	甲地孕酮/溴隐亭	14/14	5/14	14/14	9～78
Ushijima	22	MPA＋阿司匹林	22/22	11/22	21/22	—

第三节 子宫内膜癌前病变

【笔记】 ACOG 正式提出以"子宫内膜上皮内瘤变（EIN）"替代"子宫内膜不典型增生"的说法，概念内含和诊疗指南的推广尚待时日。值得注意的是，左炔诺孕酮宫内缓释系统治疗内膜良性增生已有明确证据，但是对于 EIN 是否也有效果，还需进一步研究证实。由于内膜活检的敏感性较差，诊刮提示 EIN 的情况在某些患者中要警惕内膜癌的风险。

一、子宫内膜上皮内瘤变：ACOG 委员会意见

二、左炔诺孕酮宫内缓释系统 vs 口服孕激素治疗子宫内膜增生：对随机研究的系统性评价和荟萃分析

三、内膜活检提示内膜增生的女性中合并内膜癌的临床 - 病理预测因素：病例对照研究

一、子宫内膜上皮内瘤变：ACOG 委员会意见

子宫内膜上皮内瘤变是由国际内膜协作组（International Endometrial Collaborative Group）提出来的概念。本文为 ACOG 第 631 号委员会意见，发表于 2015 年 5

月。子宫内膜增生具有重要的临床价值，它经常是内膜腺癌的癌前病变。在内膜增生、真正的癌前病变以及内膜癌之间进行区分意义重大，不同病变区别治疗，以免过度治疗或治疗不足。敏感而准确地诊断真正的癌前病变能够降低发生侵袭性内膜癌的风险。本文的具体推荐如下：

1. 子宫内膜上皮内瘤变的概念似乎优于1994年世界卫生组织的四分法（WHO94，即单纯增生，复杂增生，单纯增生伴不典型增生，复杂增生伴不典型增生）。对癌前病变的病理诊断应该应用标准和名词学以清晰地区分不同的临床病理，从而进行不同处理。目前，内膜上皮内瘤变是最接近这个目标的概念，它根据现有证据加入修订后的病理标准。在WHO 94中，不典型增生等同于癌前病变，但是最合适的名词学还是子宫内膜上皮内瘤变。

2. 对于组织取样，尽管宫腔镜并非必须，但仍然推荐和诊刮一起应用，以检查任何孤立的病灶和背景内膜。这样提供了确诊真正内膜癌前病变的最好机会，并能排除相关内膜癌的可能。如果临床需要，全子宫切除用于治疗内膜上皮内瘤变的方法，能够确切评估可能的癌症，并有效治疗癌前病变。

3. 宫颈上部分子宫切除，粉碎术和内膜消融对于治疗内膜上皮内瘤变是不可接收的。无论何种手术方案，都应告知患者再次手术进行癌症分期的风险。

4. 系统性或局部孕激素治疗是一种尚未被确证的方案，但目前被广泛引用以替代全子宫切除，对于不适宜手术或需要保留生育的女性也许是合适的。

5. 内膜上皮内瘤变在非手术治疗后，可以每3~6个月行内膜取样以行监测。但是恰当的检查频率尚不明确。

有关说明:

1. 大约 40% 真空吸引法内膜取样诊断癌前病变的患者其全子宫标本提示癌变。大约 60% 诊刮的标本取样不到宫腔内膜成分的一半。但是诊刮遗漏癌症的风险还是小于真空吸引法内膜取样(27% *vs.* 46%)。

2. 冰冻病理和最终病理对于组织学、分级和肌层浸润深度的符合率分别为 97.5%、88% 和 98.2%。

3. 内膜上皮内瘤变伴发高危子宫癌(高级别,深浸润)的风险大约 10%。

4. 对于绝经前和围绝经期内膜上皮内瘤变的女性,如果没有恶变的证据,切除卵巢都会增加总体的患病率和死亡率。

5. MPA(10mg/d,12～14 天 / 月)或微粒化黄体酮(100mg/ 天,12～14 天 / 月)治疗 3 个月的个体中,内膜增生(单纯,复杂和不典型)转归的可能性最高可达 80%～90%。但如果出现内膜上皮内瘤变,保守治疗的失败率增加,进展至癌变的可能性也增加。左炔诺孕酮宫内节育器的转归率可达 90%,但是不典型增生的患者只有 67%。系统性评价和荟萃分析发现,口服孕激素治疗的不典型增生的女性中转归率可达 69%(95% CI 58%～83%),而左炔诺孕酮宫内节育器的转归率可达 90%(95% CI 62%～100%)。系统性孕激素长期治疗的不良反应包括:水肿,胃肠道症状,血栓栓塞等。但是绝对风险值都很低,不是阻碍非手术治疗的原因。

6. 肥胖是内膜上皮内瘤变的高危因素。

内膜上皮内瘤变的诊断标准见表 3-8,内膜上皮内瘤变标准的定义见表 3-9,激素治疗内膜上皮内瘤变见表 3-10。

表 3-8　内膜上皮内瘤变*的诊断标准

名词	外观	功能性范畴	治疗
良性内膜增生	广泛分布	雌激素作用延伸的结果	系统性激素治疗
内膜上皮内瘤变	局灶进展至广泛分布	癌前病变	激素治疗或手术
内膜腺癌,内膜样类型,分化良好	局灶进展至广泛分布	恶变	分期手术

*既往叫做不典型内膜增生

表 3-9　内膜上皮内瘤变*标准的定义

内膜上皮内瘤变*的标准	评论
形态	腺体部超过间质部(间质部体积不足55%)
细胞学	细胞学差别较大,形态上从密集的病灶到背景形态都有
大小超过 1mm	最大直径超过1mm
排除相似病变	部分交叉定义的良性病变(如基底,分泌相,息肉,修复情况)
排除癌变	如果腺体呈迷宫状,有实性成分或有可见的筛状结果,则考虑恶性可能性大

*既往叫做不典型内膜增生

表 3-10　激素治疗内膜上皮内瘤变*

激素药物	剂量和时程
醋酸甲羟孕酮	10～20mg/d,或周期性地每个月用12～14天
注射用甲羟孕酮	150mg肌注,3个月一次
微粒化阴道用孕酮	100～200mg/d,或周期性地每个月用12～14天
甲地孕酮	40～200mg/d
左炔诺孕酮宫内缓释系统	52mg 在 5 年内缓慢释放

*既往叫做不典型内膜增生

二、左炔诺孕酮宫内缓释系统 *vs.* 口服孕激素治疗子宫内膜增生：对随机研究的系统性评价和荟萃分析

子宫内膜非不典型增生（非子宫内膜上皮内瘤变）总体发生率 133/10 万女性·年，在 50～60 岁发病率达到高峰，但是导致内膜癌的风险 <5%（而不典型增生则大约 30%）。内膜增生通常以口服孕激素治疗或切除子宫，左炔诺孕酮宫内缓释系统（LNG-IUS）是否同样有效尚存疑问。一项发表于 *AJOG* 的系统性评价和荟萃分析在英文文献中总计发现了 7 项随机对照研究，包括 766 例患者。主要研究终点是治疗 3、6、12、24 个月后的组织学缓解率，以及不规则阴道流血发生率和全子宫切除率。研究者以 Cochrane Collaboration 偏倚风险工具进行质量控制。结果发现 LNG-IUS 能够获得更加显著的临床治疗缓解率：

1. 3 个月：OR 2.30，95% CI 1.39-3.82，*P* = 0.001，5 项研究，I^2 = 0%，n = 376。

2. 6 个月：OR 3.16，95% CI 1.84-5.45，*P*<0.0001，4 项研究，I^2 = 0%，n = 397。

3. 12 个月：OR 5.73，95% CI 2.67-12.33，*P*<0.0001，2 项研究，I^2 = 0%，n = 224。

4. 24 个月：OR 7.46，95% CI 2.55-21.78，*P* = 0.0002，1 项研究，n = 104。

亚组分析显示 LNG-IUS 对于单纯增生和复杂增生均为有效：

1. 单纯增生：OR 2.51，95% CI 1.14-5.53，*P* = 0.02，6 项研究，I^2 = 0%，n = 290。

2. 复合增生：OR 3.31，95% CI 1.62-6.74，*P* = 0.001，4 项研究，I^2 = 0%，n = 216。

与口服孕激素相比，LNG-IUS 切除子宫的风险更低（OR 0.26，95% CI 0.15-0.45，$P<0.00001$，3 项研究，$I^2 = 42\%$，n = 362），而两组之间不规则出血的比例类似（OR 1.12，95% CI 0.54-2.32，$P = 0.76$，2 项研究，$I^2 = 77\%$，n = 207）。由于研究数量相对较少，未能进行倒漏斗图分析。

据此可见，对于子宫内膜非不典型增生，左炔诺孕酮宫内缓释系统和口服孕激素相比，治疗效果更好，切除子宫的风险更低，应该成为口服孕激素的一种替代治疗方案。

三、内膜活检提示内膜增生的女性中合并内膜癌的临床 - 病理预测因素：病例对照研究

这项病例对照研究旨在分析内膜增生女性合并内膜癌的临床 - 病理因素。研究中，全子宫切除前的内膜活检标本和子宫标本均发现内膜增生的病例 168 例，内膜活检提示内膜增生而全子宫标本发现内膜癌的病例 43 例。结果发现，术前内膜活检最常见的组织学病理是复杂增生伴不典型增生（129 例），其次是复杂增生不伴不典型增生（58 例），单纯增生伴或不伴不典型增生（24 例）。大部分内膜癌是 1 级（86.0%）和 I 期（83.7%）的情况。多因素分析中，年龄 40～59 岁（OR 3.07，$P = 0.021$）、年龄≥60 岁（OR 6.65，$P = 0.005$），BMI≥35（OR 2.32，$P = 0.029$），糖尿病（OR 2.51，$P = 0.019$）和复杂增生伴不典型增生（OR 9.01，$P = 0.042$）是独立的预测并发内膜癌的高危因素。多变量模型中，高危因素越多，合并内膜癌的风险越高：没有高危因素，风险为 0；1 种高危因素，风险为 7.0%；2 种高危因素，风险为 17.6%；3 种高危因素，风险为 35.8%；4 种高危因素，风险为 45.5%（$P<0.001$）。对于≥3 种高危因素的患者，激素治

疗史降低并发内膜癌的风险。

据此可见,对于内膜活检标本提示内膜增生的患者,老年、肥胖、糖尿病和复杂增生伴不典型增生是预测患者并发内膜癌的高危因素。

第四节 子宫内膜癌的预防

【笔记】 有关内膜癌的高危因素研究真是精益求精,这得益于流行病学研究的深入。即使如此,不同研究得出的结论还是有争议。无论如何,一些预防方案的效果还是很明确的,如口服避孕药,卵管结扎或切除等。

一、他莫昔芬和子宫内膜癌:ACOG 委员会意见

二、人体测量学因素和内膜癌风险:系统性评价和荟萃分析

三、卵管结扎和内膜癌分期及死亡率之间的相关性:NRG Oncology/GOG210 研究

四、胰岛素血症和内膜癌之间的因果关系:孟德尔随机化分析

五、内膜癌和口服避孕药:个体参与者的荟萃分析

一、他莫昔芬和子宫内膜癌:ACOG 委员会意见

他莫昔芬是一种非类固醇抗雌激素药物,被广泛用于乳腺癌的辅助治疗。美国 FDA 推荐的他莫昔芬的适应证为:

1. 乳腺癌辅助治疗;

2. 转移性乳腺癌治疗;

3. 具有乳腺癌高危因素的妇女预防性应用以降低乳腺癌的发病率。

因为妇产科医师经常治疗患乳腺癌和有乳腺癌高危

因素的妇女,在诊疗过程中她们可能会被咨询到关于使用他莫昔芬妇女合适的随诊建议。该委员会的意见为总结风险并推荐治疗方案来预防和发现使用他莫昔芬患者子宫内膜癌的发生。

他莫昔芬是一类选择性的雌激素受体调节剂。虽然他莫昔芬的治疗效果来源于它的抗雌激素特性,但它还有微弱的雌激素样活性。在标准剂量时,他莫昔芬可能和子宫内膜增生、子宫内膜不典型增生、息肉形成、浸润性癌及子宫肉瘤相关。

多数研究显示服用他莫昔芬的妇女发生子宫内膜癌的相关风险是年龄匹配人群的2~3倍。服用他莫昔芬妇女发生子宫内膜癌的风险是剂量和时间依赖性。每日服用他莫昔芬20mg的妇女发生子宫内膜癌的期别、肿瘤级别、组织学类型以及肿瘤的生物学特性与普通人群发生的子宫内膜癌无差异。然而许多报道显示每天40mg高剂量的他莫昔芬更容易发生生物学行为更恶性的肿瘤。

美国国立乳腺和肠道手术辅助项目(National Surgical Adjuvant Breast and Bowel Project)研究显示每日应用他莫昔芬20mg的女性子宫内膜癌的每年发病率为1.6/1000人,而安慰剂组的每年发生率为0.2/1000人。服用他莫昔芬的乳腺癌患者与服用安慰剂组的乳腺癌患者相比5年的无病生存率提高了38%,可见服用他莫昔芬的乳腺癌患者获得的生存改善超过子宫内膜癌的发生风险。连续服用他莫昔芬10年以上可以降低乳腺癌复发和死亡风险。

子宫肉瘤是少见的子宫恶性肿瘤。NSABP项目中所有乳腺癌研究的回顾分析发现,在服用他莫昔芬组患者中子宫肉瘤的每年发病率为17/100 000人,而安慰剂组中没有子宫肉瘤发生。同样,在一项关于具有乳腺癌高危因素妇女服用他莫昔芬预防乳腺癌的研究中发现子宫肉瘤的每年发病率也为 17/100 000 人,安慰剂组也未发生子宫肉瘤。而普通人群子宫肉瘤的每年发病率为 1~2/100 000 人。但因为子宫肉瘤的发病率低,很难解释 NSABP 的数据。

对于绝经前和绝经后的妇女,他莫昔芬引起子宫内膜恶性肿瘤以及其他病理状况的能力似乎是不同的。一项 NSABP 乳腺癌高危妇女预防试验发现,在小于等于 49 岁的妇女中,使用他莫昔芬组妇女与安慰剂组妇女相比子宫内膜癌的发病风险无统计学差异;而在超过 49 岁的妇女中,使用他莫昔芬组发生子宫内膜癌的 RR 值为 4.01(95%CI 1.7-10.9)。另一项关于乳腺癌妇女使用他莫昔芬的研究发现,绝经前患者使用与不使用者相比两组在超声检查子宫内膜厚度、子宫体积大小、组织病理学发现上均无差异;而绝经后的患者使用他莫昔芬组有更多的异常发现。

有几种方法用来在无症状的他莫昔芬使用者中进行异常子宫内膜增生或子宫内膜的筛查。超声测量子宫内膜的厚度和异常病理学发现之间的相关性差,因为他莫昔芬会导致子宫内膜上皮下的间质增生。在无症状的他莫昔芬使用者中应用常规的筛查方法如经阴道超声、子宫内膜活检或两者结合并没有证明有效。在绝经后他莫昔芬使用者中结合超声造影可以提高超声检查的准确性。

其他数据显示绝经后乳腺癌患者使用他莫昔芬后发生子宫内膜癌的低危人群和高危人群可以在进行初始治疗之前区分出来。在一项纳入 510 例绝经后新发乳腺癌患者的研究中,服用他莫昔芬之前筛查发现共有 85 例患者有良性息肉。所有的息肉均被切除,其中有 2 例为不典型增生,随后行全子宫切除术。此后患者每天服用他莫昔芬 20mg,持续时间超过 5 年。在初始治疗有子宫内膜病变组,子宫内膜不典型增生的发生率为 11.7%,而在无病变组发生率仅为 0.7%(P<0.0001)。此外,绝经组与未绝经组患者子宫内膜息肉的发生风险均增加。

虽然同时使用孕激素可以降低单纯使用雌激素的女性发生子宫内膜增生和子宫内膜癌的风险,但是孕激素对乳腺癌以及使用他莫昔芬后子宫内膜的影响还不明确。因此,不主张低风险的妇女应用孕激素。

基于这些数据,委员会的推荐如下:

1. 根据研究表明的额为益处,他莫昔芬的使用可以延长到 10 年。

2. 使用他莫昔芬的妇女应该被告知有发生子宫内膜增生、不典型增生、子宫内膜癌和子宫肉瘤的风险。应该鼓励患者及时报告任何异常的阴道症状,包括血性分泌物、点滴样出血或白带。

3. 任何异常的阴道出血、阴道血性分泌物、点滴样出血或白带都应该进行检查。

4. 服用他莫昔芬的绝经后的妇女应该严密监测子宫内膜增生和子宫内膜癌的症状。

5. 接受他莫昔芬治疗的绝经前妇女不增加子宫内膜癌的风险,不需要超过常规妇科检查以外的额外监测。

6. 除非患者已经被确定为子宫内膜癌的高危人群,没有证据证实对使用他莫昔芬妇女进行常规子宫内膜癌监测是有效的。这种监测可能会导致更多侵入性、高昂的诊断检查,因此不推荐。

7. 新的证据表明在使用他莫昔芬治疗的绝经后妇女根据治疗前是否有良性子宫内膜息肉可以将患者分为

低危组和高危组。因此，对绝经后使用他莫昔芬的妇女在开始治疗之前可以用经阴道超声、超声造影或宫腔镜检查来进行治疗前筛查。

8. 如果发生子宫内膜不典型增生需要适当的妇科处理，是否继续应用他莫昔芬需要重新评估。如果建议继续使用他莫昔芬并且患者可以接受风险，对合并子宫内膜不典型增生的妇女可以考虑进行子宫切除。子宫切除术后应该与负责妇女乳腺保健的医生咨询他莫昔芬继续使用的事宜。

二、人体测量学因素和内膜癌风险：系统性评价和荟萃分析

这项对前瞻性研究的系统性评价和荟萃分析发表于 *Annals of Oncology*。研究者在 PubMed 上检索到 30 篇有关 BMI 和内膜癌风险的前瞻性研究，在 6 445 402 例参与者中发现 22 320 例内膜癌。BMI 每增加 5 单位，内膜癌的 RR 为 1.54（95% CI 1.47-1.61，$I^2 = 81\%$）。尽管非线性检测有显著意义，$P_{non-linearity} < 0.0001$，且曲线在超重和肥胖的 BMI 范围内更加陡峭，在正常较高 BMI 范围内也有证据说明内膜癌的风险增加（参见图 2-6）。在年轻成年人中，BMI 每增加 5 个单位，总结性的 RR 为 1.45（95% CI 1.28-1.64，$I^2 = 76\%$）；体重每增加 5kg，RR 为 1.18（95% CI 1.14-1.23，$I^2 = 67\%$）；在年轻时和研究基础水平之间体重每增加 5kg，RR 为 1.16（95% CI 1.12-1.20，$I^2 = 51\%$）；腰围每增加 10cm，RR 为 1.27（95% CI 1.17-1.39，$I^2 = 71\%$）；腰臀比每增加 0.1，RR 为 1.21（95% CI 1.13-1.29，$I^2 = 0\%$）；臀围每增加 10cm，RR 为 1.30（95% CI 1.19-1.41，$I^2 = 0\%$）。身高每增加 10cm，总结性的 RR 为 1.151（95% CI 1.09-1.22，$I^2 = 61\%$）。

因此,所有有关肥胖的测量指标均和内膜癌风险增加有关,尤其值得注意的是,身高增加内膜癌的风险也会增加(图 3-1)。

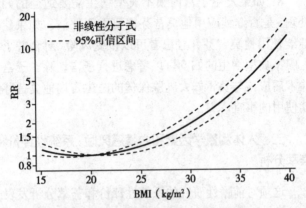

图 3-1　BMI 和内膜癌发生率的非线性剂量效应

三、卵管结扎和内膜癌分期及死亡率之间的相关性: NRG Oncology/GOG 210 研究

分期是决定内膜癌治疗的重要因素。对肿瘤播散途径的理解有望改善分期。有鉴于此,脱落的内膜癌细胞通过输卵管进入盆腔的重要性仍需得到明确。发表于 *JNCI* 的 NRG Oncology/Gynecologic Oncology Group (GOG) 210 研究中,研究者假设卵管结扎可以阻止细胞通过,从而降低内膜癌诊断时的分期,有望改善内膜癌的死亡率。该研究总计包括 4489 例内膜癌患者,她们都完成了有关高危因素问卷的调查(包括卵管结扎史)。

结果显示,与 I 期内膜癌患者相比,卵管结扎和Ⅲ期病变(OR 0.63, 95% CI 0.52-0.78)和Ⅳ期病变(OR 0.14, 95% CI 0.08-0.24)的发生呈负相关,对于肿瘤亚型的分析也得出相似结论。而且,卵管结扎和总体上的腹膜转移呈负相关(OR 0.39, 95% CI 0.22-0.68),在浆液性癌中也是如此(OR 0.28, 95% CI 0.11-0.68)。在多参数模型中(没有以分期进行校正),卵管结扎降低内膜癌特异的死亡率(HR 0.74, 95% CI 0.61-0.91)。但如果以分期进行校正后,这种生存收益就消失了。类似的发现也见于所有原因的死亡率。

因此,在侵袭性内膜癌中,卵管结扎导致较低的分期和较低的死亡率,说明卵管结扎具有临床价值。进一步研究应该探索管腔内肿瘤细胞是否有临床意义。

四、胰岛素血症和内膜癌之间的因果关系:孟德尔随机化分析

无数研究发现胰岛素血症、2 型糖尿病和内膜癌风险有关,但是其因果关系尚不明确。一篇发表于 *JNCI* 的研究以孟德尔随机法(Mendelian randomization)对胰岛素血症、2 型糖尿病和内膜癌之间的因果关系进行研究。研究中,研究者以 2 型糖尿病(49 个变异)、空腹血糖(36 个变异)、空腹胰岛素(18 个变异)、早胰岛素分泌(17 个变异)和体质指数(BMI, 32 个变异)相关的单核苷酸多型性(SNPs)作为孟德尔随机法的工具参数,从 1287 例患者和 8273 例对照中,以 SNP- 内膜癌相关性的逆方差加权法估计内膜癌每一种高危因素。

结果发现,遗传预测的更高的空腹胰岛素水平和更高的内膜癌风险有关(每一标准差的 OR 2.34, 95% CI 1.06-5.14, P = 0.03)。与之一致的是,遗传预测的更高的餐后 30 分钟胰岛素水平和更高的内膜癌风险有关(OR 1.40, 95% CI 1.12-1.76, P = 0.003)。研究者发现 2 型糖尿病的遗传风险(OR 0.91, 95% CI 0.79-1.04, P = 0.16)

或更高的空腹血糖（OR 1.00，95% CI 0.67-1.50，$P = 0.99$）和内膜癌风险无关。而对于遗传预测的更高 BMI 女性中，内膜癌风险更高（OR 3.86，95% CI 2.24-6.64，$P = 1.2 \times 10^{-6}$）。

因此这篇研究提供了支持高胰岛素水平和内膜癌之间的因果关系，这种关系不受 BMI 的影响。

五、内膜癌和口服避孕药：个体参与者的荟萃分析

已知口服避孕药可以降低内膜癌发生率，但是并不清楚这种效果能否在停药后持续，或是否受其他因素影响。发表于 *Lancet Oncology* 的一项荟萃分析根据 36 项流行病学研究的资料（包括 27276 例内膜癌患者和 115 743 例对照）对此进行了研究。

结果发现，患者的中位年龄 63 岁（IQR 57-68），诊断癌症的中位时间为 2001 年（IQR 1994-2005）。总计 35% 的内膜癌患者和 39% 的对照女性曾用过口服避孕药，中位应用时间分别为 3.0 年（IQR 1-7）和 4.4 年（IQR 2-9）。应用口服避孕药时间越长的女性，内膜癌风险降低得越多；每 5 年的应用导致的内膜癌风险 RR 为 0.76（95% CI 0.73-0.78，$P<0.0001$）。这种风险降低在口服避孕药停用后还能持续 30 年以上，且在 1960 年、1970 年和 1980 年其 RR 都没有明显降低（尽管早年药物中雌激素的剂量更高）。内膜癌风险的降低和肿瘤类型有关，癌症类型最为明显（RR 0.69，95% CI 0.66-0.71），肉瘤类型并不明显（RR 0.83，0.67-1.04，病例 - 病例相比 $P = 0.02$）。在高收入国家，应用口服避孕药 10 年估计可以将 75 岁以前内膜癌的绝对风险从 2.3/1000 女性降低到 1.3/1000 女性。

因此，应用口服避孕药能够提供长期的内膜癌保护效应。在发达国家，在过去 50 年终（1965～2014 年），因

为口服避孕药的应用，大约 40 万例 75 岁前的内膜癌患者得以避免和预防，包括过去 10 年（2005～2014）的 20 万例。

第五节 子宫内膜癌的筛查和诊断

【笔记】 子宫内膜癌多发于绝经后女性，这一人群中子宫内膜厚度与内膜癌风险显著相关。是否需要开展内膜厚度的普遍筛查，哪一种内膜厚度界值最为"安全可靠"？我们写了一篇简单的小文章进行初步总结。

一、绝经后子宫内膜厚度的"正常范围"

二、内膜癌中 CTCF 和 ZFHX3 突变模式和相关结局：队列研究

一、绝经后子宫内膜厚度的"正常范围"

有天查房后，同事们聊起一个患者的病历来。我逐一询问了医生同事：对于绝经后没有症状的女性（没有阴道流血、流液、白带增多、腹痛腹胀、盆腔包块等），究竟你能"忍受"多厚的子宫内膜厚度？也就是说，经阴道超声检查的内膜厚度，究竟有没有一个界值（cut-off value），保证在这个界值以下是安全的，界值以上则需要临床干预？如果有，那么这个界值该是多少？

回答众说纷纭，但是一般只能"忍受"5～6mm 的厚度，有的医生连 5mm 都忍受不了，超过 4mm 就让患者刮宫去。为什么呢？大家都说目前医疗环境恶劣，医患关系紧张，如果遗漏一例内膜癌，岂不是给自己造成很大麻烦？既然诊断性刮宫甚或宫腔镜"并不是那么麻烦的事情"，稍微过度诊断一下又有什么问题呢？

这确实是个难以回答的问题。撇去社会不良因素的

泡沫,仅从医学和循证的本质出发,也很难决断。在英国伦敦国王学院医院的专家讨论中,52%的人投票建议对绝经后无症状女性进行常规超声筛查内膜厚度,48%投票反对这样做。有关内膜厚度的界值,则有5mm、6mm、8mm和10mm、11mm等多种意见。

我想了许久,也许我们需要一个个地解决下面的问题。

1. 内膜癌各个年龄组的发病率有多高?

2. 绝经后阴道流血的女性,发生内膜恶变的比例是多高?

3. 绝经后没有阴道流血的女性,发生内膜恶变的比例是多高?

4. 绝经后没有阴道流血的女性,设定哪一个界值最为合理?

5. 绝经后没有阴道流血的女性,内膜最常见的病理是什么?

6. 激素治疗对于绝经后内膜厚度有什么影响?

7. 对绝经后没有阴道流血的女性,积极干预"内膜增厚"有什么意义?

8. 绝经后没有症状的宫腔积液有什么临床意义?

1. 内膜癌各个年龄组的发病率有多高?

内膜癌是最常见的女性生殖道恶性肿瘤,终生风险为2.7%(1/37)。估计美国每年新发宫体肿瘤(包括内膜癌)病例54870例,死亡病例10170例。在49岁前,风险为0.3%,在50~59岁、60~69岁、>70岁的年龄组,内膜癌风险分别为0.6%、0.9%和1.3%。总体上,不区分种族,内膜癌的5年生存率已经达到83%。

2. 绝经后阴道流血的女性,发生内膜恶变的比例是多高?

这种情况目前已经得到大量的研究确认,一般绝经后阴道流血的女性,发生内膜恶变和癌前病变的比例在8%～10%。已知经阴道超声(TVS)是评估内膜厚度很准确、最方便的工具。在诊断学的各项参数里面,TVS发现的内膜厚度和恶变的风险相关,内膜厚度越厚,恶变率越高。Ⅰ型内膜癌和Ⅱ型内膜癌的风险均和内膜厚度有关。单次出血的情况,TVS检查内膜厚度小于等于4毫米,一般认为恶变的风险接近0(0.07%),可以继续观察和监测。但如果反复出血或持续出血,无论内膜多厚,都应该进行评估,其中宫腔镜是最好的检查和评估工具。

一项回顾性研究中,研究者以内膜厚度 5mm 作为标准,发现仅有 72.4% 的Ⅱ型内膜癌患者内膜厚度超过5mm,27.6% 的患者内膜厚度不超过 5mm 或内膜线不清,其中 8.6% 的患者超声未能发现任何异常。因此内膜厚度不应该作为Ⅱ型内膜癌患者的可靠指标。这一研究中阴道流血患者比例为 91.4%。ACOG 推荐对于内膜厚度≥4mm 的绝经后出血患者进行进一步评估。如果超声不能发现较薄的、清晰的内膜,也应进一步评估。对于初次筛查后仍然持续流血的绝经后女性,应该以既往未应用的方法进行评估,如超声子宫成像或宫腔镜等。超声子宫成像 + 内膜取样的累积敏感性和特异性接近100%。

反复阴道出血的内膜病变风险可能未必高于单次出血的情况。一项前瞻性队列研究发现,绝经后反复阴道出血的女性中,仅有 9% 为内膜癌或不典型增生,更多的(28%)还是内膜息肉。国内研究也发现类似结论,且提示反复绝经阴道流血应该警惕卵巢性索间质细胞肿瘤(12.5%)。

前瞻性研究发现，对于症状性子宫出血、内膜厚度 > 4mm 的患者，最好的内膜癌预测指标为反复阴道流血（OR 2.96），高血压（OR 2.01）和内膜厚度 > 8mm（OR 1.31）、年龄 > 65 岁（OR 1.11）。在此基础上，研究者创造了一种风险评分模型（上述四项指标的分值分别为 3 分、2 分、1 分和 1 分），模型的 AUC 为 0.878（95% CI 0.842-0.908，$P<0.0001$），最好的界值为≥4 分，其诊断内膜癌敏感性和特异性分别为 87.5% 和 80.1%。

3. 绝经后没有阴道流血的女性，发生内膜恶变的比例是多高？

队列研究发现，在绝经后没有阴道流血的女性中，恶变风险可能还是和内膜厚度有关的，但是并没有超过一般人群的风险。

汇总研究发现，无论内膜厚度，绝经后没有阴道流血的女性中，内膜癌发生率在 0.25% 以下。2000 年一项前瞻性研究中，针对内膜厚度≤4mm、绝经一年以上的女性行宫腔镜检查，结果在 199 例无症状的女性中发现 1 例腺癌，恶变的比例为 0.5%。这个数字和其他回顾性研究或观察性研究是类似的。

2009 年一项前瞻性研究中，研究者定义内膜厚度≥6mm 为增厚，在总计 304 例患者（平均年龄 64.8 岁，平均内膜厚度 12mm）中总计发现 3 例不典型增生（1%）和 12 例内膜腺癌（3%）。该研究中，内膜厚度 6～10mm、11～15mm、16～20mm 和 > 20mm 的癌症发生率分别为 3%（4/127）、2%（2/98）、5%（2/43）和 11%（4/36）。3 例不典型增生均发生于内膜厚度 > 15mm 的患者中（4%）。这个结果令人迷惑，因为除了内膜厚度超过 20mm 的情况，其他不同内膜厚度的患者其恶变发生率都差不多，而且还特别高，与绝经后阴道流血的情况都差不多了。

该研究的选择偏移值得关注,总体年龄偏大,且 65% 以上的患者有至少一种内膜癌的高危因素(BMI > 30,肥胖或糖尿病)。

2012 年一项荟萃分析和系统性评价发现,在其包含的 32 项研究、11 100 例绝经后无症状女性中,平均内膜厚度 2.9mm,内膜癌和内膜不典型增生的比例分别为 0.62% 和 0.59%。

2014 年加拿大一项回顾性研究中,154 例内膜厚度 > 4mm 且没有阴道流血的绝经后女性中,109 例接受了内膜活检,没有发现 1 例不典型增生或癌变。宫腔镜发现的 93 例内膜息肉的患者中,73 例进行内膜切除,1 例为内膜癌(术前内膜厚度 24mm),1 例为不典型增生(术前内膜厚度 17mm)。

在 2014 年的一项前瞻性研究中,268 例内膜厚度 > 4mm 的绝经后无症状女性中,发现 4 例内膜癌(1.4%)和 3 例不典型增生(1.1%)。对于内膜厚度 <10mm 的患者,没有发现 1 例不典型增生或恶变。

2014 年澳洲的一项回顾性研究中,530 例内膜厚度 ≥5mm 的绝经后无症状女性进行内膜评估,总计发现 0.9%(5 例)内膜癌和 12.2%(65 例)单纯 / 复杂不典型增生。不典型增生在该人群中发生率较高,可能和研究人群的基础疾病和用药有关。

4. 绝经后没有阴道流血的女性,设定哪一个界值最为合理?

换句话说,以 ≥5mm 作为界值,是否依然适用于那些绝经后没有症状的女性?这方面的证据既少,级别又不高,但是研究者一般都不推荐 5mm 作为界值。总的来说,单纯依靠内膜厚度判断内膜病理可能并不合适、也不现实,尚需考虑其他内膜癌的高危因素(如合并症、年龄、激素治疗、体质指数等)进行个体化分析。一项回顾性研究包括 1500 例绝经后无症状且未应用激素治疗的女性,其中内膜厚度 > 4mm 的比例为 22.9%,厚度 > 5mm 的比例为 8%。如果以 5mm 为界值这些女性进行干预,应属过度。EMAS 临床指南也未能就无症状女性的内膜评估给出清晰的说明。

2004 年在一篇汇总分析中,研究者根据已经发表的文献资料,设计了内膜癌风险的模型。①假设绝经后内膜癌变中,15% 发生在没有阴道流血的女性中,这种情况下:如果 TVS 发现的内膜厚度 > 11mm,那么内膜癌的风险是 6.7%,如果内膜厚度≤11mm,那么癌症风险是 0.002%。②假设绝经后仅 5% 的内膜癌变发生在没有阴道流血的女性中,那么内膜厚度 > 11mm 的女性癌变风险只有 2.2%。③假设绝经后 20% 的内膜癌变发生在没有阴道流血的女性中,那么内膜厚度 > 11mm 的女性癌变风险也仅有 8.9%。在这项模型中,年龄越大,内膜增厚相关的恶变风险越高。以 11mm 为界值,50 岁内膜增厚的恶变风险为 4.1%,到了 79 岁风险就增加到 9.3%。其他临床因素对于内膜厚度的敏感性分析无显著影响。

荟萃分析和系统性评价发现,在绝经后没有症状的女性中,如果以 5mm 为界值,诊断内膜癌的敏感性和特异性分别为 0.83 和 0.72;以 6mm 为界值,诊断的敏感性和特异性分别为 0.33 和 0.94。研究者认为无法以内膜厚度作为绝经后无症状女性内膜癌风险的筛查工具。

在前瞻性研究的基础上,有研究者发现,并没有理想的内膜厚度界值可用于判断进行宫腔内病理的干预。对于内膜厚度 >5mm 的无症状绝经女性进行宫腔镜检查,将导致大量的组织学病理阴性的宫腔镜操作,仅有 3% 的宫腔镜能够发现癌变和癌前病变。在所有的界值中，内膜厚度≥8mm 有最好的准确性（阳性似然率和阴性似然率分别为 10.05 和 0.22）。在这项 268 例女性的前瞻性研究中，内膜厚度<10mm 的女性没有 1 例内膜癌。

2014 年来自 PLCO 癌症筛查研究经过中位 12.5 年的随访，发现相对于初始筛查中内膜厚度 1.0～2.99mm 的女性，筛查内膜厚度≥5mm 的女性今后发生乳腺癌（RR 2.00，95% CI 1.15-3.48）和内膜癌（RR 5.02，95% CI 0.96-26.36）的风险均增加，结果经过了对激素治疗和 BMI 的调整。但这篇报道是有关筛查结果的长期随访，并不能作为我们确定内膜厚度界值的标准。

5. 绝经后没有阴道流血的女性，内膜最常见的病理是什么？

萎缩性内膜和内膜息肉是最常见的组织学病理。对于内膜厚度<5mm 的情况，内膜病理发现率为 10%，其中内膜息肉最为常见（84%，16/19）。对于内膜厚度 >6mm 的情况，内膜息肉也是最常见的（74.3%，226/304）。从这个角度分析，内膜息肉发生率之高，对于没有症状的绝经后女性，积极干预也许并不合适。2014 年一项前瞻性研究中，在内膜厚度 > 4mm 的女性中，萎缩性内膜是最常见的组织学发现（56.8%），内膜息肉占 34.4%。

6. 激素治疗对于绝经后内膜厚度有什么影响？

激素补充治疗（尤其是雌激素治疗）、乳腺癌后应用他莫昔芬等激素干预的情况下，什么样的内膜厚度是异常的？这个问题较难回答，因为研究非常少。想在这些有限的研究上搞出一个界值来，目前还真的做不到。目前的指南都是推荐提醒这些药物的应用者内膜癌风险可能增加，应该关注相关症状，尤其是不规则出血和绝经后出血的情况。常规筛查和检测是没有必要的。他莫昔芬应用增加 2～3 倍的内膜癌风险，长期应用未拮抗的雌激素补充治疗增加 10～20 倍内膜癌风险。因此需要强调，对于有子宫的绝经后女性，雌激素补充治疗一定要加用孕激素拮抗。北京协和医院的郁琦教授建议，对于正规雌孕激素补充治疗的无症状女性，可以接受的内膜厚度为≤8mm（郁琦教授个人通讯）。

奥培米芬（ospemifene）是系统性雌激素拮抗剂 - 激动剂，能够改善绝经女性泌尿生殖系综合征（阴道干涩和性交痛）。来自 2 期和 3 期临床的研究（包括 1242 例女性）发现，经过 1 年的随访，应用该药的女性发生内膜增生的不足 1%，没有发生 1 例内膜癌，在 12 周、6 个月和 12 个月时内膜的平均厚度分别为 0.51mm、0.56mm 和 0.81mm，而安慰剂组在一年内内膜厚度的平均增加值为 0.07mm。

7. 对绝经后没有阴道流血的女性，积极干预"内膜增厚"有什么意义？

这个问题最难回答。

毋庸置疑，内膜癌的早期诊断和治疗，对于癌症患者的生存具有重大价值。但是问题到了普通人群中流行病学分析以及卫生政策有关癌症筛查和预防策略时，需要考虑的因素要更多。目前的指南中甚至都不主张对于一般风险甚至风险增高的人群进行常规内膜癌筛查（未拮抗的雌激素治疗，他莫昔芬治疗，晚绝经，未生育，不育或排卵异常，肥胖，糖尿病或高血压）。对于这些人群，如果出现在绝经后阴道流血，则应该干预。Lynch 综合征、遗传突变和相关家族史才是最重要的高危因素。不过，也有大量的研究发现，即使如 Lynch 综合征等遗传性病变，其内膜增厚相关的癌变风险也并不高于普通人群。

另一方面，过分积极干预的合并症问题也应该引起重视，可惜相关研究极为罕见。已有报道，子宫穿孔的发生率为 0.3%。再有，内膜活检虽然是诊断内膜癌的金标准，但是作为普遍筛查的工具，其敏感性也是值得怀疑的，并不推荐用于普筛。

值得关注的是，到目前为止，也没有随机对照研究，以死亡和癌症相关的严重患病率作为主要的临床研究终点，分析无症状的绝经后女性中癌症早期筛查的结果。大规模的普遍的干预，当然会提高早期病变的检出率，但是相关干预的患病率、死亡率及其卫生经济学分析都没有确切的数据。

8. 绝经后没有症状的宫腔积液有什么临床意义？

体检发现的宫腔积液见于很多绝经后的女性，对于没有白带异常、阴道流血等症状的女性，偶然发现的宫腔积液是否有临床意义呢？2015 年一项病例对照研究中，141 例绝经后没有症状的宫腔积液的女性进行了宫腔镜检查，另外从门诊人群中随机挑选了 423 例没有宫腔积液的女性作为对照。结果，141 例女性中，73% 未能搜集到足够的组织进行病理分析，20.6% 为良性内膜组织，5.7% 发现内膜息肉，1 例为萎缩性内膜，没有 1 例内膜增生或内膜癌。与对照组相比，宫颈积液的女性年龄更大，绝经时间更长。据此研究者得出结论，宫腔积液的出现并不影响门诊患者的随访和评估，宫腔积液可能是由于绝经时间过长导致雌激素缺乏的一种表现。

最后，我的问题是：有多少人，是带着内膜癌去世，而不是死于这种疾病呢？（Otherwise die with endometrial cancer, but not from it？）

二、内膜癌中 *CTCF* 和 *ZFHX3* 突变模式和相关结局：队列研究

目前对子宫内膜内膜样癌肿瘤（EEC）侵袭性的

遗传事件了解甚少,染色体 16q22 抑癌基因 *CTCF* 和 *ZFHX3* 在 EEC 中突变率较高,但是这些突变和临床结局的影响还没有明确。本研究在 542 例 EEC 患者中进行 *CTCF* 和 *ZFHX3* 的靶向深测序。结果发现,*CTCF* 和 *ZFHX3* 的突变率分别为 25.3% 和 20.4%,拷贝数量缺失分别为 17.4% 和 17.2%,大部分拷贝数量缺失包括这两种突变基因在内。在微卫星不稳定性的肿瘤中突变更为常见,在微卫星稳定的肿瘤中拷贝数量缺失均更为常见。*ZFHX3* 突变和(或)拷贝数量缺失的情况中高级别肿瘤更多($P = 0.001$),年龄更大($P<0.001$),更倾向于发生淋巴血管间质浸润($P = 0.07$)。这些患者的无复发生存和总体生存更短(HR 分别为 2.35[95% CI 1.38-3.99,$P = 0.007$]和 1.51[95% CI 1.11-2.07,$P = 0.04$])。

据此,研究者发现在子宫内膜内膜样癌患者中 *CTCF* 和 *ZFHX3* 出现显著的选择性灭活。突变在微卫星不稳定性肿瘤中有更高的发生率,而拷贝数量缺失在微卫星稳定癌症中更常见。这两种抑癌基因的缺失是内膜癌肿瘤发生中常见的事件,*ZFHX3* 缺失和预后不良有关。

第六节 子宫内膜癌与 Lynch 综合征

【笔记】 内膜癌最重要的高危因素就是 Lynch 综合征。这一遗传性病变也是乳腺癌 - 卵巢癌综合征之外最常见的遗传性癌症综合征。

一、Lynch 综合征

二、微卫星不稳定性、MLH1 甲基化分析和免疫组化联合检测用于内膜癌患者中筛查 Lynch 综合征:NRGOncology 和 GOG210 分析

一、Lynch 综合征

Lynch 综合征，一般又称为遗传性非息肉病性结直肠癌（hereditary nonpolyposis colorectal cancer, HNPCC），是一种常染色体显性遗传病，其导致的结直肠癌约占新发结直肠恶性肿瘤的 3%。该综合征是 Henry T. Lynch 于 1966 年提出的。该综合征定义为由错配修复（MMR）基因突变引起的对结直肠癌及某些其他癌症的遗传易感性（肿瘤累及的器官包括：子宫内膜、胃、小肠、胰腺、大脑、卵巢、肝胆管系统、盆腔肾和输尿管、皮脂腺和棘皮瘤）。这些 MMR 基因突变以常染色体显性方式遗传，主要包括 MLH1、MSH2、MSH6 及 PMS2 基因突变，前二者较多见。患 Lynch 综合征的人一生中患结直肠癌的可能性最高可接近 80%，而且其结直肠癌发病年龄早，平均诊断年龄约 45 岁。患 Lynch 综合征的女性一生中患子宫内膜癌的可能性约为 20%~60%，子宫内膜癌平均诊断年龄 46~62 岁。

经分子遗传学检测在错配修复基因中发现致病性种系突变是诊断的金标准。但目前最常用的还是临床标准，包括阿姆斯特丹 I/II 标准（Amsterdam Criteria），即至少 3 个家系成员有 Lynch 综合征相关肿瘤（结直肠癌，子宫内膜癌，小肠癌，输尿管癌或肾盂癌），其中 1 人应为其他 2 人的一级亲属；至少连续 2 代受累；至少 1 人诊断年龄低于 50 岁；应除外家族性腺瘤性息肉病（FAP）。还有修订后的 Bethesda 指南。

2006 年 JAMA 发表的系统性评价认为，对于 Lynch 综合征的个体，有证据支持以结肠镜进行监测，尽管开始监测的最佳年龄和检查频率尚属未知。推荐在 20~25 岁间开始每 1~2 年一次的结肠镜检查（对于 MSH6

突变的，从 30 岁开始）；如果家族中有人诊断结肠癌，那么从最年轻的患者年龄算起再提前 10 年开始检查。其他年度检查包括：内膜活检，经阴道超声检查（从 30～35 岁开始），尿液细胞学分析（从 25～35 岁开始），病史，检查，系统回顾，教育和遗传咨询（从 21 岁开始）。对于手术切除结肠癌的患者，最好行次全结肠切除。建议行预防性的全子宫双附件切除。

2013 年 *Gut* 发表的专家观点，对 Lynch 综合征的患者，有关妇科癌症监测的利弊、预防性全子宫双附件切除的利弊进行了分析，再次总结了有关结直肠癌、妇科癌症、胃癌和泌尿系癌症的监测方案。

最新的指南，2014 年 US Multi-Society Task Force on Colorectal Cancer 的共识声明对 Lynch 综合征的遗传学评估和处理提出了更为详尽的说明，洋洋大观，对如下问题进行了充分的循证说明，包括：Lynch 综合征各器官癌变的累积风险，不同诊断策略的准确性，结直肠癌风险评估工具，肿瘤监测的普筛方案，不同情境下的遗传咨询和检测策略，确诊患者的筛查指南，干预策略等。

二、微卫星不稳定性、MLH1 甲基化分析和免疫组化联合检测用于内膜癌患者中筛查 Lynch 综合征：NRG Oncology 和 GOG210 分析

在内膜癌患者中筛查 Lynch 综合征的最佳筛查方案仍属未知。本研究中研究者以微卫星不稳定性（MSI）、*MLH1* 甲基化和错配修复（MMR）蛋白表达对 GOG210 中的内膜癌患者进行 Lynch 综合征筛查。每一例肿瘤分类为正常的 MMR，与 MLH1 甲基化相关的 MMR 缺陷，或可能的 MMR 突变（即存在 MMR 缺陷但没有甲基化）。癌症家族史和流行病学资料以及临床特点在三组

患者中进行比较。在部分女性中进行 Lynch 突变检测进行确诊。

结果，在 1002 例内膜癌患者中，发现 11.8% 存在可能的 MMR 突变。在归类为可能 MMR 突变的患者中，有提示 Lynch 综合征家族史的患者其数量最高（$P = 0.001$）。在归类为可能突变的患者中发现 41% 的 Lynch 突变（51 检测的女性中发现 21 例）。在 1 例肿瘤 MSH6 表达不受影响的患者中，发现 *MSH6* 的 Lynch 突变。突变携带者和非携带者相比，诊断时的年龄更小（54.3% *vs.* 62.3%，$P<0.01$），有 5 例携带者诊断时的年龄超过 60 岁。

研究者认为，微卫星不定性、甲基化和免疫组化联合分析可能改善内膜癌患者中 Lynch 筛查结果。携带突变的内膜癌患者中 24% 其年龄超过 60 岁，1 例携带者其肿瘤微卫星不定性阳性但没有免疫组化缺陷。如果将 Lynch 检测局限于年龄<60 岁的女性，或局限于免疫组化缺陷的女性，将会导致相当一部分遗传疾病被遗漏掉。

第七节　子宫内膜癌保留生育功能的治疗

【笔记】 内膜癌保留生育功能的治疗是妇科肿瘤领域中开展最多的方案，包括保留子宫和不保留子宫两种选择。现在有越来越多的证据，对于绝经前的早期内膜癌患者，保留卵巢是安全的。

绝经前早期内膜癌患者可以保留卵巢

一项前瞻性队列研究发现，绝经前早期内膜癌（Ⅰ～Ⅱ期）保留卵巢的手术似乎并不影响复发率和生存率。

这个研究中176例患者保留卵巢，319例切除了双附件。保留组和切除组相比，更加年轻（$P<0.001$），诊断更早（$P = 0.0014$），行淋巴结切除的比例更少（$P<0.001$），分化似乎更好（$P = 0.052$）。Kaplan–Meier曲线显示两组无复发生存率（$P = 0.742$）和总体生存率相似（$P = 0.462$）。Cox模型显示，无论对于复发（HR 0.73，95% CI 0.29-1.81）还是总体总体生存率（HR, 1.33; 95% CI, 0.43-4.09），保留卵巢均无影响。另一项回顾性研究和荟萃分析也发现，对于早期内膜癌患者，保留卵巢并不影响总体生存率。但是需要进行仔细地术前评估和全面的术中探查。

第八节　子宫内膜癌的治疗

【笔记】　内膜癌放疗、手术治疗指征的变化源自疾病诊疗证据的不断积累、手术治疗技巧的不断进步，由此诞生了指导诊疗的高级别证据。我们还根据一项 *JCO* 的病例报道介绍了内膜癌的二线化疗方案。内膜癌的靶向治疗和免疫治疗研究虽然不多，但结果令人鼓舞，值得尝试。

一、内膜癌术后的放疗：ASCO对ASTRO循证指南的认可

二、淋巴结切除用于内膜癌手术治疗：Cochrane分析

三、肥胖对于内膜癌手术的影响：数项回顾性研究和系统性评价

四、子宫浆液性癌的诊疗模式和生存结局的相关性：美国全国性数据库分析

五、Ridaforolimus用于晚期内膜癌的Ⅱ期临床研究

六、内膜癌的二线化疗：*JCO* 病例报道
七、内膜癌的基因突变与免疫表达

一、内膜癌术后的放疗：ASCO 对 ASTRO 循证指南的认可

内膜癌是第二常见的妇科癌症和第六位致死性的女性癌症。手术是主要治疗方案，对于中高危复发风险的女性术后仍然需要辅助治疗，包括放疗、化疗或放化疗。美国放射肿瘤协会（ASTRO）与 2014 年发布了有关术后放疗的循证推荐。发表于 *JCO* 的美国临床肿瘤协会（ASCO）对该指南进行了方法学的严格分析，ASCO 的认可委员会（Endorsement Pane）对该指南进行进一步检查，认定来自 ASTRO 指南的推荐是清晰、彻底的，并且基于最相关的科学证据。ASCO 以数项强化说明（qualifying statements）对 ASTRO 指南进行了认可。

指南推荐：对于全子宫标本没有残留病灶的女性，以及 1 级或 2 级癌症且<50% 肌层侵犯的女性，监测而不行辅助性放疗是合理的选择，尤其是没有其他高危特点出现的情况下。对于 1 级或 2 级癌症且≥50% 肌层侵犯的女性，或者 3 级癌症且<50% 肌层侵犯的女性，阴道近距放疗和盆腔放疗对于预防阴道复发是同样有效的，最好采取阴道近距放疗。对于 3 级癌症且≥50% 肌层侵犯的女性，或者宫颈间质侵犯的女性，盆腔放疗可能会提供预防盆腔复发的好处。对于高危的早期病变和晚期病变，ASCO 认可委员会在 ASTRO 推荐上加上强化说明，更加强调化疗的好处（伴或不伴放疗）。

ASTRO 的具体推荐参见下面的概要。其中黑体字为 ASCO 增加的强化说明。

1. 哪些内膜癌患者在全子宫切除术后不需要额外的放疗?

(1) 全子宫切除术后(伴或不伴淋巴结切除),对于全子宫标本没有残留病灶的情况,即使活检标本阳性(**即使全子宫切除前存在任何级别的活检标本**),放疗并不是合理的选择。

(2) 全子宫切除术后(伴或不伴淋巴结切除),对于1级或2级癌症,没有肌层侵犯或<50%肌层侵犯的女性,放疗并不是合理的选择。

(3) 对于淋巴结阴性,3级肿瘤但没有肌层侵犯的患者,可以(may)考虑阴道近距放疗。

(4) 对于淋巴结阴性,1级或2级肿瘤,<50%肌层侵犯,存在更加高危特点(如年龄>60岁和(或)淋巴血管间隙侵犯)的患者,可以(may)考虑阴道近距放疗。

2. 哪些内膜癌患者应该接受阴道放疗?

(1) 对于下述患者,阴道近距放疗和盆腔放疗对于预防阴道复发是同样有效的:① 1级或2级的肿瘤且≥50%肌层侵犯;② 3级肿瘤且<50%肌层侵犯。

(2) 对于上述高危因素的患者,阴道近距放疗优于盆腔放疗,尤其是进行了全面淋巴评估的患者。

3. 哪些患者应该接受术后外照射?

(1) 3级癌症的患者伴≥50%肌层侵犯或宫颈间质侵犯(任何级别)可能受益于盆腔放疗以降低盆腔复发的风险。

(2) 1级或2级肿瘤伴≥50%肌层侵犯,如果有其他高危因素(如年龄>60岁和(或)淋巴血管间隙侵犯)可能也会受益于盆腔放疗以降低盆腔复发的风险。**对于这些特点的患者,阴道近距治疗可能是一种更好的选择,尤其是手术分期充分、淋巴结阴性的情况。**

(3) 对于淋巴结阳性或累及子宫浆膜、卵巢/输卵管、阴道、膀胱或直肠的患者,目前最好的证据提示包括外照射和辅助性化疗是辅助治疗的合理选择。**这一人群中最好的证据支持应用化疗,但是考虑外照射也是合理的。**

(4) 某些淋巴结阳性或累及子宫浆膜、卵巢/输卵管、阴道、膀胱或直肠的患者,根据盆腔复发的病理学高危因素,化疗而不行外照射可能也是合理的。

(5) 某些淋巴结阳性或累及子宫浆膜、卵巢/输卵管、阴道、膀胱或直肠的患者,根据盆腔复发的病理学高危因素,可以(may)考虑放疗而不行化疗。**接受化疗的患者似乎要比单纯放疗的有更好的预后。**

4. 什么时候在外照射时还要加上近距放疗?

缺少前瞻性证据支持在盆腔放疗后应用阴道近距放疗,绝大部分回顾性研究未发现有证据支持这种做法,尽管样本量较小。进行盆腔外照射的患者同时进行阴道近距放疗总体上也并不合理,除非有阴道复发的高危因素。

5. 如何将放疗和化疗整合到Ⅰ期至Ⅲ期的内膜样内膜癌中?

(1)目前最好的证据提示对于淋巴结阳性或累及子宫浆膜、卵巢/输卵管、阴道、膀胱或直肠的患者,同步放化疗有其指征。**目前同步有关同步放化疗的证据有效,这种推荐也是基于专家观点;期待前瞻性随机临床研究(GOG 0258和PORTEC-3)能够提供一级证据。某些高危早期内膜癌患者也可能考虑化疗,强调这一问题的临床研究正在进行中。**

(2)外照射后化疗的序贯策略也可接受。前瞻性研究已经检查了放疗和化疗的序贯治疗。**目前支持三明治法治疗的证据有限。**

二、淋巴结切除用于内膜癌手术治疗:Cochrane分析

这是对2010年相关Cochrane分析的升级。内膜癌手术治疗中淋巴结切除的价值存在争议。术前临床上认为癌症局限于子宫的患者中大约10%发现有淋巴结转移。目前切除盆腔和腹主动脉旁淋巴结成为FIGO分期系统的一部分。这种推荐所根据的资料发现腹主动脉旁和盆腔淋巴结切除能够改善患者的生存预后。但是这些研究并非随机对照研究(RCT),存在选择偏倚。另外,Cochrane分析和针对RCT的荟萃分析发现,对于早期内膜癌患者以常规辅助放疗治疗可能的淋巴结转移并未产生生存收益。而盆腔和腹主动脉旁淋巴结切除可能导致严重的短期和长期后果。因此有必要重新评估这一治疗的临床价值。

在这项Cochrane分析中,总计3项RCT符合入

选标准,其中一项 RCT 较小,数据不足以进入荟萃分析。其余两项 RCT 包括 1945 例患者,其中 1851 例女性可进行生存因素的校正分析。荟萃分析的结果和既往 Cochrane 分析没有什么改变,进行淋巴结切除和未进行淋巴结切除的女性中,总体生存和无病生存没有差异:OS,汇总的 HR 1.07,95% CI 0.81-1.43;PFS,汇总的 HR 1.23,95% CI 0.96-1.58(证据质量中等)。行淋巴结切除和未行淋巴结切除的患者中,直接的手术患病率没有差别,但是淋巴结切除组女性有显著增加的手术相关的系统性患病率和淋巴水肿 / 淋巴囊肿发生率:手术相关的系统性患病率,RR 3.72,95% CI 1.04-13.27;淋巴水肿 / 淋巴囊肿,RR 8.39,95% CI 4.06-17.33(证据质量较高)。

因此,目前没有证据表明对于 I 期内膜癌淋巴结切除能够降低死亡或疾病复发的风险,有关严重不良事件的证据说明进行淋巴结切除的女性其手术相关的系统性患病率或淋巴水肿 / 淋巴囊肿发生率更高。目前,对于更高期别和复发高危的内膜癌患者,没有 RCT 证据说明行淋巴结切除的价值。

三、肥胖对于内膜癌手术的影响:数项回顾性研究和系统性评价

一项回顾性研究中包括 514 例内膜癌手术患者,其中 249 例 BMI<30,195 例 BMI 在 30~39.9,70 例 BMI≥40。肥胖女性(BMI≥30)的女性术后合并症更多,包括伤口合并症,抗生素应用等。这个结论得到研究者后续系统性评价的证实。这些增加的合并症主要发生在开腹手术中,病态肥胖的女性风险最高。但是肥胖并不影响其他手术结局,包括 30 天内死亡率等。

另一项回顾性研究的资料来自 2011 年以来的

Nationwide Inpatient Sample。总计包括 1087 例病态肥胖的内膜癌患者（BMI≥40），中位年龄 59 岁（范围 22～89 岁）。其中 52% 接受开腹手术，9% 接受传统腹腔镜手术，39% 接受机器人腹腔镜手术。开腹手术、传统腹腔镜、机器人腹腔镜分别发生 23%、13% 和 8% 的合并症，包括：输血，需要机械通气，泌尿系损伤，胃肠道损伤，切口需要清创，感染，静脉血栓栓塞和淋巴水肿（$P<0.0001$）。传统腹腔镜和机器人腹腔镜输血的比例最低，分别为 5% 和 6%；而开腹手术输血率高达 14%（$P<0.0001$）。开腹、传统腹腔镜、机器人腹腔镜的中位住院时间分别为 4 天、1 天和 1 天（$P<0.0001$）；中位总体花费分别为 39281 美元、40997 美元和 45030 美元（$P=0.037$）。

一项利用 Nationwide Inpatient Sample 数据库（2008-2012）的回顾性研究中，总计 10347 例女性因为宫体癌症进行了全子宫切除，其中 39% 以传统腹腔镜进行，61% 以机器人腹腔镜进行。机器人腹腔镜手术的患者合并疾病更多（糖尿病，高血压，心血管疾病，肾脏疾病，肥胖或病态肥胖以及肺部疾病）。在调整后的分析中接受机器人腹腔镜的女性更易进行淋巴结切除（73.01% vs. 66.04%，$P<0.001$），住院<3 天的情况更多（86.01% vs. 82.5%，$P<0.001$）。两组之间的总体合并症发生率没有差别（机器人 vs. 传统腹腔镜：20.65% vs. 21.00%）。机器人腹腔镜花费更多：38161 美元 vs. 31476 美元（$P<0.001$）。

综上，肥胖可以增加内膜癌手术的患病率，尤其是开腹手术。微创手术有望预防大部分手术合并症。传统腹腔镜和机器人腹腔镜对于内膜癌手术具有类似的安全性，但机器人手术花费更多。

四、子宫浆液性癌的诊疗模式和生存结局的相关性:美国全国性数据库分析

这是来自美国全国性数据库(National Cancer Database)的分析。从 2003～2011 年总计 13752 例患者符合入选标准。Ⅰ～Ⅳ期所占比例分别为 31.7%,7.4%,25.3% 和 17.8%,另外 17.7% 的患者分期未知。绝大部分患者(91.2%)接受了手术治疗,69.5% 的患者接受了淋巴结切除。分别有 35.4%、12.2% 和 21.2% 的患者接受了化疗、放疗和放化疗,另有 35.4% 的患者未接受任何辅助治疗。化疗的应用随着时间不断增加。经过中位 52 个月的随访,Ⅰ～Ⅳ期患者的中位 OS 分别为:Ⅰ期:未达到;Ⅱ期:97 个月(95% CI 77-134);Ⅲ期:39 个月(36～41);Ⅳ期:19 个月(18～20)。根据年龄、诊断时期、种族、医院位置和类型、保险、社会经济状况、合并症指数、淋巴结切除等因素进行校正后,发现患者的生存结局和治疗方式之间存在相关性,与没有接受辅助治疗的患者进行比较:放化疗,HR 0.61(95% CI 0.57-0.66);单独化疗,HR 0.86(0.80-0.91);单独放疗,HR 0.84(0.77-0.91)。在Ⅰ期和Ⅱ期的患者中,经过对上述因素的校正后,与没有接受辅助治疗的女性相比,放化疗能够显著改善患者的预后,而单独放疗或化疗并不能改善预后:放化疗,HR 0.61(95% CI 0.51-0.74);单独化疗,0.91(0.77-1.09);单独放疗,1.01(0.88-1.16)。与 2003～2005 年相比,2009～2011 年确诊患者的总体生存显著改善:HR 0.93(95% CI 0.87-0.99)。但是在Ⅰ/Ⅱ期患者中的分析未发现类似结果:HR 0.98(0.83-1.15)。

总之,从 2003～2012 年,子宫浆液性癌患者中化疗的应用不断增加,晚期患者的生存也在不断改善。同步

放化疗似乎能够改善患者的总体生存，尤其是早期患者。

五、Ridaforolimus 用于晚期内膜癌的 II 期临床研究

西罗莫司（雷帕霉素）的哺乳动物靶向蛋白（mTOR）途径是晚期肿瘤治疗的重要目标，而 mTOR 抑制剂在内膜癌的早期研究中显示一定的临床效果。这项发表于 *JCO* 的开放性、多中心、随机对照的 II 期研究，在转移或复发性内膜癌女性中（既往接受过一种或两种化疗方案，且未接受过激素治疗），比较口服 ridaforolimus/ 孕激素或研究者选择的化疗方案效果。主要研究终点是由独立的放射学评估确定的 PFS。

结果总计招募了 130 例患者：64 例应用 ridaforolimus，66 例进行常规化疗。中位年龄 66 岁。研究组和治疗组的治疗终止率分别为 33% vs. 6%，最常见的（> 10%）3 级不良反应为高血压、贫血和腹泻。研究组和对照组中分别有 38% vs. 71% 因为疾病进展而终止治疗。在研究方案预先设定的中期分析（58 例 PFS 事件）中，研究组和对照组的中位 PFS 是 3.6 个月 vs. 1.9 个月（HR 0.53，95% CI 0.31-0.90，$P = 0.008$）。在研究 16 周和 24 周时，研究组和对照组的 PFS 率分别为 48% vs. 18%，以及 38% vs. 15%。研究组和对照组的客观缓解率分别为 0 vs. 4%（$P = 0.925$），SD 分别为 35% vs. 17%（$P = 0.021$）。

据此，研究者认为，在晚期内膜癌的 II 期研究中，口服 ridaforolimus 显示一定活性。对 PI3K/Akt/mTOR 途径的抑制也许是一种可行的治疗目标。

六、内膜癌的二线化疗：*JCO* 病例报道

病例：一位 60 岁 IIIA 期、3 级、ER（+）PR（+）的内

膜样癌患者,术后接受过 6 轮卡铂 / 紫杉醇化疗。由于
9 年前患者因为直肠癌接受过放疗 + 氟尿嘧啶以及 12
轮的氟尿嘧啶、亚叶酸和奥沙利铂治疗,此次未再行放
疗。6 个月以后,患者出现多发肺结节,盆腔包块直径
4.5cm 和多发肠系膜结节。既往 8 年前轻度脑卒中病
史,没有残留后遗症状,目前没有使用抗凝药物。目前
患者的症状仅有阴道出血和持续的外周神经炎(以加巴
喷丁治疗)。

在美国 1985 年和 2011 年内膜癌的相对生存率分别
为 82.7% 和 81.7%,显然并没有什么进步。无论哪些亚
型,内膜癌一旦复发,中位生存时间很短,对于可测量病
灶患者中位生存时间在 12～15 个月。化疗可能有效,对
于既往化疗过的患者,紫杉醇持续缓解率为 20%。在顺
铂 / 阿霉素治疗中加用紫杉醇可以延长 3 个月中位 OS。
对于从未化疗的患者,一线方案时卡铂 / 紫杉醇有效率
为 40%～50%。细胞毒化疗的效果和组织学分类无关,
但是透明细胞癌患者缓解率较差,生存较短(透明细胞
癌、浆液性癌和内膜样癌的中位生存时间分别为 7.9 个
月、11.1 个月和 12.8 个月)。无论激素受体状态如何,孕
激素治疗的缓解率在 20% 到 30%。二线化疗的有效率
在 15% 以下,目前还没有靶向药物得到批准用于治疗内
膜癌。

对于原发Ⅲ期内膜癌以及转移性或复发性内膜癌,
卡铂 / 紫杉醇都是一线方案,并不劣于紫杉醇 / 阿霉素 /
顺铂方案,且耐受性更好。既往接受过化疗的患者其效
果还不清楚。最近发现对于无铂间期<6 个月、6～12 个
月、12～23 个月和≥24 个月的患者,缓解率分别为 25%、
38%、61% 和 65%。对于无铂间期<12 个月和≥12 个月
的患者,中位 PFS 分别为 4.4 个月和 10.3 个月。因此,

似乎铂类敏感性和治疗效果有关。这种情况适用于大部分细胞毒药物，即据一线化疗时间越长，缓解率越高，PFS 越长，大约 20%～25% 从未化疗的患者在一线化疗后能够获得完全缓解。

阿霉素也常用于晚期内膜癌的治疗。对于转移性内膜癌，作为一线治疗期缓解率可达 19%～37%。但是作为二线药物效力较低，有研究发现无人能够得到缓解。目前有项Ⅲ期研究比较阿霉素＋黄体生成素释放激素激动剂和其他化疗方案的效果（NCT01767155）。对于铂类/紫杉烷类耐药的内膜癌，目前二线细胞毒治疗相对无效，不建议进行临床研究。

抗血管生成药物作为复发性内膜癌的二线或备用治疗令人鼓舞，6 个月的 PFS 可达 30%～40%。GOG Ⅱ期研究中，托泊替康和脂质体阿霉素等方案作为对照，其 6 个月的 PFS 分别为 25% 和 23%。但目前还没有何种抗血管生成药物批准用于治疗。GOG 86P 的研究结果接近完成，可以揭示贝伐单抗作为一线方案治疗内膜癌的效果。

孕激素目前在某些情况下还在应用，尤其是初次治疗后复发的低级别肿瘤。孕激素经常和他莫昔芬合用。一线化疗后激素治疗的活性没有很好的研究，有人报道过缓解率为 4%，中位 PFS 1.9 个月，但这项研究由于本身的原因证据级别不够。很多研究都没有将激素受体状态考虑在内。有优势证据表明，表达 ER 或 PR 的患者（多为 1 级或 2 级内膜样癌）对于激素治疗效果更好。

内膜癌通常缺失 PTEN 和活化的 *PIK3CA* 突变，动物模型发现，这种遗传突变对于雷帕霉素哺乳动物靶向蛋白（mTOR）抑制剂治疗有所反应。有研究者发现，30%～60% 的内膜癌存在 PTEN 缺失，尤其是Ⅰ型内膜癌；而 2%～14% 的Ⅰ型内膜癌和大约 50% 的Ⅱ型内膜癌患者中存在 *PIK3CA* 突变。所有商业用的 mTOR 抑制剂均曾用过内膜癌研究。但是临床研究中的缓解率微弱，在既往没有治疗或铂类敏感的患者中效果最好。偶尔会发现即使没有缓解的患者中病情也会保持稳定，有散发病例可见长期效果。目前，尚没有发现 *PIK3CA* 突变或 PTEN 删除和治疗缓解有关。在浆液性和子宫内膜样类型的内膜癌中观察到缓解；在 GOG 研究中，4 例透明细胞癌患者中 2 例对 temsirolimus 有反应。目前认为 mTOR 最好用于一线化疗。这一类药物的不良反应和其他肿瘤治疗中的情况类似，包括高血糖、腹泻、黏膜炎、乏力、肺炎等，还是很成问题的。

化疗加用 mTOR 抑制剂有其合理性。但是临床毒性往往限制了 mTOR 抑制剂和化疗的全量应用。GOG 86P 中，卡铂 / 紫杉醇 /temsirolimus 也是一支治疗组，结果值得期待。两项研究发现 temsirolimus 和贝伐单抗的结合令人鼓舞。一项 GOG 研究发现，既往应用过 1～2 种细胞毒药物的患者缓解率达 25%，6 个月的 PFS 达 47%。但是不良反应值得关注，尤其是肠瘘和肠穿孔。另一项研究报道了仅有 20% 的部分缓解率，6 个月 PFS 达 48%，未达到预期的有效标准。

mTOR 和激素治疗也得到关注，因为 everolimus 已获批准，用于和芳香化酶抑制剂联合用于乳腺癌的研究。但一项 GOG 研究分析 temsirolimus 单药 *vs.*temsirolimus/甲地孕酮的研究，因为血栓栓塞和没有优势的证据而提前终止了。有研究者报道了 everolimus+ 来曲唑的方案治疗既往接受过 1～2 种化疗的患者，缓解率达 32%，6 个月的 PFS 为 42%。内膜样癌的组织学类型和 β 联蛋白基因 *CTNNB1* 突变携带者似乎更加受益。有意思的是，*CTNNB1* 突变见于 I 型内膜癌，恰是 I 型内膜癌预后不良的一个标记。有研究者报道 everolimus+ 来曲唑的客观有效率为 56%，因此正在进行 everolimus/ 来曲唑 / 二甲双胍的 II 期研究（NCT01797523）。GOG 很快也将进行他莫昔芬 / 甲地孕酮 *vs.*everolimus/ 来曲唑的研究（NCT02228681）。

总的来说，内膜癌的二线治疗挑战很大。在辅助治疗后 6 个月以上的复发性患者，以卡铂 / 紫杉醇治疗似乎是合理选择。在辅助治疗后短期内复发的患者，没有明确的治疗选择，在和患者讨论时应该说明的事实包括：不应用特异性抗癌治疗的舒缓治疗也可能产生生存效果并改善生活质量，与进一步的、以肿瘤为指导的治疗相比，舒缓治疗效果相当或更好。在本文开始的这个患者中，由于复发太快且残留外周神经炎，因此研究者不主张再次卡铂 / 紫杉醇治疗。托泊替康或脂质体阿霉素可能导致较低的缓解率。因此研究者考虑抗血管生成治疗。但是患者既往的脑血管事件也令人担心。于是研究者和患者讨论激素治疗的问题，尽管激素存在体重增加和静脉血栓的风险，但总体上耐受较好。最后患者进入了 sirolimus（雷帕霉素）+ 二甲双胍的临床研究，期望这两种药物能够发挥协同的芳香化酶抑制效果。患者还同时应用来曲唑。经过 16 周的治疗，患者获得了部分缓解。

七、内膜癌的基因突变与免疫表达

Cancer Genome Atlas 工程发现了两种突变率较高的子宫内膜样癌亚型：强突变组（ultramutated group），占所有肿瘤的 7%，包含多聚酶 ε 中核酸外切酶域的突变；另一种是微卫星不稳定性的超突变组（hypermutated group），占 28%，大部分包含 MLH1 启动子甲基化的突变。POLE 强突变组显示有异常高的突变率（232×10^{-6} 突变 /Mb），伴有独特的核苷酸改变谱，C → A 转换频率的增加；MSI 超突变组的突变频率为 18×10^{-6} 突变 /Mb，伴有 DNA 错配修复缺陷导致的 DNA 微卫星长度的不同变化。DNA 错配修复的缺陷导致单碱基错配，从而引起编码域基因的点突变，以及插入突变或删除突变，最终导致移码突变。已经发现强突变肿瘤可能包含更多的肿瘤特异的新抗原，且肿瘤浸润淋巴细胞（TILs）数量增加。

　　在本研究中研究者应用 Cancer Genome Atlas 数据库中的测序数据预测 HLA 新抗原负荷，在 63 例内膜癌患者中评估肿瘤浸润淋巴细胞和 PD-1 及 PD-L1 的表达。研究者发现，可预测的新抗原负荷与内膜癌突变负荷有关（$P < 0.001$），在强突变多聚酶 ε（POLE）肿瘤中最高（中位 8342，范围 628-20 440），在微信不稳定（MSI）的超突变中较少［541（146-6036）］，在微卫星稳定的肿瘤中最少（70.5 [7-1877]）。和微卫星稳定的肿瘤相比，POLE 和 MSI 的内膜癌其 CD3+TILs 数量（44.5 $vs.$ 21.8，$P = 0.001$）和 CD8+TILs 数量（32.8 $vs.$ 13.5，$P < 0.001$）更多。在 POLE 和 MSI 肿瘤的 TILs 和肿瘤周边淋巴细胞中，PD-1 都出现了超表达（分别为 81% $vs.$ 28%，$P < 0.001$；90% $vs.$ 28%，$P < 0.001$）。肿瘤细胞中很少出现 PD-L1 的表达，但是在上皮内免疫细胞中多见，在 POLE 和 MSI 肿瘤中更加常见（39% $vs.$ 13%，$P = 0.02$）。

第九节　子宫肉瘤

　　【笔记】　子宫肉瘤研究的进展不多，我们介绍两篇综述。此外，子宫癌肉瘤，放化疗的效果似乎优于单独放疗或化疗；激素治疗在低级别内膜间质肉瘤中已有病例报道。

一、子宫平滑肌肉瘤综述

二、子宫癌肉瘤综述

三、子宫癌肉瘤的诊疗模式和生存结局的相关性：美国全国性数据库分析

四、芳香化酶抑制剂来曲唑治疗晚期低级别内膜间质肉瘤的长期结局：5 例患者的报道

一、子宫平滑肌肉瘤综述

本文为 *Int J Gynecol Cancer* 的综述。子宫平滑肌肉瘤（leiomyosarcomas，LMSs）是少见的侵袭性肿瘤（3%～8% 的宫体恶性肿瘤），但是最常见的子宫肉瘤，Surveillance，Epidemiology and End Results（SEER）数据库中 1979～2001 年 LMS 的发生率为 0.36/10 万女性年。LMS 和他莫昔芬应用超过 5 年有关。鉴于 LMS 基因不稳定性、侵袭性生物学特点和化疗耐药的性质，LMS 可能更像Ⅱ型内膜癌和高级别浆液性卵巢及输卵管癌。即使确诊时仅局限于宫体的肿瘤，复发率仍然很高。肿瘤通常以血液学播散。有时甚至没有淋巴结转移即已出现远处（如肺部）的转移。不到 5%Ⅰ/Ⅱ期的患者有淋巴结受累。

SEER 数据库显示绝大部分肿瘤为Ⅰ期（68%），Ⅱ期和Ⅲ期分别为 3%、7%，22% 为Ⅳ期。患者症状较为模糊，与子宫肌瘤的情况类似。绝大部分患者术后确诊，术前内膜活检仅能发现 25%～50% 的 LMS。影像学诊断辅助诊断的证据有限，尽管 PET/CT 对于 LMS 的敏感性和特异性都很好，但与传统影像学相比未能提供更多好处。

LMS 复发率很高（53%～71%），预后较差。Ⅰ期、Ⅱ

期患者的 5 年生存率分别为 51% 和 25%。期别是独立的疾病特异生存的预后因素。肿瘤大小也可能是重要的预后因素。如果直径超过 100mm,死亡的 RR 为 2.7(P <0.01)。如果没有肉眼可见的转移,淋巴结受累的比例估计为 4%～11%,但淋巴受累的状态可能与 5 年生存率无关。年龄、核分裂象、分级是否与预后有关,仍有争议。

对于病变局限宫体的早期 LMS 患者,推荐行全子宫及双附件切除。但是绝经前女性是否行卵巢切除可以进行个体化考虑。如果没有肉眼可见的异常淋巴结或子宫外病灶,并不推荐常规进行淋巴结切除。如果有转移,应考虑行肿瘤细胞减灭术尽可能切除病灶。辅助性治疗对于早期患者的作用仍不清楚。早期研究发现辅助治疗并不影响 PFS 或 OS,但是最近一项小规模研究发现 25 例Ⅰ～Ⅱ期、高级别、完全切除 LMS 的患者术后接受吉西他滨＋多西他赛治疗后,4 年的无进展生存率为 59%。一项早期患者的回顾性研究(224 例)未能发现放疗能够提供临床收益,但另一项回顾性研究(69 例)发现放疗可以降低局部复发率、改善 OS。

病变无法切除的晚期患者中,手术价值有限。手术既有潜在患病率和死亡率风险,也推迟了系统性治疗的开始。严重局灶症状的患者可以考虑缓解性全子宫切除。完全细胞减灭术切除肿瘤至没有肉眼残留的情况和那些病灶残留相比,并不能明显改善生存。如果术后病理诊断子宫肉瘤,应该考虑二次手术以完成理想的肿瘤细胞减灭术。如果不幸将病灶按照子宫肌瘤在腹腔内进行了粉碎处理,推荐行再次手术探查,除去任何残留的腹膜病灶。子宫肌瘤行全子宫切除、标本粉碎的病例中,不到 1/1000 合并恶性病变。因此术前评估至关重要。

复发患者可以考虑再次手术。中位复发时间为 1.3

年。再次肿瘤细胞减灭术、复发间隔延长、局灶复发是影响疾病特异生存的重要且独立的因素。无论是化疗还是放疗都不能改善复发LMS的预后。

尽管辅助性化疗的价值仍未得到证明,绝大部分晚期患者会接受系统性治疗。吉西他滨和多西他赛的反应率最高,可达36%。加入贝伐单抗对于PFS和OS均无用处。吉西他滨和多西他赛也可作为复发后的二线方案应用。复发患者可考虑一系列的二线化疗方案,很多方案都是研究性质的,应该根据患者的功能状态和前次治疗相关的不良反应进行个体化分析。

尽管预后不佳,后续的研究仍在研究高级影像学、多学科治疗、预后模式和专门生物医学途径的价值,从而提高对LMS的理解,并改善患者的治疗选择。

二、子宫癌肉瘤综述

子宫癌肉瘤是一种侵袭性肿瘤,既往被认为是肉瘤的一种,目前被视作上皮成分的恶性化生转化。组织学表现为未分化的内膜肉瘤,有独特的病理发生和分子生物学特点。通常伴随宫外转移,需要进行全面的分期术。绝大部分子宫肉瘤患者适合辅助化疗。放疗的效果并不清楚。目前常用的联合放化疗,尚无深入研究。总体复发率较高,预后较差。见表3-11～表3-15)。

表3-11 各期别子宫癌肉瘤的复发率和5年生存率

	复发率	5年生存率
Ⅰ期	37%	59%～65%
Ⅱ期	46%	45%～59%
Ⅲ期	63%	22%～26%
Ⅳ期	80%	9%～26%

表 3-12　内膜癌和子宫癌肉瘤的高危因素比较

低危内膜癌	高危内膜癌	子宫癌肉瘤
雌激素 / 肥胖	雌激素	雌激素
白色人种	黑色人种	黑色人种
未产	未产	未产
他莫昔芬	他莫昔芬	他莫昔芬
		盆腔放疗

表 3-13　内膜癌和子宫癌肉瘤分子生物学的比较

低危内膜癌	高危内膜癌	子宫癌肉瘤
PTEN	TP53	TP53
B-Catenin		PI3K/AKT/MTOR
MMR		KRAS
PI3K/AKT/MTOR		PARP1
		VEGF
		COX2

表 3-14　早期（Ⅰ～Ⅱ期）子宫癌肉瘤辅助性治疗的
前瞻性随机研究

	分组	PFS	OS
GOG 20：术后Ⅰ～Ⅱ期（n = 93，包括所有肉瘤）	监测	40 个月	55 个月
	阿霉素	没有达到	73.7 个月
EORTC 55874：术后Ⅰ～Ⅱ期（n = 91，包括所有肉瘤）	监测	4.93 年	6.78 年
	盆腔放疗（51 Gy）	6.22 年	8.53 年

表 3-15　各个期别子宫癌肉瘤辅助性治疗的
前瞻性随机 3 期临床研究

	分组	有效率	PFS	OS
GOG 150 N = 206 所有分期，既往曾经治疗过	全盆腔放疗	未达到	未达到	未达到
	异环磷酰胺 + 顺铂	未达到		

续表

	分组	有效率	PFS	OS
GOG 108 N = 194 Ⅲ~Ⅳ期，复 发患者	异环磷酰胺	36%	4个月	7.6个月
	异环磷酰胺 + 顺铂	54%	6个月 RR = 0.73, $p = 0.02$	9.4个月 RR = 0.80, $p = 0.07$
GOG 160 N = 179 Ⅲ~Ⅳ期，复 发患者	异环磷酰胺	29%	3.6个月	8.4个月
	异环磷酰胺 + 紫杉醇	45%	5.8个月	13.5个月
GOG 261 Ⅰ~Ⅳ期 复发患者，未 曾化疗过	异环磷酰胺 + 紫杉醇	等待结果		
	顺铂 + 紫杉醇			

三、子宫癌肉瘤的诊疗模式和生存结局的相关性：美国全国性数据库分析

这是来自美国全国性数据库（National Cancer Database）的分析。从 2003~2011 年总计 10 609 例患者符合入选标准。Ⅰ~Ⅳ期所占比例分别为 28.2%，6.1%，19.2% 和 12.4%。绝大部分患者（91.0%）接受了手术治疗，68.7% 的患者接受了淋巴结切除。分别有 22.4%、20.7% 和 17.0% 的患者接受了化疗、放疗和放化疗，另有 39.9% 的患者未接受任何辅助治疗。经过中位 28 个月的随访，Ⅰ~Ⅳ期患者的中位 OS 分别为：Ⅰ期：98 个月（95% CI 95-118）；Ⅱ期：38 个月（38~42）；Ⅲ期：22 个月（20~24）；Ⅳ期：9 个月（8~10）。根据年龄、诊断时期、种族、医院位置和类型、保险、社会经济状况、合并症指数、淋巴结切除等因素进行校正后，发现患者的生存结局和治疗方式之间存在相关性，与没有接受辅助

治疗的患者进行比较：放化疗，HR 0.58（95% CI 0.53-0.63），中位生存时间65个月（56～77）；单独化疗，HR 0.80（0.74-0.85），中位生存时间22个月（19～23）；单独放疗，HR 0.78（0.73-0.84），中位生存时间32个月（30～38）。预测死亡的最重要的量化因素是诊断时的分期。另外，是否手术、是否淋巴结切除以及近期确诊、低合并症指数、较高的社会经济条件也是影响生存预后的重要因素。在Ⅰ期和Ⅱ期的患者中，经过对上述因素的校正后，和没有接受辅助治疗的女性相比，单独化疗或放化疗均能够显著改善患者的预后，而单独放疗并不能改善预后：放化疗，HR 0.55（95% CI 0.46-0.66）；单独化疗，0.73（0.60-0.88）；单独放疗，0.90（0.80-1.02）。与2003～2005年相比，2009～2011年确诊患者的总体生存显著改善：HR 0.92（95% CI 0.86-0.98）。但是在Ⅰ/Ⅱ期患者中的分析未发现类似结果：HR 0.99（0.86-1.14）。

总之，从2003～2012年，子宫癌肉瘤患者中化疗的应用不断增加，晚期患者的生存也在不断改善。化疗或同步放化疗似乎能够改善患者的总体生存，尤其是早期患者。

四、芳香化酶抑制剂来曲唑治疗晚期低级别内膜间质肉瘤的长期结局：5例患者的报道

这项来自日本的回顾性研究包括5例患者，患者在初始手术或再次术后均有无法切除的低级别内膜间质肉瘤病灶存在：3例为病灶残留，2例为病灶复发。这5例患者1例为Ⅳ期，4例为Ⅰ期。来曲唑的中位治疗时间为53个月（10～96），2例患者临床完全缓解，1例部分缓解，2例疾病稳定。随访期间没有观察到肌痛、潮热和关节痛。中位雌二醇浓度<5.0pg/ml。中位年龄匹配的

骨密度为 92%（79%～123%）。这 5 例患者的病灶组织 ER 和芳香化酶表达均为阳性。

至该文献发表为止，总计 25 例低级别内膜间质肉瘤患者接受了包括来曲唑、阿那曲唑、依西美坦和氨鲁米特在内的芳香化酶抑制剂治疗（一线药物或二线药物），其中 23 例（92.0%）得到完全缓解、部分缓解或疾病稳定（参见下表）。这个效果和孕激素治疗的病例系列报道类似（80%）（表 3-16、图 3-2）。

表 3-16　芳香化酶抑制剂治疗低级别内膜间质肉瘤患者的总结

最终治疗	方案级别	病例数	完全缓解	部分缓解	疾病稳定	疾病进展
来曲唑	一线	11	1	9	1	0
来曲唑	二线	8	0	5	1	2
阿那曲唑	二线	4	1	1	2	0
依西美坦	二线	1	0	1	0	0
氨鲁米特	一线	1	1	0	0	0
总计		25	3	16	4	2

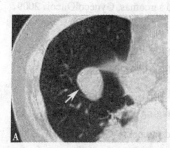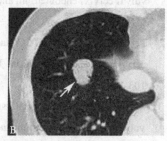

图 3-2　一例患者右肺病变在 CT 上的变化

A：来曲唑治疗前；B：治疗 8 个月后

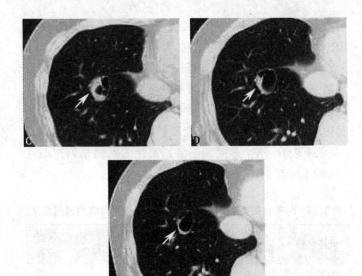

图 3-2 一例患者右肺病变在 CT 上的变化（续）

C: 治疗 14 个月后；D: 治疗 22 个月后；E: 治疗 38 个月后

【参考文献】

1. Mutch DG. The new FIGO staging system for cancers of the vulva, cervix, endometrium and sarcomas. GynecolOncol, 2009, 115（3）：325-328.

2. Pecorelli S. Revised FIGO staging for carcinoma of the vulva, cervix, and endometrium. Int J GynaecolObstet, 2009, 105（2）：103-104.

3. Mutch DG. The new FIGO staging system for cancers of the vulva, cervix, endometrium and sarcomas. GynecolOncol, 2009, 115（3）：325-328.

4. Practice bulletin no. 149：endometrial cancer. ObstetGynecol, 2015, 125（4）：1006-1026.

5. Burke WM, Orr J, Leitao M, et al. Endometrial cancer: A review and current management strategies: Part I. GynecolOncol, 2014; 134(2): 385-392.

6. Burke WM, Orr J, Leitao M, et al. Endometrial cancer: A review and current management strategies: Part II. GynecolOncol, 2014; 134(2): 393-402.

7. Committee opinion no. 631: endometrial intraepithelial neoplasia. ObstetGynecol, 2015, 125(5): 1272-1278.

8. AbuHashim H, Ghayaty E, El Rakhawy M. Levonorgestrel-releasing intrauterine system vs oral progestins for non-atypical endometrial hyperplasia: a systematic review and metaanalysis of randomized trials. Am J ObstetGynecol, 2015, 213(4): 469-478.

9. Matsuo K, Ramzan AA, Gualtieri MR, et al. Prediction of concurrent endometrial carcinoma in women with endometrial hyperplasia. GynecolOncol, 2015, 139(2): 261-267.

10. Committee opinion no. 601: tamoxifen and uterine cancer. ObstetGynecol, 2014, 123(6): 1394-1397.

11. Aune D, Navarro Rosenblatt DA, Chan DSM, et al. Anthropometric factors and endometrial cancer risk: a systematic review and dose–response meta-analysis of prospective studies. Ann Oncol, 2015, 26(8): 1635-1648.

12. Felix AS, Brinton LA, McMeekin DS, et al. Relationships of Tubal Ligation to Endometrial Carcinoma Stage and Mortality in the NRG Oncology/ Gynecologic Oncology Group 210 Trial. JNCI Journal of the National Cancer Institute, 2015, 107(9): djv158-djv158.

13. Nead KT, Sharp SJ, Thompson DJ, et al. Evidence of a Causal Association Between Insulinemia and Endometrial Cancer: A Mendelian Randomization Analysis. J Natl Cancer Inst, 2015,

107(9).

14. Endometrial cancer and oral contraceptives: an individual participant meta-analysis of 27 276 women with endometrial cancer from 36 epidemiological studies. Lancet Oncol, 2015, 16 (9): 1061-1070.

15. Jurkovic D, Alfirevic Z. DISQ 2: Endometrial thickness in asymptomatic women. Ultrasound ObstetGynecol, 2005, 26(2): 203.

16. Siegel RL, Miller KD, Jemal A. Cancer statistics, 2015. CA Cancer J Clin, 2015, 65(1): 5-29.

17. Hosoi A, Ueda Y, Shindo M, et al. Endometrial thickness measured by ultrasonography in postmenopausal patients with endometrial carcinoma has significance, irrespective of histological subtype. Int J Gynecol Cancer, 2013, 23(7): 1266-1269.

18. Billingsley CC, Kenne KA, Cansino CD, et al. The Use of Transvaginal Ultrasound in Type II Endometrial Cancer. Int J Gynecol Cancer, 2015, 25(5): 858-862.

19. Committee opinion no. 631: endometrial intraepithelial neoplasia. ObstetGynecol, 2015, 125(5): 1272-1278.

20. Rotenberg O, Renz M, Reimers L, et al. Simultaneous endometrial aspiration and sonohysterography for the evaluation of endometrial pathology in women aged 50 years and older. ObstetGynecol, 2015, 125(2): 414-423.

21. Smith PP, O'Connor S, Gupta J, et al. Recurrent postmenopausal bleeding: a prospective cohort study. J Minim Invasive Gynecol, 2014, 21(5): 799-803.

22. 杨岑, 蒋芳, 郭俊梅, 等. 绝经后反复阴道流血病理类型探讨. 实用妇产科杂志, 2015, 31(4): 285-287.

23. Giannella L, Mfuta K, Setti T, et al. A risk-scoring model for the prediction of endometrial cancer among symptomatic postmenopausal women with endometrial thickness > 4 mm. Biomed Res Int, 2014, 2014: 130569.

24. Smith-Bindman R, Weiss E, Feldstein V. How thick is too thick? When endometrial thickness should prompt biopsy in postmenopausal women without vaginal bleeding. Ultrasound ObstetGynecol, 2004, 24(5): 558-565.

25. Marello F, Bettocchi S, Greco P, et al. Hysteroscopic evaluation of menopausal patients with sonographically atrophic endometrium. J Am Assoc GynecolLaparosc, 2000, 7(2): 197-200.

26. Schmidt T, Breidenbach M, Nawroth F, et al. Hysteroscopy for asymptomatic postmenopausal women with sonographically thickened endometrium. Maturitas, 2009, 62(2): 176-178.

27. Breijer MC, Peeters JA, Opmeer BC, et al. Capacity of endometrial thickness measurement to diagnose endometrial carcinoma in asymptomatic postmenopausal women: a systematic review and meta-analysis. Ultrasound ObstetGynecol, 2012, 40 (6): 621-629.

28. Famuyide AO, Breitkopf DM, Hopkins MR, et al. Asymptomatic Thickened Endometrium in Postmenopausal Women: Malignancy Risk. Journal of Minimally Invasive Gynecology, 2014, 21(5): 782-786.

29. Giannella L, Mfuta K, Setti T, et al. Diagnostic accuracy of endometrial thickness for the detection of intra-uterine pathologies and appropriateness of performed hysteroscopies among asymptomatic postmenopausal women. European Journal of ObstetGynecol and Reproductive Biology, 2014, 177: 29-33.

30. Saatli B, Yildirim N, Olgan S, et al. The role of endometrial thickness for detecting endometrial pathologies in asymptomatic postmenopausal women. Aust N Z J ObstetGynaecol, 2014, 54 (1): 36-40.

31. Hartman A, Wolfman W, Nayot D, et al. Endometrial thickness in 1,500 asymptomatic postmenopausal women not on hormone replacement therapy. GynecolObstet Invest, 2013, 75 (3): 191-195.

32. Dreisler E, Poulsen LG, Antonsen SL, et al. EMAS clinical guide: assessment of the endometrium in peri and postmenopausal women. Maturitas, 2013, 75(2): 181-190.

33. Felix AS, Weissfeld JL, Pfeiffer RM, et al. Endometrial thickness and risk of breast and endometrial carcinomas in the prostate, lung, colorectal and ovarian cancer screening trial. Int J Cancer, 2014, 134(4): 954-960.

34. Committee opinion no. 601: tamoxifen and uterine cancer. ObstetGynecol, 2014; 123(6): 1394-1397.

35. Smith RA, Manassaram-Baptiste D, Brooks D, et al. Cancer screening in the United States, 2015: A review of current American Cancer Society guidelines and current issues in cancer screening. CA Cancer J Clin, 2015, 65(1): 30-54.

36. Constantine GD, Goldstein SR, Archer DF. Endometrial safety of ospemifene: results of the phase 2/3 clinical development program. Menopause, 2015, 22(1): 36-43.

37. Simon JA, Lin VH, Radovich C, et al. One-year long-term safety extension study of ospemifene for the treatment of vulvar and vaginal atrophy in postmenopausal women with a uterus. Menopause, 2013, 20(4): 418-427.

38. Dashti SG, Chau R, Ouakrim DA, et al. Female Hormonal

Factors and the Risk of Endometrial Cancer in Lynch Syndrome. JAMA, 2015, 314(1): 61.

39. Lindor NM, Petersen GM, Hadley DW, et al. Recommendations for the care of individuals with an inherited predisposition to Lynch syndrome: a systematic review. JAMA, 2006, 296(12): 1507-1517.

40. Topcu HO, Tasdemir U, Islimye M, et al. The clinical significance of endometrial fluid collection in asymptomatic postmenopausal women. Climacteric, 2015, 18(5): 733-736.

41. Walker CJ, Miranda MA, O'Hern MJ, et al. Patterns of CTCF and ZFHX3 Mutation and Associated Outcomes in Endometrial Cancer. J Natl Cancer Inst, 2015, 107(11).

42. Lindor NM, Petersen GM, Hadley DW, et al. Recommendations for the care of individuals with an inherited predisposition to Lynch syndrome: a systematic review. JAMA, 2006, 296(12): 1507-1517.

43. Vasen HF, Blanco I, Aktan-Collan K, et al. Revised guidelines for the clinical management of Lynch syndrome (HNPCC): recommendations by a group of European experts. Gut, 2013, 62(6): 812-823.

44. Giardiello FM, Allen JI, Axilbund JE, et al. Guidelines on genetic evaluation and management of Lynch syndrome: a consensus statement by the US Multi-Society Task Force on colorectal cancer. Gastroenterology, 2014, 147(2): 502-526.

45. Goodfellow PJ, Billingsley CC, Lankes HA, et al. Combined Microsatellite Instability, MLH1 Methylation Analysis, and Immunohistochemistry for Lynch Syndrome Screening in Endometrial Cancers From GOG210: An NRG Oncology and Gynecologic Oncology Group Study. J Clin Oncol,

2015, 33 (36): 4301-4308.

46. Lee TS, Lee JY, Kim JW, et al. Outcomes of ovarian preservation in a cohort of premenopausal women with early-stage endometrial cancer: A Korean Gynecologic Oncology Group study. GynecolOncol, 2013, 131 (2): 289-293.

47. Sun C, Chen G, Yang Z, et al. Safety of ovarian preservation in young patients with early-stage endometrial cancer: a retrospective study and meta-analysis. Fertil Steril, 2013, 100 (3): 782-787.e5.

48. Klopp A, Smith BD, Alektiar K, et al. The role of postoperative radiation therapy for endometrial cancer: Executive summary of an American Society for Radiation Oncology evidence-based guideline. Pract Radiat Oncol, 2014, 4 (3): 137-144.

49. Meyer LA, Bohlke K, Powell MA, et al. Postoperative Radiation Therapy for Endometrial Cancer: American Society of Clinical Oncology Clinical Practice Guideline Endorsement of the American Society for Radiation Oncology Evidence-Based Guideline. J Clin Oncol, 2015, 33 (26): 2908-2913.

50. Frost JA, Webster KE, Bryant A, et al. Lymphadenectomy for the management of endometrial cancer. Cochrane Database Syst Rev, 2015, 9: CD007585.

51. Bouwman F, Smits A, Lopes A, et al. The impact of BMI on surgical complications and outcomes in endometrial cancer surgery—An institutional study and systematic review of the literature. GynecolOncol, 2015, 139 (2): 369-376.

52. Chan JK, Gardner AB, Taylor K, et al. Robotic versus laparoscopic versus open surgery in morbidly obese endometrial cancer patients—A comparative analysis of total charges and

complication rates. GynecolOncol, 2015, 139(2): 300-305.

53. Zakhari A, Czuzoj-Shulman N, Spence AR, et al. Laparoscopic and robot-assisted hysterectomy for uterine cancer: a comparison of costs and complications. Am J ObstetGynecol, 2015, 213(5): 665.e1-665.e7.

54. Rauh-Hain JA, Diver E, Meyer LA, et al. Patterns of care, associations and outcomes of chemotherapy for uterine serous carcinoma: Analysis of the National Cancer Database. GynecolOncol, 2015, 139(1): 77-83.

55. Oza AM, Pignata S, Poveda A, et al. Randomized Phase II Trial of Ridaforolimus in Advanced Endometrial Carcinoma. J Clin Oncol, 2015, 33(31): 3576-3582.

56. Fleming GF. Second-Line Therapy for Endometrial Cancer: The Need for Better Options. J Clin Oncol, 2015.

57. Howitt BE, Shukla SA, Sholl LM, et al. Association of Polymerase e-Mutated and Microsatellite-Instable Endometrial Cancers With Neoantigen Load, Number of Tumor-Infiltrating Lymphocytes, and Expression of PD-1 and PD-L1. JAMA Oncol, 2015, 1(9): 1319.

58. Gockley AA, Rauh-Hain JA, del Carmen MG. Uterine Leiomyosarcoma. Int J Gynecol Cancer, 2014, 24(9): 1538-1542.

59. Cantrell LA, Blank SV, Duska LR. Uterine carcinosarcoma: A review of the literature. GynecolOncol, 2015, 137(3): 581-588.

60. Rauh-Hain JA, Starbuck KD, Meyer LA, et al. Patterns of care, predictors and outcomes of chemotherapy for uterine carcinosarcoma: A National Cancer Database analysis. GynecolOncol, 2015, 139(1): 84-89.

61. Yamaguchi M, Erdenebaatar C, Saito F, et al. Long-Term Outcome of Aromatase Inhibitor Therapy With Letrozole in Patients With Advanced Low-Grade Endometrial Stromal Sarcoma. Int J Gynecol Cancer, 2015, 25(9): 1645-1651.

第四章

外阴及阴道肿瘤

【笔记】 目前外阴阴道病变的研究关注外阴癌前哨淋巴结的应用、外阴上皮内瘤变的保守治疗。FIGO 2009 有关外阴癌的分期对于淋巴结的评估要求更高，也是前哨淋巴结大行其道的原因之一。多项研究发现咪喹莫特和西多福韦是外阴病变保守治疗的首选。

一、外阴癌分期（FIGO 2009）

二、外阴癌的前哨淋巴结活检：指南推荐

三、早期外阴癌前哨淋巴结活检的升级

四、西多福韦和咪喹莫特治疗外阴上皮内瘤变：2 期研究

五、药物治疗高级别上皮内瘤变：Cochrane 分析

六、咪喹莫特对于外阴 Paget 病的效果：系统性评价

七、放化疗对于淋巴结阳性的外阴癌的影响

八、持续的外阴溃疡：*BMJ* 病例报道

一、外阴癌分期（FIGO 2009）

外阴癌 FIGO 分期（1988 年）参见表 4-1。

表 4-1 外阴癌 FIGO 分期（1988 年）

0 期	原位癌、上皮内癌
Ⅰ 期	病灶≤2cm，局限于外阴或会阴，无淋巴结转移
ⅠA	病灶≤2cm，局限于外阴或会阴，间质浸润深度≤1.0mm，无淋巴结转移
ⅠB	病灶≤2cm，局限于外阴或会阴，间质浸润深度>1.0mm，无淋巴结转移
Ⅱ 期	肿瘤局限于外阴和（或）会阴，肿瘤最大径线>2cm，无淋巴结转移
Ⅲ 期	任何大小肿瘤，累及外阴和（或）会阴，伴有(1)肿瘤累及下尿道和或阴道或肛门，和（或）(2)单侧腹股沟淋巴结转移
Ⅳ 期	
ⅣA	肿瘤侵犯下列任一部位：上尿道、膀胱黏膜、直肠黏膜、骨盆和（或）双侧腹股沟淋巴结转移
ⅣB	任何远处转移，包括盆腔淋巴结

外阴癌 FIGO 分期（2009 年）参见表 4-2。

表 4-2 外阴癌 FIGO 分期（2009 年）

Ⅰ 期	肿瘤局限于外阴
Ⅰa	病灶局限于外阴或会阴，直径≤2cm，间质浸润深度≤1.0mm，无淋巴结转移
Ⅰb	病灶局限于外阴或会阴，直径>2cm，或间质浸润深度>1.0mm，无淋巴结转移
Ⅱ 期	任何大小的肿瘤，累及邻近会阴结构（阴道下 1/3，尿道下 1/3，肛门），淋巴结阴性
Ⅲ 期	任何大小的肿瘤，累及或未累及邻近会阴结构（阴道下 1/3，尿道下 1/3，肛门），淋巴结阳性
Ⅲa(i)	1 个淋巴结转移（≥5mm）或
Ⅲa(ii)	1～2 个淋巴结转移（<5mm）

Ⅲb（i）	2个或2个以上淋巴结转移（≥5mm）或
Ⅲb（ii）	3个淋巴结转移（<5mm）
Ⅲc	淋巴结阳性，包膜外扩散
Ⅳ期	肿瘤侵犯会阴其他结构（阴道上2/3，尿道上2/3）或远处转移
Ⅳa	肿瘤侵犯下列任一部位： （1）尿道上段或阴道上段黏膜、膀胱黏膜、直肠黏膜、骨盆 （2）腹股沟淋巴结固定或溃疡
Ⅳb	任何远处转移，包括盆腔淋巴结

外阴癌分期修订的原因和主要修订内容：

1. 外阴癌分期的更改是最大，主要集中在肿瘤大小和淋巴结转移情况。

2. FIGO 1988分期不能很好评估预后，Ⅰa期维持不变，Ⅰb期和Ⅱ期合并：肿瘤直径的重要性不大，即使8cm的肿瘤，如果无淋巴结转移，其预后仍好；Ⅰ期和Ⅱ期患者的生存无差异。

3. 1988分期的Ⅲ期患者的异质性太大，5年存活率介于34%～100%：<2cm一个淋巴结阳性者，5年存活率95%；8cm两个淋巴结阳性者，5年存活率34%。

4. 1988分期没有考虑阳性淋巴结的数目和形态，新分期进一步细化了Ⅲ期：均为阴性：90.9%；1～2个阳性：75.2%；3～4个阳性：36.1%；5～6个阳性：24%；7个以上阳性：0%。直径：<5mm，5～15mm，>15mm。

5. 腹股沟淋巴结单双侧阳性的重要性有争议——取消了淋巴结阳性的单双侧性。

二、外阴癌的前哨淋巴结活检：指南推荐

这是发表于 *Gynecologic Oncology* 的系统性评价、荟萃分析和指南推荐。传统做法，早期外阴癌的治疗包括切除原发肿瘤并行腹股沟淋巴结切除（IFLD）。目前对于早期外阴癌，前哨淋巴结活检（SLNB）似乎已经成为替代 IFLD 的一种方案。为了明确相关证据，研究者成立工作小组，根据已经发表的文献对相关证据进行荟萃分析。总计 3 项系统性评价、11 项个体研究符合入选标准。荟萃分析中，利用放射性胶体示踪剂和蓝色染料，SLNB 对于腹股沟淋巴结的检出率为 87%（82～92），假阳性为 6.4%（4.4～8.8）。SLNB 和 IFLD 后的复发率分别为 2.8%（1.5～4.4）和 1.4%（0.5～2.6）。分析显示，对于适合的患者可以考虑应用 SLNB。

1. SLNB 和患者选择的推荐

- 推荐用于单发的直径 <4cm 的患者，且临床没有可疑增大的腹股沟淋巴结。
- 没有充分的证据推荐对于病灶≥4cm 或多发病灶进行 SLNB。
- 如果有可以增大的腹股沟淋巴结，不推荐应用 SLNB。

2. SLNB 学习曲线的推荐 外阴癌是一种罕见的疾病，SLNB 技术上具有挑战性。为了获得最理想的患者结局并保证安全性，推荐如下做法：恰当的手术训练中寻求 SLNG 的经验，接着进行完全的 IFLD 以保证假阴性，且每年保持数例病例的经验从而维持手术技能。这种操作应该由妇科肿瘤医师在妇科肿瘤中心进行。

3. 恰当技术和操作的推荐

（1）检测前哨淋巴结

1）放射性胶体示踪剂应该单独应用或与蓝色染料联合应用。对于淋巴荧光造影（lymphoscintigraphy）没有发现腹股沟可疑前哨淋巴结的患者，应该加用蓝色染料。

2）因为检测率相对较低，因此不该单独应用蓝色染料。

3）没有足够的证据推荐或不推荐应用近红外示踪剂。

4）没有足够的证据推荐在术前常规应用淋巴荧光造影，尽管这种方法能够在一定程度上识别前哨淋巴结的有无、位置（单侧或双侧）以及数量，似乎有助于手术操作。

5）推荐在肿瘤边缘四个象限的正常组织皮下注射示踪剂。

6）放射胶体应该在术前 30 分钟至 24 小时内注射。这个时间取决于放射胶体颗粒的大小，并遵循包装说明。

7）蓝色染料应该在麻醉后注射放射性胶体同样的部位注射。

8）放射性浓聚是背景量 > 5 倍的淋巴结应视为前哨淋巴结。

9）应该寻找并沿着蓝色淋巴管去识别蓝染的淋巴结。

（2）病理分析

1）目前没有充分的证据推荐或不推荐应用术中冰冻病理。

2）去除脂肪后，应该用 3mm 蜡块连续检查前哨淋巴结以行超分期（ultrastaging），每个蜡块至少进行间隔 40μm 的间距进行两次切片以确定是否包含肿瘤细胞。如果第一张切片上常规染色未显示淋巴转移，第二张切片应该应用免疫组化的细胞角蛋白染色。

4. 其他推荐 工作组认为，如果对侧前哨淋巴结阴性的话，在另一侧省去 IFLD 的做法是合理的。但是并没有数据支持或反对这一看法。该意见的根据在于，淋巴结转移至对侧的可能性较小。而且，进行彻底的淋巴切除将增加合并症的风险。

三、早期外阴癌前哨淋巴结活检的升级

两项前瞻性、多中心临床研究（GROINSS-V 和 GOG 173）显示前哨淋巴结活检方便且具有可重复性，是早期外阴癌标准的治疗方法。根据这些结果，很多妇科肿瘤医师将前哨淋巴结活检纳入其临床应用中去。研究已经进一步证实前哨淋巴结活检和全面淋巴结切除相比，生活质量更好，花费 - 效益更佳，并能改善病理评估。一项大规模观察性研究（GROINSS-V Ⅱ研究，即 GOG 270）目前正在评估前哨淋巴结活检对于早期外阴癌预后的影响，研究结论可能会证实全面腹股沟淋巴结切除对于大部分微小转移（≤2mm）患者而言并非必要。

表 4-3 是 GROINSS-V 和 GOG 173 的总结。根据这些结果，有理由认为，对于原发肿瘤直径≤4cm 的患者，如果前哨淋巴结阴性，其腹股沟复发率小于 3%。

荟萃分析显示，对于外阴癌，^{99m}Tc 单药前哨淋巴结活检的汇总检出率为 94%（95% CI 90%～96%），蓝色染料为 68.7%（63%～74%），联合检测为 97.7%（96%～98%）。联合检测应该是最为准确的方案。

在 GROINSS-V 研究中，前哨淋巴结没有转移的患者中，经过 35 个月的随访，3 年疾病特异的生存率为 97.0%，前哨淋巴结转移病灶直径≥2mm *vs.* 直径<2mm 的患者相比，3 年疾病特异的生存率有显著差异：69.5% *vs.* 94.4%，$P = 0.001$。

表4-3 GROINSS-V 和 GOG 173 的总结

	GROINSS-V	GOG 173
肿瘤大小	T₁ 或 T₂ 但肿瘤直径 <4cm	T₂（肿瘤直径 2-6cm）
成像技术	联合	开始用蓝色染料，后来联合
研究中心	15 个	47 个
技能认证	10 例	无
每个中心的中位病例数	21 例	6 例
主要研究终点	2 年时治疗失败（<8%）	敏感性≥88%，假阳性预测值<5%
策略	如果前哨淋巴结阳性则行腹股沟全面淋巴结切除	所有患者都进行了腹股沟全面淋巴结切除
假阴性率	6%（8/135）	肿瘤直径<4cm 的患者为 6%（总体 8.3%）

四、西多福韦和咪喹莫特治疗外阴上皮内瘤变：2 期研究

这是发表于 *Lancet Oncology* 的一项多中心开放性随机 2 期研究。招募患者年龄≥16 岁，活检证实病理为 VIN 3，且至少有一处病灶大小可以准确测量。患者按照 1∶1 的比例随机接受局部 1% 西多福韦（cidofovir，10g 一管的凝胶，可用 6 周）或 5% 咪喹莫特（imiquimod，每次使用 250mg 的小袋），自行使用，每周 3 次，最多应用 24 周。研究的首要终点是在治疗后 6 周组织学证实完全缓解。次级终点是不良反应（以评估安全性）、治疗依从性（以评估方便程度）。完全缓解的患者随访 2 年。

结果总计 180 例患者进入研究，89 例接受西多福

韦，91 例接受咪喹莫特，在治疗后的评估中，两组分别有 41 例（46%，90% CI 37.0-55.3）和 42 例（46%，90% CI 37.2-55.3）获得完全缓解。西多福韦组和咪喹莫特组分别有 5 例和 7 例患者在第一个 6 周的安全性评估之前退出研究或失访。西多福韦组和咪喹莫特组 3 级以上的不良事件发生率分别为 37%（31/84）和 46%（39/84），其中最常见的是外阴痛、瘙痒、乏力和头痛。对于完全缓解的患者，随访还未成熟（中位随访时间 24.9 个月），但是到 12 个月是患者仍保持完全缓解的状态。到文章发表时，西多福韦组和咪喹莫特组分别有 87%（20/23）和 78%（25/32）仍然保持完全缓解。

研究者认为这两种药对于 VIN 都是有效、安全和方便的，在患者排除外阴侵袭性疾病后可以考虑应用。对于咪喹莫特无效的患者可考虑应用西多福韦。

五、药物治疗高级别上皮内瘤变：Cochrane 分析

这是对 2011 年 Cochrane 分析的升级。外阴上皮内瘤变（VIN）是外阴皮肤的癌前病变，50 岁以下女性发生率在增加。高级别上皮内瘤变（即 VIN 2/3，也叫做常见类型的 VIN）和 HPV 感染有关，可能会进展至外阴癌，因此需要积极处理。有关高级别 VIN 的最佳管理方案没有一致结论，手术干预由于其较高的患病率和复发率，使得创伤更小的治疗需求甚高。

这项 Cochrane 分析包括 5 项研究、总计 297 例高级别 VIN 的患者：3 项研究比较局部用咪喹莫特 vs. 安慰剂，1 项比较局部用西多福韦 vs. 局部用咪喹莫特，1 项比较低剂量吲哚 -3- 甲醇 vs. 大剂量吲哚 -3- 甲醇。三项研究存在低到中等的偏倚风险，2 项存在高度的偏倚风险可能性。

局部用咪喹莫特治疗组和安慰剂相比，治疗 5～6 个月后的总体缓解率（完全缓解和部分缓解）更高：RR 11.95，95% CI 3.21-44.51，n = 104，$I^2 = 0$，证据质量较高。治疗组和安慰剂组在治疗 5～6 个月后的完全缓解率分别为 58%（36/62）vs. 0（0/42）（RR 14.40，95% CI 2.97-69.80，n = 104，$I^2 = 0$）。一项研究进行了 12 个月的随访，积极治疗组的总体缓解率有切实的收益：RR 9.10，95% CI 2.38-34.77，证据质量中等，研究组和安慰剂组相比，完全缓解率分别为 38%（36/62）vs. 0（0/23）。这项研究还发现治疗组和安慰剂组分别有 1 例和 2 例患者进展为外阴癌。仅有一项研究报道了不良事件，包括病灶部位的红肿，溃疡，疼痛和瘙痒，这些在咪喹莫特组中更为常见。治疗组中的减量更为多见（19/47 vs. 1/36，RR 7.77，95% CI 1.61-37.36，n = 83，2 项研究，$I^2 = 0$，证据质量较高）。只有一项研究报道了生活质量，两组之间没有显著差异。

咪喹莫特和西多福韦的研究包括 180 例女性，6 个月的总体缓解率分别为 57%（52/91）vs. 62%（55/89），RR 0.92，95% CI 0.73-1.18。每一组中均有 41 例完全缓解的患者（45% vs. 46%，RR 1.00，95% CI 0.73-1.37）。咪喹莫特组不良事件发生率和停用率稍高，但没有统计学差异。

两项有关吲哚-3-甲醇的研究其资料非常有限。研究者还发现了 5 项正在进行中的有关 VIN 的 RCT 研究。

据此，对于治疗高级别上皮内瘤变，局部用咪喹莫特似乎是安全和有效的治疗，尽管局部不良反应可能会导致减量。但是需要长期随访的资料支持这种治疗效果，并评估其对进展至外阴癌的影响。现有证据也提示西多福韦可能是较好的咪喹莫特的替代药物，但是需要更多的证据，尤其是长期反应和进展情况。

六、咪喹莫特对于外阴 Paget 病的效果：系统性评价

这项系统性评价总计收集了 63 例病例，中位年龄 68 岁，50.8% 的患者为复发病灶（其中 62.5% 是术后复发）。所有病例都应用 5% 的咪喹莫特，中位治疗时间 4 个月。最常见的治疗频率为每周 3～4 次（68.3%）。由于不良反应减量的患者为 9.5%，其中每周 5～7 次的患者减量情况最为常见。总计 46 例患者（73.0%）获得完全缓解（CR），治疗 2 个月、4 个月和 6 个月的累积 CR 率为 9.8%、31.1% 和 71.6%。在结束治疗后中位 12 个月的随访时间内，5.7%（2/35）完全缓解的患者出现复发。年龄，疾病初始状态（原发或复发）以及减量后的治疗频率和 CR 率均无关。

七、放化疗对于淋巴结阳性的外阴癌的影响

对于淋巴结阳性的外阴癌，放疗的作用已经得到明确，但是化疗的效果尚属未知。研究者根据 National Cancer Data Base（NCDB）数据库（1998-2011）的分析，评价辅助性化疗对于淋巴结阳性的外阴癌的价值。随访不够或非鳞癌的组织学类型被排除在外。

总计发现了 1797 例患者，26.3% 接受了辅助性化疗，76.6% 有 1～3 个淋巴结受累。辅助性化疗的应用从 1998 年的 10.8% 逐步增加到 2006 年的 41.0%（p <0.001）。老年患者、东北或南方地区的人群以及淋巴结切除较多的患者，化疗应用的比例较低。而淋巴结受累较多的情况，ⅣA 期病变和边缘阳性的情况，接受化疗的比例较高。未辅助性化疗 $vs.$ 辅助性化疗的患者，其未调整的中位生存时间分别是 29.7 个月和 44.0 个月（$p = 0.001$）。根据治疗权重的逆向概率（inverse probability of treatment weights）调整的 Cox 比例回归模

型,辅助性化疗减少了 38% 的死亡风险(HR 0.62,95% CI 0.48-0.79, *P*<0.001)。

因此,在大规模人群为基础的分析中,辅助性化疗显著减少了淋巴结阳性的外阴癌患者的死亡率。

八、持续的外阴溃疡: *BMJ* 病例报道

这是发布于 *BMJ* 的 1 例病例。患者 84 岁,在右侧大阴唇外侧出现逐渐增大的、触痛的浅表溃疡,病程 7 个月。病史包括缺血性心脏病、高血压、高胆固醇血症和 2 型糖尿病。患者用药包括赖诺普利、吲达帕胺、阿替洛尔、阿托伐他汀、阿司匹林、单硝酸异山梨醇、尼可地尔、二甲双胍和奥美拉唑。患者不吸烟,没有皮肤病病史。现在需要回答以下 4 个问题:

1. 对外阴溃疡的患者,需要了解哪些病史,做哪些检查?

2. 需要考虑哪些鉴别诊断?

3. 需要做哪些检查以辅助诊断?

4. 如何处理?

1. 对外阴溃疡的患者,需要了解哪些病史,做哪些检查?

需要了解详细的病史和仔细的检查,包括外阴、阴道和会阴部分,接着进行系统的皮肤检查,包括其他黏膜部位。

病史包括起病、诱因、持续时间以及有无发热等系统性症状。患者既往有无类似发作?是否有其他免疫介导的病变?在使用什么个人护理产品?宫颈涂片是否正常?有无新的性伴侣?全面的药物、性和旅行史可以给出重要线索。

检查外阴,注意溃疡的数目和大小,是否有相关的

抓痕、裂伤或水肿？检查阴道、会阴、肛周皮肤和腹股沟淋巴结。大体检查包括皮肤，眼睛和口腔。比如其他部位的湿疹可能会考虑接触性皮炎的诊断。

2. 需要考虑哪些鉴别诊断？

鉴别诊断包括感染（单纯疱疹病毒）、炎症、癌症、创伤和医源性原因（药物所致）。感染在年轻女性中更为多见，癌症多见于绝经后女性。持续超过 2 周的溃疡应该进行转诊处理。

外阴溃疡的鉴别参见表 4-4。糜烂指的是表皮脱失，而溃疡则涉及更深的组织，包括表皮和真皮。持续超过 2 周的溃疡都需要进行全面评估；绝大部分良性病变（包括口疮样溃疡和单纯疱疹病毒感染）差不多都会在 2 周内痊愈。

表 4-4　外阴溃疡的鉴别

外阴溃疡
急性
　　感染：HSV，梅毒，HIV
　　反应性：Lipschütz 溃疡
　　创伤
　　炎症：接触性皮炎，口疮样溃疡
　　药物反应：Stevens-Johnson 综合征（毒性表皮松解综合征）
慢性
　　炎症：克隆病，化脓性汗腺炎，白塞病，组织细胞增多症，坏疽性脓皮症
　　癌症：鳞癌，恶性黑色素瘤，基底细胞癌
　　药物反应：常用药物，如尼可地尔，膦甲酸钠，NSAIDs

单纯疱疹病毒（HSV）感染较为常见。生殖器疱疹一般为 2 型 HSV 感染。在滤泡出现之前，患者通常有严重的瘙痒和灼烧感，滤泡会破裂形成浅表溃疡，最终在 10～14 天内结痂痊愈。初次感染的恢复可能需要更长时间，为期 3 周。溃疡非常疼痛。继发的细菌感染很多

见，因此除了送病毒检测外还需送细菌培养。立即予抗病毒治疗可能降低愈合时间。反复的溃疡需要更长时间的抗病毒治疗。严重念珠菌和梅毒感染导致的病变往往是无痛性、不愈合的溃疡。

Lipschutz 溃疡指的是在感染过程中或之后的皮肤反应性过程（最常见的是和 EB 病毒感染有关），多见于年轻女性。Lipschutz 溃疡通常是实性的、较大的溃疡，可自行愈合，但可能需要短期的皮质激素以助愈合。

导致外阴溃疡的系统性炎性疾病包括白塞病、克隆病、血管炎、化脓性汗腺炎以及自身免疫性大疱性疾病（如寻常型天疱疮和大疱性类天疱疮）。

累及外阴的接触性皮炎通常表现为红斑，有时合并水肿和滤泡，严重的话会出现溃疡。霜剂和外用药物中的香氛和防腐剂是最常见的原因。

外阴的口疮样溃疡往往单发，或与口腔口疮同时出现。病变持续 5～7 天，不需结痂即可痊愈。可能会反复发作。

外阴扁平苔藓是一种炎性疾病，累及皮肤和黏膜。最常见的类型是糜烂性扁平苔藓，在阴唇系带和阴唇内侧的糜烂是其经典表现。硬化性苔藓是一种自身免疫性病变，与细胞外基质蛋白 1 的自身抗体有关。尽管扁平苔藓和硬化性苔藓通常累及外阴，它们罕有溃疡出现，这些病变中如果出现溃疡都需活检以排除鳞癌。

对于不愈合的溃疡需要考虑外阴癌。癌症较其他良性病变少见，但是由于外阴癌的表现并非特异，因此如果考虑该诊断就需要进行活检。大约 30% 绝经后的外阴癌患者存在溃疡。外阴癌风险随着年龄增加而增加。75 岁的风险是基础终身风险的 6 倍。鳞癌是最常见的类型，黑色素瘤和基底细胞癌较为少见。外阴癌的其他高危因素包括 HPV 感染（导致 60% 的外阴鳞癌，尤其是年轻女性）、吸烟和慢性炎性皮炎（如硬化性苔藓）。

与外阴溃疡有关的药物反应包括很多药物，如对乙酰氨基酚（扑热息痛），非甾体类抗炎药（NSAIDs），青霉素，别嘌呤醇，呋塞米和口服避孕药。药物导致的糜烂呈不规则形，没有药物反应在其他皮肤部位引起的色素沉着。药物导致的溃疡较为少见，相关药物包括NSAIDs，膦甲酸钠和尼可地尔。

总的来说，在急性情况下，最可能的鉴别诊断是感染和 EB 病毒感染引起的反应性溃疡。也要考虑接触性皮炎和药物导致的溃疡。持续的或反复的外阴溃疡需要排除鳞癌，尤其是老年女性。如果病史或检查都不支持上述鉴别诊断，就应该考虑罕见的原因，如创伤等。

3. 需要做哪些检查以辅助诊断？

细致的病史采集，检查外阴、黏膜和大体皮肤情况。送检细菌和病毒拭子。考虑全面的性传播疾病筛查和检测（如 HIV）。治疗无效的溃疡应予活检。

如果病史考虑接触性皮炎，应考虑皮贴检测（patch testing）。如果怀疑癌症或慢性炎性疾病导致溃疡，应该行活检送组织性检查。活检应该跨过溃疡的边界，这样才能提供有价值的信息。活检溃疡中心部位是没用的。

在本例患者中，除了右侧大阴唇实性溃疡外，没有其他部位的病变。病毒和细菌拭子均为阴性。已经留取照片标记溃疡的大小和位置。活检提示非特异性的溃疡反应，有中等炎性浸润。没有炎性皮炎、大疱性病变或癌症的证据。根据病史和组织学病理，考虑药物导致的溃疡是最可能的诊断。

4. 如何处理？

本例患者诊断为尼可地尔导致的溃疡。药物是在病变出现前 18 个月开始应用的。尼可地尔是一种扩血管药物，用于缓解心绞痛症状，可导致口腔、胃肠道、生殖器和皮肤溃疡，病变通常为痛性的，边界清晰，在停药后会迅速愈合（一般在 3 个月内）。即使每天 10mg 的小剂量也会导致溃疡发生，不过通常溃疡发生在 40mg 或更大剂量的情况下。立即停用尼可地尔，并在润肤液清洗后涂覆含有皮质激素 - 抗生素的霜剂以促进伤口愈合。在两个月后患者的溃疡愈合 70%，在 6 个月后完全愈合。外阴癌患者的恢复过程见图 4-1。

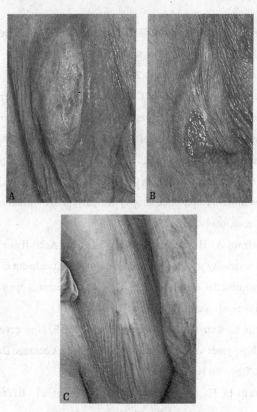

图 4-1 外阴癌患者的恢复过程
A：初始状态；B：治疗 3 个月；C：治疗 6 个月

【参考文献】

1. Mutch DG. The new FIGO staging system for cancers of the vulva, cervix, endometrium and sarcomas. GynecolOncol, 2009, 115(3): 325-328.

2. Covens A, Vella ET, Kennedy EB, et al. Sentinel lymph node biopsy in vulvar cancer: Systematic review, meta-analysis and guideline recommendations. GynecolOncol, 2015, 137(2): 351-361.

3. Van der Zee AGJ, Oonk MH, De Hullu JA, et al. Sentinel Node Dissection Is Safe in the Treatment of Early-Stage Vulvar Cancer. J Clin Oncol, 2008, 26(6): 884-889.

4. Levenback CF, Ali S, Coleman RL, et al. Lymphatic mapping and sentinel lymph node biopsy in women with squamous cell carcinoma of the vulva: a gynecologic oncology group study. J Clin Oncol, 2012, 30(31): 3786-3791.

5. Slomovitz BM, Coleman RL, Oonk MHM, et al. Update on sentinel lymph node biopsy for early-stage vulvar cancer. GynecolOncol, 2015, 138(2): 472-477.

6. Tristram A, Hurt CN, Madden T, et al. Activity, safety, and feasibility of cidofovir and imiquimod for treatment of vulval intraepithelial neoplasia(RTVIN): a multicentre, open-label, randomised, phase 2 trial. Lancet Oncol, 2014.

7. Pepas L, Kaushik S, Nordin A, et al. Medical interventions for high-grade vulval intraepithelial neoplasia. Cochrane Database Syst Rev, 2015, 8: CD007924.

8. Machida H, Moeini A, Roman LD, et al. Effects of imiquimod on vulvar Paget's disease: A systematic review of literature. GynecolOncol, 2015, 139(1): 165-171.

9. Homesley HD, Bundy BN, Sedlis A, et al. Radiation therapy versus pelvic node resection for carcinoma of the vulva with positive groin nodes. ObstetGynecol, 1986, 68(6): 733-740.

10. Mahner S, Jueckstock J, Hilpert F, et al. Adjuvant Therapy in Lymph Node-Positive Vulvar Cancer: The AGO-CaRE-1 Study. JNCI Journal of the National Cancer Institute, 2015, 107(3): dju426.

11. Gill BS, Bernard ME, Lin JF, et al. Impact of adjuvant chemotherapy with radiation for node-positive vulvar cancer: A National Cancer Data Base(NCDB)analysis. GynecolOncol, 2015, 137(3): 365-372.

12. Maybury CM, Pink A, Lewis F. A persistent vulval ulcer. BMJ, 2015: h5421.

第五章

妊娠滋养细胞疾病

【笔记】 妊娠滋养细胞疾病的诊治是北京协和医院妇科肿瘤的重大特色之一。由于病变发生率低，相关报道数量不如其他妇科肿瘤。这里介绍数项化疗方案和葡萄胎相关的研究进展。

一、妊娠滋养细胞肿瘤单药治疗和联合治疗相关的继发恶性肿瘤和早绝经的风险

二、完全性和部分性葡萄胎妊娠后再次葡萄胎的风险：回顾性研究

三、环孢菌素、羟基脲、放线菌素 D、甲氨蝶呤和长春新碱（CHAMOC 方案）治疗高危妊娠滋养细胞肿瘤

四、紫杉醇 / 卡铂治疗耐药的妊娠滋养细胞肿瘤：8 例患者的前瞻性研究

五、葡萄胎后低危滋养细胞肿瘤的治疗

一、妊娠滋养细胞肿瘤单药治疗和联合治疗相关的继发恶性肿瘤和早绝经的风险

这是查令十字医院发表于 *JCO* 的文章。所有在 1958～2000 年治疗的患者在 2006 年评估继发恶性肿瘤的事件数据和绝经年龄，以全国年龄匹配的人群作为比较对照。

结果总计入选 1903 例患者，平均随访 16.9 年，86

例患者发生了后续的恶性肿瘤,而按人口比例这个期望数值为 79 例 { 标准化的发生比率[SIR]为 1.1,95% CI 0.9-1.3}。以甲氨蝶呤单药和叶酸治疗(MTX-FA)治疗的患者总体风险较低(SIR 0.7,95% CI 0.5-1.1),以依托泊苷、甲氨蝶呤、放线菌素 D 接着另一周环磷酰胺和长春新碱(EMA-CO)治疗的风险也较低(SIR 0.9,95% CI 0.4-2.2)。但是口腔癌、黑色素瘤、脑膜瘤和白血病的风险显著上升。MTX-FA 治疗后绝经的累积风险很低,但是 EMA-CO 治疗的风险很高,40 岁前是 13%,45 岁前是 36%。

总之,现代化疗方案下 GTN 治疗后总体上继发癌症的风险与正常人群相似,MTX-FA 和 EMA-CO 治疗均不引起风险增加,有证据表明少部分患者人群中特定部位 - 肿瘤的癌症风险增加。除了 MTX-FA,所有主要治疗方案均增加早绝经的风险。

二、完全性和部分性葡萄胎妊娠后再次葡萄胎的风险: 回顾性研究

葡萄胎妊娠后再次发生葡萄胎的风险增加。一小部分反复葡萄胎的患者可能有常染色隐形遗传性疾病,家族性复发性葡萄胎(FRHM)等高危因素。一项发表于 *Human Reproduction* 的回顾性研究分析了 1990~2009 年 16 000 例部分性或完全性葡萄胎女性后续妊娠的情况。结果发现,一次和连续两次完全性葡萄胎妊娠(CM)后再次妊娠发生葡萄胎的风险大约为 1∶100 和 1∶4。而部分性葡萄胎(PM)后再次葡萄胎的风险较低(0.28%),连续两次 PM 后第三次葡萄胎的风险为 10%。大约 80% 的继发葡萄胎妊娠(无论是下次发生的还是后续发生的)其组织学类型和首次发生的葡萄胎

组织学类型相同。在研究人群中，1/640 的 CM 患者会发生 FRHM。在散发的 CM 和两倍体双亲性 CM 相关的 FRHM，妊娠滋养细胞肿瘤的发生率没有显著差别（proportion difference 0.05，Z = 0.87，P = 0.29），详见表5-1～表5-4。

表 5-1 葡萄胎妊娠后下次妊娠发生葡萄胎的频率

首次葡萄胎类型	继发葡萄胎		总病例数	总注册人数
	CM	PM		
CM	52	12	64（0.91%）	7037
PM	4	20	24（0.28%）	8553

表 5-2 初始诊断葡萄胎后、再次妊娠后发生葡萄胎的频率

首次葡萄胎类型	继发葡萄胎		总病例数	总注册人数
	CM	PM		
CM	37	9	46（0.65%）	7037
PM	7	25	32（0.37%）	8553

表 5-3 连续两次葡萄胎后发生第三次葡萄胎的频率

既往葡萄胎类型	第三次葡萄胎		总病例数
	CM	PM	
两次 CM（52 例）	12	-	12（23%）
两次 PM（20 例）	1	1	2（10%）
CM+PM（16 例）	-	1	1（100%）

表 5-4 并非连续的两次葡萄胎后发生第三次葡萄胎的频率

既往葡萄胎类型	第三次葡萄胎		总病例数
	CM	PM	
两次 CM（37 例）	7	-	7
两次 PM（22 例）	-	-	-

三、环孢菌素、羟基脲、放线菌素 D、甲氨蝶呤和长春新碱(CHAMOC 方案)治疗高危妊娠滋养细胞肿瘤

这个方案简称 CHAMOC,是改良的 Bagshawe 方案(去掉了马法兰)。研究在回顾性研究中总计包括 1985～2012 年 79 例 FIGO 定义的高危患者(评分≥7 分)、388 个周期。其中 68 例患者中,该方案为初治方案。其余 11 例是在其他治疗失败后或疾病复发后的挽救性治疗。初治组中和挽救性治疗组中分别有 85.3%(58/79)和 72.7%(8/11)获得完全缓解,两组中 3/4 级中性粒细胞减少发生率分别为 13.0% 和 3.4%,3/4 级血小板减少的发生非常罕见(所有治疗周期中发生率 1.3%)。经过 9.7～13 年的随访,除了 1 例患者在化疗后不久发生晚期结肠癌,没有其他继发肿瘤发生。研究者认为,CHAMOC 方案应该作为高危 GTN 的首选治疗,具有和 EMA-CO 相当的效果和类似的短期不良反应事件,长期合并症较少,而 EMA-CO 继发肿瘤的风险较高。

该方案具体应用参见表 5-5。

表 5-5　CHAMOC 方案(3 周一次为一个疗程,
当 β-hCG 降至正常后继续巩固 3 个疗程)

第 1 天	羟基脲	500mg 口服 q12h
第 2 天	羟基脲	500mg 口服 q12h
第 3 天	长春新碱	1mg/m²(最大 2mg) iv
	甲氨蝶呤	100mg/m² iv
	甲氨蝶呤	200mg/m² iv
第 4 天	休息	
第 5 天	放线菌素 D	0.01mg/kg(最大 0.5mg)静脉推注
	环孢菌素	600mg/m² iv
第 6 天	放线菌素 D	0.01mg/kg(最大 0.5mg)静脉推注
第 7 天	放线菌素 D	0.01mg/kg(最大 0.5mg)静脉推注

注:从甲氨蝶呤输注后 12 小时开始予四氢叶酸 15mg 口服 q12h,总计 4 次

四、紫杉醇／卡铂治疗耐药的妊娠滋养细胞肿瘤：8 例患者的前瞻性研究

这项来自印度的前瞻性研究以卡铂和紫杉醇联合方案治疗耐药的高危 GTN 患者，这些患者既往都接受过 EMA-CO 和 EMA-EP 治疗。治疗方案和常见的 3 周疗方案类似，每 3 周 1 次，紫杉醇按 $175mg/m^2$ 计算，卡铂按 AUC 6 计算。如果 β-hCG 降至正常，再给予 2 个周期的治疗。此后接受常规临床检查、每月监测 β-hCG 至 24 个月。

在 2008～2012 年总计 65 例 GTN 患者接受了治疗。其中 8 例患者为耐药性 GTN，FIGO Ⅰ期、Ⅲ期和Ⅳ期患者分别为 1 例、4 例和 3 例。根据 WHO 预后风险评分，1 例为低危，7 例为高危。患者总计接受了 35 个周期的紫杉醇／卡铂治疗，每例患者的中位治疗周期数为 4.4。合并症包括：3 例患者的黏膜炎，5 例患者的血小板减少、发热性中性粒细胞减少、临时性的肝功能损害。在 8 例患者，6 例取得良好缓解（但其中一例在首轮化疗后出现致命性咯血死亡），2 例疾病进展。2 例疾病进展的患者中，1 例在第 2 个周期 β-hCG 水平上升，再予 6 个周期的 EMA-EP 后获得良好缓解，另 1 例在多方案治疗后无效，出现广泛的肝脏、肺部转移。在中位 30 个月的随访后，5 例患者仍然保持病情缓解，3 例患者死亡。死亡患者中，除上述咯血和多重药物耐药的患者外，还有 1 例在 β-hCG 降至正常后拒绝继续紫杉醇／卡铂化疗，在治疗后 12 个月死亡。

研究者据此认为，对于耐药的 GTN 患者，紫杉醇／卡铂方案可以产生持续的完全缓解，其不良反应可控。

五、葡萄胎后低危滋养细胞肿瘤的治疗

这项来自日本的回顾性研究包括 166 例葡萄胎后低危 GTN 患者（1980～2014 年），初始治疗方案为 5 天的 MTX 肌肉注射或 5 天的依托泊苷静脉注射。结果发现，依托泊苷治疗患者的初始缓解率显著高于 MTX 治疗方案（90.6% vs. 64.7%）。初始耐药的 42 例患者中，MTX 治疗组和依托泊苷治疗组分别为 23 例（22.6%）和 4 例（6.3%）。因为药物毒性而更换方案的患者中，MTX 治疗组和依托泊苷治疗组分别为 4 例（6.3%）和 2 例（3.1%）。母亲年龄和转移并不显著影响 MTX 的耐药情况，而 FIGO 评分跟高和治疗前 hCG > $5×10^4$ mIU/ml 在发生 MTX 耐药的患者中更为常见。另外，首轮 MTX 治疗后 hCG 下降<30% 与 MTX 耐药显著相关。最终 MTX 治疗组和依托泊苷治疗组分别有 2 例（2.0%）和 1 例（1.6%）复发。

【参考文献】

1. Savage P, Cooke R, O'Nions J, et al. Effects of Single-Agent and Combination Chemotherapy for Gestational Trophoblastic Tumors on Risks of Second Malignancy and Early Menopause. J Clin Oncol, 2014, 33（5）: 472-478.

2. Eagles N, Sebire NJ, Short D, et al. Risk of recurrent molar pregnancies following complete and partial hydatidiform moles. Hum Reprod, 2015, 30（9）: 2055-2063.

3. Chu MM, Ma Y, Tse KY, et al. Cyclophosphamide, hydroxyurea, actinomycin d, methotrexate, and vincristine in the treatment of gestational trophoblastic neoplasia. Int J Gynecol Cancer, 2015, 25（3）: 498-503.

4. Rathod PS，Kundargi R，Pallavi VR，et al. Refractory Gestational Trophoblastic Neoplasia: A Novel Drug Combination With Paclitaxel and Carboplatin Produces Durable Complete Remission. Int J Gynecol Cancer，2015，25（9）：1737-1741.

5. Kizaki S，Hashimoto K，Matsui H，et al. Comparison of 5-day MTX and 5-day ETP treatment results and early predictors of drug resistance to 5-day MTX in patients with post-molar low-risk gestational trophoblastic neoplasia. Gynecologic Oncology，2015，139（3）：429-432.

第六章

妇科肿瘤Ⅰ期研究

【笔记】 Ⅰ期临床试验主要是研究人体对新药的耐受性，提出初步的、安全有效的给药方案。在精准医学时代，Ⅰ期研究是整个肿瘤药物治疗的基础和中心。

一、晚期实体肿瘤患者中 JNJ-42756493 剂量递增的Ⅰ期研究

二、RRx-001 在晚期癌症患者中的安全性和活性：首次人类中开放的、剂量递增的 1 期研究

三、卡铂 / 阿霉素联合托珠单抗（tocilizumab）、干扰素 α2b 治疗复发性上皮性卵巢癌的 1 期研究

四、AZD1775（MK-1775）单药治疗耐药的实体肿瘤的Ⅰ期研究

一、晚期实体肿瘤患者中 JNJ-42756493 剂量递增的Ⅰ期研究

JNJ-42756493 是一种口服的全（pan-）成纤维细胞生长因子受体（FGFR）酪氨酸激酶抑制剂。这篇研究评估该药的安全性、药代动力学和药效学，并明确用于Ⅱ期研究的推荐剂量（RP2D）。晚期肿瘤患者接受从 0.5～12mg 持续每天服用的剂量，或 10/12mg 间歇应用（7 天用药，7 天休息）的方案。

研究总计招募了 65 例患者。最常见的治疗期间出现的不良事件包括：高磷酸盐血症（65%），虚弱（55%），口干（45%），指甲毒性（35%），便秘（34%），食欲降低（32%）和味觉障碍（31%）。计有 27 例患者（42%）发生过≥3 级以上的治疗期间出现的不良事件，在每天 12mg 剂量组还发生 1 例 3 级的 ALT 升高、剂量限制的不良反应。未能确定最大耐受剂量。每天 9mg 的剂量被视为初始的 RP2D，但是耐受性在间歇组中得到改善，间歇应用的方案中以每天 10mg 作为初始的 RP2D。药代动力学呈线性、剂量比例的和可预测的，半衰期 50～60 小时。在每天 4mg 剂量开始的所有患者中出现剂量依赖的血清磷酸盐升高，这也是药效学效应的表现。在具有肿瘤 *FGFR* 途径改变、可进行缓解情况分析的 23 例患者中，4 例有明确的缓解，1 例不确定的部分缓解（成胶质细胞瘤、泌尿系上皮肿瘤和内膜癌患者，他们都携带有 *FGFR2* 或 *FGFR3* 易位），16 例患者 SD。

因此，对于晚期恶性肿瘤患者，以 JNJ-42756493 每天 10mg、7 天应用 /7 天休息的剂量进行治疗，可以观察到临床缓解，并具有药效学标记物活性和可控的安全性事件。

二、RRx-001 在晚期癌症患者中的安全性和活性：首次人类中开放的、剂量递增的 1 期研究

表观遗传学的改变和肿瘤形成以及化疗耐药明确相关，而表观修饰是癌症研究中颇具吸引力的研究对象。RRx-001（二硝基氮杂环丁烷）是来自航天工业的一种新型化合物，作用于肿瘤微环境，与血红蛋白共价结合，改变部分亚群红细胞的代谢和流变学。红细胞对肿瘤内皮的刚性和附着力均增加，导致缺氧环境，通过缺氧诱导

活性氧和氮族产物生成，从而能够表观修饰 DNA 甲基化、组蛋白脱乙酰化和赖氨酸反甲基化。既往已经发现 RRx-001 抑制癌细胞系的增殖，其介导的活性氧和氮族产物能够导致癌细胞 DNA 的破坏和凋亡。在数种动物模型中，RRx-001 能够有效抑制肿瘤增殖，并影响肿瘤的血管结构。另外，RRx-001 还能够抑制很多细胞系的 DNA 转甲基酶和组蛋白脱乙酰酶活力，包括一系列鳞癌细胞系。一篇发表于 *Lancet Oncology* 的 1 期研究首次在人类癌症患者中评估 RRx-001 的安全性、耐受性和药代动力学。研究招募的成年患者其组织学或细胞学证实为晚期的、无法治愈的实体恶性肿瘤，预期寿命至少 12 周，在干预前 6 周停用所有抗肿瘤药物且没有既往治疗的残留不良反应。患者接受至少 1 周 1 次或 2 周 1 次的 RRx-001（剂量逐渐递增，10，16.7，24.6，33，55，83mg/m^2）至少 4 周，每一剂量人群中至少有 3 例患者，在增量前有 2 周的观察时间。

结果从 2011 年 10 月 10 日至 2013 年 3 月 18 日总计招募 25 例患者，分别有 6 例、3 例、3 例、4 例、3 例和 6 例患者以 10，16.7，24.6，33，55，83mg/m^2 的剂量治疗。注射部位疼痛（基本上为 1/2 级）是最常见的治疗相关的不良事件（84% 的患者）。其他常见药物相关的不良事件包括：上臂肿胀或水肿（32% 的患者），静脉变硬（28% 的患者）。没有观察到剂量限制性不良反应。来自 RRx-001 输液疼痛处理的相关时间限制导致最大的合适剂量为 83mg/m^2。在 21 例可以评估的患者中，1 例患者部分缓解，14 例 SD，6 例疾病进展。所有反应都是根据肿瘤类型而异。有 4 例接受 RRx-001 的患者后续重新接受了既往无效的化疗，且都获得了缓解。

据此，RRx-001 是一种可以耐受的新型化合物，在检测剂量上没有明显的临床不良反应。临床前活性反应的证据令人鼓舞，根据这些发现，推荐 16.7mg/m² 的剂量作为 2 期临床的靶向剂量。

本研究中包括 1 例铂类耐药的卵巢癌患者。

三、卡铂／阿霉素联合托珠单抗（tocilizumab）、干扰素 α2b 治疗复发性上皮性卵巢癌的 1 期研究

免疫系统在上皮性卵巢癌（EOC）中作用重要，白介素 6 与化疗耐药以及免疫抑制的肿瘤微环境有关。发表在 *Annals of Oncology* 的一项研究分析了卡铂／阿霉素联合白介素 6（IL-6）受体阻滞剂（IL-6R）托珠单抗和免疫增强剂白介素 α（Peg-Intron）治疗复发性 EOC 的可行性和安全性。在这项剂量递增的研究中，患者在前三个卡铂（AUC 5）／阿霉素（脂质体阿霉素 30mg/m² 或阿霉素 50mg/m² 静脉注射第 1 天应用，每 4 周一次，总计 6 个周期）化疗周期中，接受托珠单抗 1，2，4 或 8mg/kg 静脉注射每 4 周一次。如果托珠单抗用到最高剂量（8mg/kg），加用 Peg-Intron（1μg/kg 皮下注射）。外周血单核细胞用于免疫监测（基础值，3 个周期后和 6 个周期后）。

结果总计招募了 23 例患者，没有剂量限制的不良反应发生。最常见的 3/4 级不良事件（CTCAE v4.03）是中性粒细胞减少（23%），发热性中性粒细胞减少（19%）和肠梗阻（19%）。没有治疗相关的死亡发生。应用 CT 评估，21 例患者有 11 例缓解，6 例 SD，3 例进展。接受最高剂量托珠单抗的患者其 IL-6R 出现功能性封闭，伴有血清 IL-6 水平（$P = 0.02$）和可溶性 IL-6R 水平（$P = 0.008$）的增加。随之免疫细胞降低 pSTAT3 水平，骨髓细胞分泌更多的 IL-12 和 IL-1β，而 T 细胞更加活化，分泌更高水平的效应细胞因子干扰素 γ 和肿瘤坏死

因子 α。可溶性 IL-6R 水平的增加可能和生存收益有关（$P = 0.03$）。

因此，对于复发性上皮性卵巢癌患者，在卡铂/（脂质体）阿霉素治疗同时，功能性白介素 6 受体阻滞（8mg/kg 的托珠单抗）是可行且安全的，推荐将这种联合治疗在免疫参数的基础上用于II期研究。

四、AZD1775（MK-1775）单药治疗耐药的实体肿瘤的I期研究

在 DNA 破坏时，Wee1 酪氨酸激酶能够磷酸化并灭活细胞周期蛋白依赖的激酶（Cdk）1/2。AZD1775 是原创的 Wee1 激酶抑制剂，在前临床的模型中具有单药的抗肿瘤活性。在本研究中，研究者进行了I期研究，分析 AZD1775 对于耐药实体肿瘤的效果，以判断其最大耐受剂量（MTD），药代动力学，以及配对肿瘤活检标本中的 Tyr15-Cdk（pY15-Cdk）磷酸化修饰以及磷酸化的组蛋白 H2AX（γH2AX）水平。研究中 AZD1775 每天服用两次，每周服用 2.5 天，每个 21 天的周期最多应用 2 周（3+3 设计），配对肿瘤活检在基础值和第五剂治疗后进行以检测 pY15-Cdk 和 γH2AX 水平。6 例携带 BRCA 突变的实体瘤患者招募进行 MTD 分析。

结果总计招募了 25 例耐药的实体瘤患者，MTD 确定为 225mg、每天 2 次、每周 2.5 天、每 21 天周期应用 2 周。2 例携带 BRCA 突变的患者有明确的部分缓解：1 例是头颈部肿瘤，1 例是卵巢癌。常见的不良反应为骨髓抑制和腹泻。剂量限制的不良反应为室上性心动过速和骨髓抑制。研究中观察到药物的蓄积（半衰期大约 11 个小时），还观察到 pY15-Cdk 水平的减少（2/5 例配对标本）和 γH2AX 水平的升高（3/5 例配对标本）。

这是首例有关 AZD1775 在携带 BRCA 突变患者中的单药活性的报道。在配对的肿瘤活检标本观察到靶向调节和 DNA 损伤反应的机制证据。

【参考文献】

1. Tabernero J, Bahleda R, Dienstmann R, et al. Phase I Dose-Escalation Study of JNJ-42756493, an Oral Pan-Fibroblast Growth Factor Receptor Inhibitor, in Patients With Advanced Solid Tumors. Journal of Clinical Oncology, 2015, 33 (30): 3401-3408.

2. Reid T, Oronsky B, Scicinski J, et al. Safety and activity of RRx-001 in patients with advanced cancer: a first-in-human, open-label, dose-escalation phase 1 study. Lancet Oncol, 2015, 16 (9): 1133-1142.

3. Dijkgraaf EM, Santegoets SJAM, Reyners AKL, et al. A phase I trial combining carboplatin/doxorubicin with tocilizumab, an anti-IL-6R monoclonal antibody, and interferon-α2b in patients with recurrent epithelial ovarian cancer. Ann Oncol, 2015, 26 (10): 2141-2149.

4. Do K, Wilsker D, Ji J, et al. Phase I Study of Single-Agent AZD1775 (MK-1775), a Wee1 Kinase Inhibitor, in Patients With Refractory Solid Tumors. Journal of Clinical Oncology, 2015, 33 (30): 3409-3415.

第七章

肿瘤相关问题

第一节　癌症预防和筛查

【笔记】　美国癌症协会（ACS）每年都发布有关癌症筛查指南，对常见癌症的筛查进展进行总结。妇科肿瘤领域中当以宫颈癌的筛查和预防研究进展最大，内膜癌和卵巢癌则并不主张进行普遍筛查。究竟如何降低癌症风险？除了遗传因素外，健康的生活方式恐怕是唯一答案。

一、ACS 有关癌症筛查指南的总结：2015 年

二、通过选择健康膳食与运动降低癌症风险：ACS 指南

三、成年体重增加和肥胖相关癌症：荟萃分析

四、孕妇中进行无创性产前诊断发现的无症状性癌症

一、ACS 有关癌症筛查指南的总结：2015 年

该总结发表于 *CA*，是一年一度 ACS 的重头文章。表 7-1 是常规风险、无症状成人中乳腺癌、宫颈癌、结直肠癌、内膜癌和前列腺癌早期检查和高危风险、无症状成人中肺癌早期检查的推荐。

表 7-1　ACS 有关癌症筛查指南的总结

癌症部位	人群	检查或操作	频率
乳腺	≥20 岁女性	乳腺自检 (BSE)	无论女性选择不做 BSE 或规律做 BSE（每月一次）或不规律做，都是可以接受的；在 20 多岁的时候，女性应知晓 BSE 的好处和局限；无论女性是否进行过 BSE，应该强调立即向专业人员报告任何新发乳腺症状的重要性；选择做 BSE 的女性应该接受指导，并在周期性的体检中对其技巧进行检查
		临床乳腺检查 (CBE)	对于 20 多岁和 30 多岁的女性，推荐 CBE 作为规律体检的一部分，最好至少每 3 年检查一次；没有症状的≥40 岁的女性应该继续接受 CBE 作为规律体检的一部分，最好每年一次
		乳腺成像	从 40 岁开始每年一次乳腺成像检查
宫颈	21～65 岁的女性	巴氏涂片和 HPV DNA 检查	宫颈癌筛查应该从 21 岁开始；对于 21～29 岁的女性，筛查应该以传统的巴氏涂片或液基涂片每 3 年查一次；对于 30～65 岁的女性，筛查应该每 5 年一次，每次同时进行 HPV 检查和巴氏涂片（最佳方案），或者每 3 年一次，每次进行巴氏涂片（可接受的方案）。对于>65 岁的女性，在过去 10 年中，如果连续≥3 次巴氏涂片或者如果连续≥2 次巴氏涂片及 HPV 检测均为阴性，而且最近一次检查是在过去的 5 年内，则可终止筛查。对于因为良性疾病行全子宫切除的女性，应该停止筛查。任何年龄的女性不应该接受任何形式的年度筛查

续表

癌症部位	人群	检查或操作	频率
结直肠	男性和女性，年龄≥50岁	基于木愈创木脂的粪便潜血检查（gFOBT）检查癌症的敏感性至少有50%，或粪便免疫组化检查（FIT）的敏感性至少有50%，或	从50岁开始进行年度检查；根据制造商有关收集和样本技巧的样本数的推荐在家中进行检测；并不推荐在基层医疗现场所通过医师肛门检查时的指检收集到的单次粪便样本进行FOBT检验；也不推荐基于愈创木脂的测纸测试，免疫组化检测对患者更加适合，似乎有同等或更好的敏感性和特异性；如果开始即有阳性发现，没有道理重复进行FOBT
		粪便DNA检查，或	从50岁开始，每3年一次
		乙状结肠镜检查，或	从50岁开始，每5年一次；FSIG可以单独施行，或考虑每5年查一次FSIG，同时每年查一次高敏感的gFOBT或FIT
		双重对照的钡灌肠，或	从50岁开始，每5年一次
		结肠镜，或	从50岁开始，每10年一次
		CT结肠成像	从50岁开始，每5年一次

续表

癌症部位	人群	检查或操作	频率
子宫内膜	绝经女性		从绝经开始，常规风险的女性应该告知其内膜癌的风险和症状，并强烈推荐她们向其医师报告任何意外的流血或点滴出血
肺	目前或既往吸烟者（戒烟现是在过去15年内）、年龄55~74岁、健康良好、既往吸烟史至少30包/年	低剂量螺旋CT（LDCT）	对于明显健康的、55~74岁的、有至少30包/年的、目前正在吸烟或戒烟不足15年的患者，能够保证质量的医师和医疗中心应该与其讨论开始进行年度的肺癌筛查。在开始肺癌筛查的决定之前，应该给予患者知情同意，并和医师决策分享，以充分说明潜在的受益、局限和危害。与正在吸烟这进行讨论时，戒烟咨询仍是临床医师应该高度关注的内容，应该告知他们仍有肺癌的风险。筛查不应视为替代戒烟的方案
前列腺	≥50岁的男性	肛门指检以及前列腺特异的抗原检测	至少还有10年预期寿命的男性应该有机会和他的医生进行知情决策，在接受有关前列腺癌筛查在受益、风险和不确定性后，决定是否进行前列腺癌筛查；如果没有知情决策流程，不应进行前列腺癌筛查

有关宫颈癌筛查，在 2012 年 ASCCP 指南的基础上有两处变动（2013）。基于 Kaiser Permanente Northern California（KPNC）数据库，2013 年的管理指南推荐 HPV 阳性且 ASCUS 的女性在 3 年内进行再次筛查，而不是在 4 年内，并且强调，目前没有足够的证据表明，HPV 阴性、ASCUS 的结果在 65 岁时可以不再进行筛查。第二个变化是 FDA 批准 HPV 检测可以作为首选的宫颈癌筛查方案，也就是说，HPV 成为单独的筛查方案而不需要同时进行细胞学检查。当然，ACS 已经充分考虑到这两点的变化，总体原则已经包括这些考虑在内。

二、通过选择健康膳食与运动降低癌症风险：ACS 指南

本文是美国癌症学会防癌营养与运动指南（2012年）。全文很长将近 4 万字，节选如下。

摘要：美国癌症学会（ACS）发布营养与运动指南，作为其对外交流、政策、社区策略的指导方针，并最终引导美国大众的膳食与运动模式。美国癌症学会大约每 5 年发布一次营养与运动指南，均由癌症研究、预防、流行病学、公共健康以及政策领域的国家专家小组制定。营养与运动指南纳入了当前膳食与运动模式与癌症风险相关的最新科学证据。美国癌症学会指南主要为个体提供膳食与运动模式的相关推荐，这些推荐的背景是社区或者促进、或者妨碍这些健康行为。因此，学会还为社区行动提供了配套 4 条个体推荐的相关建议以降低癌症风险。社区行动建议认为一个支持性的社会和锻炼环境是实现社会各阶层人士真正有机会参与健康行为必不可少的前提条件。美国癌症学会指南符合美国心脏学会和美国糖尿病学会制定的冠心病和糖尿病预防指南，

以及 2010 版美国膳食指南与 2008 版美国运动指南中规定的一般健康改善建议。ACS 防癌营养与运动指南见表 7-2。

表 7-2 ACS 防癌营养与运动指南

ACS 推荐的个体选择

努力达到健康体重并终生保持

    1. 尽可能地苗条,但不能过瘦

    2. 在各年龄段都应避免额外的体重增加;对于目前超重或肥胖的人,降低哪怕少量体重也会使健康受益,且是一个良好的开始

    3. 有规律的运动,并限制高热量食物和饮料的摄入,这是保持健康体重的关键策略

采取积极运动的生活方式

    1. 成人应保证每周至少 150 分钟中强度或 75 分钟高强度运动,或将两者等效组合,若均匀分布于整个星期则更佳

    2. 儿童和青少年应保证每天至少 1 小时中强度或高强度的运动,并保证每周至少 3 天参加高强度的体育锻炼

    3. 限制静坐、少动行为,例如坐、躺、看电视、或其他形式的面对屏幕的娱乐活动

    4. 在常规活动以外做一些运动,无论强度高低,均能使身体获得诸多益处

选择健康饮食,强调蔬菜水果

    1. 依据达到并保持健康体重所需的摄入量来选择适宜的食物和饮料

    2. 限制加工的肉食品和红肉的摄入

    3. 每天至少食用 2.5 杯量的蔬菜水果

    4. 选择全谷类食物,而非经加工谷物

若饮用酒精类饮料,请限量

    5. 女性每天饮酒量不超过 1 杯,男性每天饮酒量不超过 2 杯

ACS 推荐的社区行动

公立、私立和社区组织应开展国家、州和地方合作,以确保下列政策和环境相关调整落到实处:

续表

1. 在社区、工作场所和学校增加价格实惠的健康食物的获取途径，限制低营养价值食物和饮料的获得途径和营销活动，尤其针对年轻人群

2. 在学校、工作场所提供安全、舒适和便捷的运动环境，在社区可提供相同标准的运动和娱乐环境

注：ACS 表示美国癌症学会

一杯定义为 12oz（340ml）啤酒，5oz（141ml）葡萄酒或 1.5oz（42ml）的 80% 标准酒精度的白酒

影响几大常见癌症风险的膳食和运动因素

1. 子宫内膜癌　子宫内膜癌是美国最常见的女性妇科肿瘤，经年龄校正后，在所有女性癌症中发病率排在第四位。目前有充足证据表明肥胖可增加子宫内膜癌风险，超重/肥胖女性的发病率高出 2～3.5 倍。在美国，约 60% 的子宫内膜癌病例归咎于肥胖。绝经前女性中，子宫内膜癌发病风险增加与以下因素有关：胰岛素抵抗，卵巢雄激素增加，排卵停止，以及体重超重导致的慢性孕激素缺乏。在绝经后女性中，子宫内膜癌风险增加归咎于血液循环中存在较高浓度的生物活性雌激素，这些雌激素在雄烯二酮向脂肪组织雌素酮转变过程中生成的。与当前正在使用和曾经接受过绝经后激素治疗女性相比，未接受过任何绝经后激素治疗女性中，肥胖相关子宫内膜癌的发病风险更为显著。欧洲癌症与营养前瞻性调查（EPIC）研究是一项大型前瞻性研究，共涉及 9 个欧洲国家。研究结果表明子宫内膜癌发病风险与基于腰围测量的肥胖和腹型肥胖之间存在高度独立的相关性。

多项流行病学研究结果一致表明运动与子宫内膜癌风险呈负相关，尽管一些研究中这种相关性仅出现在绝经前女性或超重和肥胖女性亚组中。另外一项研究结果

显示独立于运动水平,长时间静坐会增加子宫内膜癌风险。积极运动的生活方式可通过帮助保持健康体重间接降低子宫内膜癌风险,以及降低糖尿病和高血压等子宫内膜癌危险因素的发病风险。

与肥胖症、运动等与子宫内膜癌风险相关性不同的是,个体膳食因素研究证据尚缺乏统一结论。病例对照研究总体上认为子宫内膜癌发病风险与水果和蔬菜摄入量呈负相关。然而,另外两项队列研究中未观察到子宫内膜癌发病风险与水果总摄入量和蔬菜总摄入量呈负相关性,也未在任何一个植物亚组中观察到这一相关性。同样,尽管总体上病例对照研究认为食用高纤维和抗氧化食物可降低子宫内膜癌风险,而食用红肉,总脂肪、饱和脂肪以及动物脂肪摄入均可增加子宫内膜癌风险,但队列研究中却未验证上述结论。一项女性健康行动膳食调整随机对照试验结果显示,膳食干预(总脂肪摄入低,蔬菜、水果和谷类摄入高)对子宫内膜癌风险无任何影响。一项基于 4 项队列研究的荟萃分析结果显示高甘油三酯负荷饮食可增加子宫内膜癌风险。

目前有关饮酒与子宫内膜癌风险的相关性方面尚未达成一致结论。最近一项基于 7 项队列研究的荟萃分析结果显示,子宫内膜癌风险与每日饮酒量呈非线性关系,表明每天最多饮酒 1 杯与子宫内膜癌风险呈轻微负相关,而每天饮酒超过 2 杯则可增加子宫内膜癌风险。

当前减少子宫内膜癌风险的最佳营养与运动相关建议是保持一个健康体重并定期参加运动。

2. 卵巢癌 卵巢癌在妇科肿瘤中发病率居第 2 位,它是妇科癌性死亡率最高的肿瘤。尽管卵巢癌的病因还不十分清楚,但是激素、环境和遗传因素可能与之相关。卵巢癌中约 10% 因家族遗传所致。

目前，尚未发现任何与卵巢癌发病确切有关的营养学因素。尽管尚未达成一致意见，但相关综合证据表明肥胖可增加卵巢癌发病风险。基于8项人群病例对照研究和8项队列研究的荟萃分析结果显示肥胖女性中卵巢癌风险增加。另外还有两项队列研究结果表明卵巢癌发病风险与肥胖相关。一项全国健康研究所-AARP（NIH-AARP）开展的队列研究中，从未接受过绝经后激素治疗女性人群中，肥胖女性的卵巢癌患病风险较正常体重女性高83%；而接受过绝经后激素治疗女性人群中未观察到这一相关性。另外，一项EPIC研究结果显示，卵巢癌与肥胖之间存在相关性，绝经后女性人群中这种相关性更为显著。

一项有关体重控制和运动的IARC报告和2007年WCRF/AICR报告中尚未就运动和肥胖在卵巢癌发病风险中所发挥的作用得出确切结论。然而，一项基于观察性研究的荟萃分析结果显示运动水平和卵巢癌风险呈中度负相关。但此后发表的另外两项队列研究中未观察到这一相关性。

目前针对大量食用蔬菜和水果可减少卵巢癌风险的相关证据较为有限。最近多项队列研究一致表明几乎未观察到这一相关性。护士健康研究中，青少年增加水果和蔬菜摄入量可降低卵巢癌风险，表明早期饮食干预可能会降低相关风险。

尚无研究证据表明摄入动物性食物，包括肉类、蛋类和奶制品可增加卵巢癌风险。前瞻性队列研究（包括12项队列研究和其他研究的汇总数据）结果表明牛奶／奶制品或钙摄入不会增加卵巢癌风险。尚未对维生素D摄入相关性达成一致性意见。

一些证据表明过度摄入饱和脂肪酸可增加卵巢癌风

险。近期一项随机临床试验进一步验证了这一结论，表明低脂饮食干预可降低卵巢癌风险。几乎没有研究结果显示饮酒与卵巢癌风险之间存在任何相关性。

一些证据表明大豆类食物可降低卵巢癌风险。少数研究结果显示大豆/异黄酮摄入与卵巢癌风险呈负相关。然而，最近一项瑞典队列研究结果显示植物雌激素摄入与卵巢癌风险无关。数项荟萃分析结果显示饮茶可能降低卵巢癌发病风险，尤其是饮用绿茶。

尽管某些积极研究领域所获得的证据较为正面，但当前获得的营养和运动与卵巢癌风险相关证据仍较有限，且缺乏统一结论。因此，本指南无法就卵巢癌预防提供针对性建议。

三、成年体重增加和肥胖相关癌症：荟萃分析

这是发表于 *JNCI* 的对前瞻性观察研究的剂量反应型（dose-response）荟萃分析。其中肥胖程度以体质指数（BMI）进行评估。总计包括了 50 项研究。结果发现，成年体重每增加 5kg，下述癌症相对风险总结分别为：

1. 绝经后乳腺癌（不应用或应用低剂量激素补充治疗［HRT］）：1.11（95% CI 1.08-1.13）。

2. 绝经后内膜癌（不应用 HRT）：1.39（1.29-1.49）。

3. 绝经后内膜癌（应用低剂量 HRT）：1.09（1.02-1.16）。

4. 绝经后卵巢癌（不应用或应用低剂量 HRT）：1.13（1.03-1.23）。

5. 男性结肠癌：1.09（1.04-1.13）。

6. 肾癌：最高水平体重增加和最低水平体重增加的 RR 1.42（1.11-1.81）。

但是，成年体重的增加和下述癌症的风险无关：绝

经前乳腺癌，常规量 HRT 应用者的绝经后乳腺癌，前列腺癌，女性结肠癌，胰腺癌，甲状腺癌。成年体重的增加和绝经后女性（$P_{heterogeneity} = 0.001$）乳腺癌风险以及非 HRT 应用者乳腺癌风险（$P_{heterogeneity} = 0.001$）的相关性最为明显，非 HRT 应用者的内膜癌风险也是类似的（$P_{heterogeneity} = 0.04$）。

总之，避免成年体重增加可能会对某些类型的癌症有保护作用，尤其是非 HRT 的应用者中。

四、孕妇中进行无创性产前诊断发现的无症状性癌症

无创性产前诊断用于检测胎儿非整倍体已经成为临床应用。绝大部分产前诊断关注 21- 三体、18- 三体和 13- 三体。但是随机的基因测序不仅能够检测胎儿三体，而且也能发现其他染色体非整倍体，甚至节段性胎儿染色体不平衡。在癌症患者中利用相似的大规模平行测序方法检测血清 DNA 已经能够在拷贝数改变之前发现肿瘤相关的拷贝数异常。*JAMA Oncology* 的一项短篇报道中，来自鲁汶大学的研究者利用无创性产前诊断技术在 4000 例孕妇样本中发现 3 例癌症相关拷贝数变化的异常质量评分和可重复性全基因组表达谱相似性（3 profiles with an aberrant quality score and reproducible genomewide representation profiles reminiscent of cancer-related copy number variation）。这 3 例孕妇都接受了全身弥散加权核磁成像，发现相应的肿瘤包块。其中，1 例为ⅣA 期卵巢癌，1 例为Ⅲ-SE 期滤泡性淋巴瘤，1 例为Ⅱ期何杰金淋巴瘤。这些结果说明，应用血清 DNA 的基因组分析进行无症状性人群范围内癌症筛查也许是可行的。

在 2015 年的 *JAMA* 上也发表了一篇无创性产前诊断和隐匿的母亲恶性肿瘤的队列研究,来自塔夫茨医学中心的研究者希望通过拷贝数变异模式的大规模平行测序前瞻性地发现隐匿性的母亲恶性肿瘤。研究从 2012 年 2 月 15 日至 2014 年 9 月 30 日在无症状的孕妇中收集了 125 426 例标本以用于无创 DNA 序列分析、进行产前非整倍体筛查。结果涉及 13,18,21,X 或 Y 染色体一种或多种非整倍体的异常结果总计 3757 例(3%)。结果在 10 例已知母亲癌症的病例中 8 例获得了详细的临床和序列分析数据。在产前诊断超过 1 种异常的罕见情况中,母亲癌症的发生率最高:39 例多种非整倍体异常的患者中发生 7 例癌症,发生率 18%(95% CI 7.5%~33.5%)。所有 8 例都进行了进一步生物信息学分析,她们在多个染色体中出现独特的非特异性拷贝数获得/缺失模式。其中 1 例直结肠癌患者治疗结束后血液样本显示,再也没有这种明显的异常模式了。这一初步研究中,一小部分隐匿恶性肿瘤患者通过胎儿核型异常的无创性产前诊断而得到发现。其临床意义仍需进一步研究。

第二节 肿瘤合并症的预防和治疗

【笔记】 合并症的预防和处理是肿瘤治疗的难点和挑战之一,除了个人经验和技巧外,建立在循证医学基础之上的推荐是我们实践中最重要的依据。

一、ASCO 有关癌症患者静脉血栓栓塞预防和治疗指南的升级(2014)

二、活动的癌症患者中静脉血栓的预防:*NEJM* 综述

三、可疑肺栓塞的诊断性预测模型:系统性评价及扩展性验证

四、复杂妇科手术围术期扩展抗凝治疗的有效性和安全性

五、WBC 生长因子的推荐：ASCO 临床实践指南升级

六、Rolapitant 预防化疗导致恶心呕吐的安全性和有效性：两项随机双盲的 3 期研究

七、腹腔内感染的抗感染治疗：随机对照研究

八、女性生殖道瘘修补后放置尿管的时间：随机对照研究

九、浅表性静脉血栓：BMJ 临床综述

一、ASCO 有关癌症患者静脉血栓栓塞预防和治疗指南的升级（2014）

在 2013 年指南的基础上，研究者对 2012～2014 年的文献进行了回顾，结果发现没有确切的证据促使 2013 年指南的改变。具体推荐如下。相关数据附录（包括证据表、临床工具和资源，参见 ASCO 的网站指南 www.asco.org/guidelines/vte）。

干预：

药物干预。

目标听众：

内科肿瘤学家，外科肿瘤学家，住院医生，肿瘤学护士。

重要推荐：

1. 绝大部分住院的癌症活跃的患者在住院期间需要预防性抗凝。对于入院进行小操作或短期静脉输液的患者是否进行常规预防性抗凝，缺少充分的数据。

2. 对于日常活动的癌症患者不推荐常规预防性抗凝，但可用于高度选择的高危患者。

3. 进行抗血管生成药物化疗和（或）地塞米松治疗的多发性骨髓瘤的患者应该接受低分子肝素（LMWH）或小剂量阿司匹林的治疗以预防深静脉血栓。

4. 接受大型癌症手术的患者应该在手术前开始预防性抗凝并持续应用至少 7～10 天。

5. 对于接受大型腹部或盆腔手术并伴有高危情况的患者中，应该考虑将术后的预防性抗凝延伸至 4 周时间。

6. 对于明确深静脉血栓和肺栓塞的患者，推荐在初始的 5～10 天应用 LMWH，并将之作为二级预防应用至少 6 个月。

7. 对于恶性肿瘤合并深静脉血栓的患者，目前不推荐使用新型的口服抗凝药物。

8. 如果没有其他指征，抗凝治疗不应作为延伸患者生存的方案。

9. 癌症患者应该周期性地评估深静脉血栓的风险。

10. 肿瘤专业人员应该教育患者有关深静脉血栓的表现和症状。

二、活动的癌症患者中静脉血栓的预防：*NEJM* 综述

这是 *NEJM* 的综述文章。癌症患者静脉血栓栓塞风险是其他患者 4～6 倍，实体肿瘤和血液型癌症中的风险最高，接受放化疗的、接受手术、转移性疾病或遗传性血栓形成倾向的患者风险也增加。静脉血栓是癌症患者第 2 位的死亡原因。对于癌症患者，合并血栓的患者第 1 年的生存率是没有血栓患者的 1/3。甚至有的医疗研究机构宣称住院期间的静脉血栓栓塞是一种医疗过失。但是目前对于癌症患者住院期间预防性抗凝的数据很有限。小规模研究发现高危患者（如胰腺癌）中预防性抗

凝可以显著降低静脉血栓栓塞的发生率。

　　Khorana 危险评分模型来自 2700 例癌症患者的前瞻性研究。在 2.5 个月的中位时间内，低危患者（0 分）发生静脉血栓栓塞的风险为 0.3%，中危患者（1 分或 2 分）风险为 2.0%，高危患者（≥3 分）风险为 6.7%。这个预测模型的准确性在后续研究中也获得证实。另两项前瞻性研究，PROTECHT 和 SAVE-ONCO 发现，总体上接受安慰剂治疗的活动癌症患者发生静脉血栓栓塞事件的比例为 3%～4%。PROTECHT 研究中包括了 1150 例癌症患者，应用那屈肝素（nadroparin）组综合性静脉和动脉事件的发生率下降 50%（2.0% *vs.* 3.9%，P = 0.02）。在 SAVE-ONCO 研究中，3212 例局灶晚期癌症及转移性癌症患者随机接受何思莫肝素（semulparin）和安慰剂，研究组和对照组的静脉血栓栓塞发生率分别为 1.2% 和 3.4%（HR 0.36，95% CI 0.21-0.60，P<0.001）。最近一项 27479 例患者的回顾性研究发现实际静脉血栓的发生率并没有那么低，开始化疗后 3.5 个月和 12 个月的发生率为 7.3%（范围 4.6%～11.6%）和 13.5%（范围 9.8%～21.3%）。另一项回顾性研究中，75% 诊断了无症状肺栓塞的癌症患者具有的胸痛症状，这些症状以前都被误诊为癌症或相关治疗的结果。一项研究比较了如下两组静脉血栓栓塞的复发率、出血情况和死亡情况：一组无意发现肺栓塞并予抗凝治疗，另一组为症状性肺栓塞进行抗凝治疗。结果两组之间的临床结果并没有显著差别。

　　尽管活动的癌症患者接受预防性抗凝治疗可以导致静脉血栓栓塞相对风险的显著下降，但是实际改变的风险很小，且生存的预后价值还不清楚。抗凝相关的出血风险在癌症患者中要显著大于普通人群。不过在 PROTECHT 和 SAVE-ONCO 研究中接受预防性抗凝和安慰剂的患者少量出血（minor bleeding）的比例相似；在 SAVE-ONCO 研究中，抗凝患者严重出血（major bleeding）的风险也没有增加。癌症患者静脉血栓栓塞的其他风险包括：不活动的时间延长，使用激素治疗，使用抗血管生成抑制剂等。其他已知高危因素应该在使用预防性抗凝决策时予以考虑，如既往深静脉血栓的病史，由于肿瘤或腺病造成的血管压迫，已知的遗传性血栓形成倾向。对于以下情况应该考虑预防性抗凝：转移性病灶，既往威胁生命的肺栓塞病史或严重的下肢深静脉血栓病史，或者临床上严重的肿瘤对大静脉的压迫（下腔静脉，肝静脉，门静脉，锁骨下静脉，髂静脉等类似的静脉）。血液系统癌症的患者血栓风险和胰腺癌的情况类似，但是由于骨髓受累以及抑制骨髓化疗的应用，血液系统癌症患者出血的风险更高。这些患者一般都从预防性抗凝的癌症研究中排除出去，但是患者可能受益于静脉血栓栓塞风险的个体化评估以及预防性抗凝利弊的讨论。

有关癌症患者出血风险的关注应予考虑，但是预防剂量抗凝治疗相关的出血应该比用于治疗急性静脉血栓栓塞的全量抗凝治疗引起的出血更少。接受化疗和预防性抗凝的活动的癌症患者可以密切监护，如果肾功能或血小板计数发生变化提示出血风险，应该停止抗凝治疗。所有的指南都认为，如果血小板计数小于 50 000/ml 应该停止任何剂量的抗凝治疗。但是对于非常高危患者，如果血小板计数超过 30 000/ml 还是可以考虑继续抗凝治疗。对于静脉血栓栓塞风险增加的患者（如既往威胁生命的肺栓塞患者，目前需要来那度胺（lenalidomide）治疗骨髓瘤的患者，以及新发血小板减少或最近发生严重出血的患者)可以考虑其他剂量策略,如隔日用药。

　　来自美国胸科医师协会(ACCP)、美国临床肿瘤协会(ASCO)和国立综合癌症网络(NCCN)的指南存在微小差别。但是所有的建议都反对对绝大部分活动的癌症患者进行常规的针对静脉血栓栓塞的预防性抗凝治疗。一个例外就是多发性骨髓瘤、需要沙利度胺或来那度胺治疗的患者,这些患者中静脉血栓栓塞的发生率高达23%～75%。推荐应用依诺肝素(每天应用40mg皮下注射或等效剂量)或华法林,尽管不同指南推荐的国际化正常比率(INR)目标有所差异(ASCO推荐1.5,NCCN和ACCP推荐2.0～3.0)。对于静脉血栓栓塞风险增加的患者,如Khorana评分≥3分,或胰腺癌、肺癌或胃癌的患者,ASCO和NCCN指南推荐和患者进行个体化的讨论,分析预防性抗凝的利弊;ACCP指南推荐应用预防性低分子肝素或整分子肝素。

　　表7-3是根据Khorana评分的静脉血栓栓塞的风险评估模型。全血细胞计数应该在治疗前检查。总分为0的情况为低危,总分1分或2分为中危,总分3分或更高的情况为高危。

表7-3 根据Khorana评分的静脉血栓栓塞的风险评估模型

参数	分值	OR(95% CI)
癌症类型		
胃癌或胰腺癌	2	4.3(1.2～15.6)
肺癌,淋巴瘤,妇科癌症,膀胱癌或睾丸癌	1	1.5(0.9～2.7)
血小板≥350,000/mm³	1	1.8(1.1～3.2)
血红蛋白<10g/dl	1	2.4(1.4～4.2)
白细胞计数>11,000/mm³	1	2.2(1.2～4.0)
BMI≥35	1	2.5(1.3～4.7)

总结：

静脉血栓栓塞导致所有患者人群患病率、死亡率以及诊疗的复杂性增加，但是对于癌症患者，这种合并症可能也会导致手术和化疗的延迟，并增加全量抗凝治疗导致的出血风险增加。在适合的高危的活动性癌症患者中应用预防性抗凝可能改善预后。需要进一步的研究分析这种预防性治疗对于癌症患者患病率、死亡率以及诊疗花费的影响。

三、可疑肺栓塞的诊断性预测模型：系统性评价及扩展性验证

研究者分析文献发布的 10 种诊断肺栓塞的预测模型。其中 5 种能够得到初级保健数据库资料的证实：初始的 Wells 法则，修订的 Wells 法则，简化的 Wells 法则，修订的 Geneva 评分以及简化并修订的 Geneva 评分。在荷兰 300 个全科诊所中 598 例疑诊急性肺栓塞的患者接受这些诊断性预测模型的评估以行验证。

结果发现所有模型的诊断能力都差不多（C 统计值在 0.75～0.80）。敏感性波动于 88%（简化并修订的 Geneva 评分）到 96%（简化的 Wells 法则），特异性从 48%（修订的 Geneva 评分）到 53%（简化并修订的 Geneva 评分）。所有模型的效能在 43%～48%。失败率存在差异，尤其是简化的 Wells 法则和简化并修订的 Geneva 评分，失败率分别为 1.2%（95% CI 0.2%～3.3%）和 3.1%（1.4%～5.9%），绝对差异 −1.98%（−3.33%～−0.74%）。无论何种模型，都将 3 例患者错误地归入肺栓塞低可能性的类别中，这些患者都是转诊到二级医疗机构后才获得确诊的。

总之，上述 5 种重要的肺栓塞诊断模型在初级保健

情境下易于应用，并得到了证实。尽管所有模型的效能都差不多，Wells 法则表现最好（失败率最低）。

表 7-4 是这几种模型的评分系统。

表 7-4 这几种模型的评分系统

临床模型及标准	分值	
Wells 法则	初始版本	简化版本
既往肺栓塞或深部静脉血栓史	1.5	1
心率 > 100 次 / 分	1.5	1
四周内手术或制动	1.5	1
咯血	1	1
活动性癌症	1	1
临床深静脉血栓表现	3	1
其他诊断的可能性不如肺栓塞	3	1
临床可能性		
不像肺栓塞	≤4	≤1
可能肺栓塞	>4	>1
修订的 Geneva 评分	初始版本	简化版本
既往肺栓塞或深部静脉血栓史	3	1
心率		
75～94 次 / 分	3	1
≥95 次 / 分	5	2
1 个月内手术史或骨折史	2	1
咯血	2	1
活动性癌症	2	1
单侧下肢疼痛	3	1
下肢深静脉触痛和单侧水肿	4	1
年龄 > 65 岁	1	1
临床可能性		
不像肺栓塞	≤5	≤2
可能肺栓塞	>5	>2

四、复杂妇科手术围术期扩展抗凝治疗的有效性和安全性

妇科手术增加静脉血栓栓塞[VTE，包括深静脉血栓（DVT）和肺栓塞（PE）]的风险，尤其是妇科恶性疾病的手术治疗，如果没有预防性抗凝，VTE发生率可高达35%。即使给予预防性治疗，进行复杂盆腔手术的女性中依然有5%～18%发生临床严重的PE。美国胸科医师学会和美国妇产科医师学会推荐应用整分子肝素，低分子肝素，或整分子肝素/低分子肝素与气压式序贯压迫装置（SCD）用于妇科手术的中高危患者，并且扩展药物抗凝治疗至出院后2～4周。但是这种扩展治疗并未得到广泛接受。围术期抗凝的主要问题包括担心伤口感染或血肿，手术失血过多或延长住院时间。2010年宾夕法尼亚大学医院进行的一项有关胰腺癌围术期预防性抗凝的研究中，VTE发生率从17.6%下降到2.76%。

巴恩斯犹太广场医院的这项单中心研究中，患者按照年代时间顺序，以2010年2月作为分界线分为两组（扩展干预前和扩展干预后）。在2010年2月之前，所有患者接受术前气压式序贯压迫装置（SCD），术后6小时后开始皮下整分子肝素（5000 IU 或 7500 IU，根据体重决定剂量）q8h 以及 SCD 治疗。从2010年2月开始，手术患者在手术麻醉诱导前应用皮下整分子肝素，如果患者采用硬膜外镇痛，肝素在诱导15分钟后给药。所有患者术前也应用SCD。术后患者在卧床时即穿着SCD，并开始皮下整分子肝素注射q8h。如果血流动力学稳定，癌症患者从术后第1天开始应用低分子肝素，直至术后2周。具体干预方案参见下图。所有患者按照Caprini风险评估模型进行评分。该评分系统内合并症和围术期

高危因素包括年龄，恶性病变，手术时间 >45 分钟，VTE 家族史，前次 VTE 病史，血栓倾向，慢性肺病变，BMI 和近期中风史、髋骨 / 骨盆 / 股骨骨折史等。

结果发现，在 2010 年 2 月开展扩展干预之前，345 例患者中发生 23 例 VTE 事件（6.67%）：8 例 DVT，15 例 PE。在 2010 年 2 月开展扩展干预之后，182 例患者仅发生 5 例 VTE 事件（2.7%）：3 例 DVT，2 例 PE（RR 0.4，$p = 0.056$）。时间 - 事件分析显示干预前后的 VTE 发生率存在显著差异（$p = 0.049$）。两组间手术出血量、血红蛋白下降水平、感染等合并症以及住院时间等均没有显著差异。

由此可见，围术期施行静脉血栓栓塞预防方案时安全、方便的，可以显著降低临床症状性静脉血栓栓塞事件的发生率。术前单次整分子肝素结合术后为期 2 周的抗凝治疗，可能降低癌症患者的静脉血栓栓塞事件发生率，且不增加出血或感染的风险（图 7-1）。

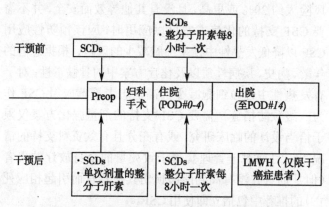

图 7-1　扩展干预前和扩展干预后的干预方案

SCD：气压式序贯压迫装置；Preop：手术麻醉诱导前和术前在手术室给予的术前抗凝剂量；POD：术后手术日；LMWH：低分子肝素

五、WBC 生长因子的推荐: ASCO 临床实践指南升级

在 2015 年的 *JCO* 上美国临床肿瘤协会(ASCO)发表了其 2006 年有关造血干细胞集落刺激因子(CSF)指南的升级。ASCO 召集了升级委员会,对 2005 年 10 月至 2014 年 9 月的临床研究、荟萃分析和系统性评价进行回顾。指南推荐基于升级委员会对证据的总结。对既往推荐的改变包括:加入 tbo- 非格司亭和非格司亭 -sndz,对于弥漫性侵袭性淋巴瘤的老人有节制地推荐常规应用 CSF,反对 CSF 常规应用于剂量强化的淋巴瘤化疗患者,支持 CSF 用于大剂量强化化疗的泌尿系上皮癌患者。对于成人急性髓系白血病或骨髓增生异常综合征,升级委员会没有做出有关 CSF 应用的推荐。

该指南的推荐包括:如果发热性中性粒细胞减少的风险大约 20% 或更高,且没有其他等效而安全、并不需要 CSF 支持的化疗方案可以应用时,应该预防性应用 CSF 以降低发热性中性率细胞减少的风险。根据患者的年龄、病史、疾病性质以及化疗方案中的骨髓毒性,对于有发热性中性粒细胞减少的高危患者推荐应用 CSF 作为一级预防措施。需要 CSF 支持的剂量强化方案仅限于恰当设计的临床研究,或有充分且有效资料支持的情况下。目前对于管理暴露于致死量的全身放疗的患者(但是剂量并没有高到能够损伤其他器官而引起相应死亡)的推荐中包括立即使用 CSF。

具体要点参见表 7-5 的概要。

表 7-5 具体要点

要点：

1. 根据患者、疾病和治疗相关因素，如果发热性中性粒细胞减少的风险大约 20% 或更高（表 7-6），推荐在化疗的第一个和后续的周期中开始预防应用 CSF。对于接受剂量强化化疗的患者，如果认为合适，也应该应用 CSF 作为一级预防。如果可能，应该考虑替代性的、同样有效且安全的、并不需要 CSF 支持的化疗方案（类别：循证的，利弊权衡的；证据质量：高；推荐强度：强）

2. 对于上一周期化疗（并没有接受一级预防的周期）中导致中性粒细胞减少合并症的患者，如果化疗减量或延迟化疗将会破坏无病生存或总体生存或治疗结局的话，推荐予以 CSF 作为二级预防。在很多临床情况下，减量或延迟化疗可能是一种合理的选择（类别：循证的，利弊权衡的；证据质量：高；推荐强度：强）

3. CSF 不应常规用于中性粒细胞减少但没有发热的患者（类别：循证的，利弊权衡的；证据质量：高；推荐强度：强）

4. 对于发热和中性粒细胞减少的患者，CSF 不应该常规用于和抗生素的联合治疗。不过，对于发热和中性粒细胞减少的患者，如果有感染相关合并症或有预测不良临床结局的预后因素（表 7-7），应予考虑 CSF 治疗（类别：循证的，利弊权衡的；证据质量：高；推荐强度：强）

5. 只有在可信的、有效的资料支持下，或在合理设计的临床研究中，才可考虑 CSF 支持的剂量强化的化疗方案。有有效的资料支持在高危乳腺癌患者中行剂量强化的辅助性治疗，以及泌尿系上皮性癌中予以大剂量强度的甲氨蝶呤、长春新碱、阿霉素和顺铂治疗。对于 CSF 支持非霍奇金淋巴瘤的价值其资料有限且矛盾，目前不能常规推荐（类别：循证的，利弊权衡的；证据质量：对于乳腺癌和淋巴瘤为高质量，对于泌尿系上皮癌为中等质量；推荐强度：对于乳腺癌和淋巴瘤为强烈推荐；对于泌尿系上皮癌为中等推荐）

6. 化疗后 CSF 可以单独应用，或者和普乐沙福（plerixafor）联合应用，用于动员外周血祖细胞。动员策略的选择部分取决于癌症类型和移植类型（类别：循证的，利弊权衡的。证据质量：高。推荐强度：强。）

7. 在自体干细胞移植后应该应用 CSF 以减少严重粒细胞减少的时间(类别:循证的,利弊权衡的;证据质量:高;推荐强度:强)

8. CSF 可以(may)在外源性干细胞移植后应用以减少严重粒细胞减少的时间(类别:循证的,利弊权衡的;证据质量:低;推荐强度:弱)

9. 对于弥漫性侵袭性淋巴瘤、年龄≥65 岁、以治愈性化疗(环磷酰胺,阿霉素,长春新碱,泼尼松和利妥昔单抗)治疗的患者,应该予以预防性的 CSF,尤其是有合并症的情况下(类别:循证的,利弊权衡的;证据质量:中;推荐强度:中)

10. 儿童患者中 CSF 的应用几乎总是受临床方案指导。同成人一样,对于很可能发生发热性中性粒细胞减少的儿童患者,CSF 进行一级预防是合理的。同样,CSF 用于二级预防应该仅限于高危患者(类别:循证的,利弊权衡的;证据质量:高;推荐强度:强)

11. 对于有指征进行剂量强化化疗,并有已知的生存收益的情况下(如 Ewing 肉瘤),应该应用 CSF 以实现这些方案(类别:循证的,利弊权衡的;证据质量:高;推荐强度:强)

12. 对于非复发性畸形淋巴细胞性白血病或非复发性急性髓系白血病且没有感染的儿童患者,不应应用 CSF(类别:知情同意;证据质量:中;推荐强度:中)

13. 化非格司亭(pegfilgrastim),tbo- 非格司亭和非格司亭 -sndz(以及其他可能生物类似物)能够(can)用于预防治疗相关的发热性中性粒细胞减少。药物的选择取决于便利、花费和临床情境。自从 2006 年指南升级后,没有其他的资料比较中性粒细胞 CSF 和中性粒细胞 - 巨噬细胞 CSF。因此有关它们治疗等效性的推荐没有改变(类别:循证的,利弊权衡的;证据质量:高;推荐强度:强)

14. 目前对于管理暴露于致死量的全身放疗的患者(但是剂量并没有高到能够损伤其他器官而引起相应死亡)的推荐中包括立即使用 CSF 或聚乙二醇化的中性粒细胞 CSF[类别:(有些人用于)知情同意,利弊权衡;证据质量:中;推荐强度:中]

强化说明:
对于成人急性髓系白血病或骨髓增生异常综合征,升级委员会没有做出有关 CSF 应用的推荐

表 7-6　发热性中性粒细胞减少患者的高危因素

除了化疗方案和恶性肿瘤的类型，在评估患者总体风险时尚需考虑以下因素：

年龄≥65 岁

晚期病变

既往化疗史或放疗史

已经存在中性粒细胞减少或骨髓受累的肿瘤感染

开放性伤口或近期手术史

功能状态差或营养状态差

肾功能差

肝功能异常（最值得关注的是胆红素升高）

心血管疾病

多种合并症

HIV 感染

表 7-7　由于发热性中性粒细胞减少或感染导致的临床结局不良的高危因素

败血症综合征

年龄 > 65 岁

严重的中性粒细胞减少（绝对计数<0.1×10⁹/L）

中性粒细胞减少可能持续 > 10 天

肺炎

侵袭性真菌感染

其他临床上明确的感染

发热期间住院

既往发作过发热性中性粒细胞减少

六、Rolapitant 预防化疗导致恶心呕吐的安全性和有效性：两项随机双盲的 3 期研究

指南推荐应用神经激肽 -1（NK-1）受体拮抗剂联合

5 羟色胺 3（5-HT$_3$）受体拮抗剂、皮质激素用于高致吐性化疗以预防恶性呕吐。Rolapitant 就是一种 NK-1 受体拮抗剂。*Lancet Oncology* 发表了两则 Rolapitant 全球性随机双盲、积极对照的 3 期研究，分析 Rolapitant 预防化疗导致恶心呕吐的安全性和有效性。

其一是 Rolapitant 对顺铂为基础的高致吐性化疗后的预防效果，涉及 26 个国家、155 个癌症中心、1087 例患者。结果在恶心呕吐的高危时间内（120 小时），Rolapitant 组完全缓解率（没有呕吐或不应用挽救性药物）显著高于对照组（71% *vs.* 60%，OR 1.6，95% CI 1.3-2.1，$P = 0.0001$）。

其二是 Rolapitant 对中等致吐性化疗或包含蒽环类 / 环磷酰胺方案化疗后的预防效果，涉及 23 个国家、170 个癌症中心、1369 例患者。结果在恶心呕吐的高危时间内（120 小时），Rolapitant 组完全缓解率（没有呕吐或不应用挽救性药物）显著高于对照组（71% *vs.* 62%，OR 1.6，95% CI 1.2-2.0，$P = 0.0002$）。

上述两项研究中，研究组和对照组中不良事件的发生率均相似，均没有发生严重的治疗相关的不良事件和死亡。两项研究中对照组同样应用 5-HT$_3$ 受体拮抗剂和皮质激素，但以安慰剂替代 Rolapitant。

这两项研究中都包括卵巢癌的患者。

七、腹腔内感染的抗感染治疗：随机对照研究

在美国每年大约发生 30 万例阑尾炎，而非阑尾炎性的腹腔感染病例至少是其 2 倍。腹腔感染的总体患病率为 5%，有些特殊人群如老年人和重症患者，甚至高达 50%。治疗原则包括：对于系统性炎性反应综合征（SIRS）的患者进行复苏抢救，控制污染源，切除绝大

部分感染或坏死组织,应用抗感染药物以消除残留病原体。但是抗生素应用的恰当疗程仍然未知。传统上,抗感染治疗一般在 SIRS 的证据完全缓解后停止,通常7～14天。但是最近有证据提示,如果有充分的资源控制,短程(3～5天)的抗感染治疗即能达到治愈目的,并减少抗生素耐药。近期的一些指南,如手术感染协会(Surgical Infection Society)和美国感染病协会(Infectious Diseases Society of America),均推荐根据临床缓解的情况应用4～7天的抗感染治疗。

在这项发表于 NEJM 的随机对照研究中,518 例明确腹腔内感染的患者随机接受如下方案的治疗:对照组,抗生素治疗使用至发热、白细胞增多和肠梗阻缓解后2天,最长治疗时程10天;研究组,执行固定的抗生素治疗时间(4±1天)。主要研究终点是如下患病率的总体发生率:手术部位感染,腹腔内感染复发,标志性的资源控制操作(index source-control procedures)后30天内死亡。次要终点包括治疗时程和后续感染率。

在研究组 257 例患者中,手术部位感染、腹腔内感染复发和死亡总计 56 例(21.8%),而对照组总计 58 例(22.3%)(绝对差别,−0.5%,95% CI −7.0-8.0,$P = 0.92$)。研究组和治疗组的治疗时程分别为 4.0 天(四分位差范围 4.0-5.0)和 8.0 天(5.0-10.0)(绝对差别,−4.0天,95% CI −4.7 至 −3.3,$P<0.001$)。在主要终点和次要终点构成的个体发生率上两组无显著差异。

据此研究者认为,在有充分资源控制的操作中发生腹腔感染的患者,应用固定时程的抗生素治疗(大约4天)和长期应用抗生素直至生理异常消失后的情况,其临床结局是类似的。

八、女性生殖道瘘修补后放置尿管的时间：随机对照研究

这项随机对照、开放的、非劣势研究在八家非洲医院中开展，结果发表于 Lancet。本研究中的生殖道瘘专门指膀胱阴道瘘，且为单纯瘘，而非复杂瘘（如放疗造成的，癌症相关的，venereum 淋巴肉芽肿造成的，又如妊娠，多发瘘等情况）。患者在瘘修复后随机接受放置 7 天或 14 天的尿管。主要研究终点是移除尿管后 8 天～3 个月间瘘修补破裂（以膀胱蓝染进行验证）。非劣势界值为 10%。

结果总计 524 例患者参与研究，261 例在放置 7 天组中，263 例在放置 14 天组中，两组中瘘修补破裂的发生率分别为 4%（10/250）和 3%（8/251），风险差异 0.8%（95% CI −2.8% − 4.5%），且放置 7 天没有显著增加尿失禁、尿潴留的风险。

九、浅表性静脉血栓：*BMJ* 临床综述

提示：浅表静脉血栓通常是一种良性的、自限性疾病，但是需要进行彩超检查和进一步评估。局限浅表性静脉血栓（膝以下）且没有深静脉血栓证据的患者可以在社区门诊以非甾体类抗炎药（NSAIDs）进行治疗，并进行压迫处理。接近大隐静脉或大隐静脉 - 腘静脉结合部血栓的患者应考虑手术结扎或抗凝治疗。如果在接受治疗的情况下症状持续，或有血栓蔓延的证据，应考虑手术。

浅表静脉血栓可以累及几乎所有的浅表静脉系统，可以和深静脉血栓栓塞有关。治疗的目的在于症状控制和预防严重、潜在致命的合并症发生。治疗方案多样且

有争议。

浅表静脉血栓的发生率大约 1/1000。年龄是独立的高危因素，女性更为常见（50%～70%）。在 60 岁以下的人群中比较少见。

浅表静脉血栓是一个临床诊断。患者通常有疼痛和受累静脉的变色（由急性期的红色进展为棕色，这是由于含铁血红色沉着所致）。触诊上静脉触痛、质硬。广泛的肢体肿胀应该考虑深静脉血栓而非浅表静脉血栓。

感染和血栓类似，均可有疼痛症状。如果有局部皮损，应该考虑感染是浅表静脉血栓的病因或鉴别诊断。但是感染通常累及弥漫的皮肤区域，而浅表静脉血栓仅有局灶表现。在感染患者中，发热，肿胀和脓性分泌物的比例分别为 44%、37% 和 9%。

浅表和深部静脉血栓的发生机制是一样的。既往史有所提示，静脉曲张仍是最重要的临床高危因素。其他高危因素包括：长途旅行，最近的手术史，妊娠，雌激素为基础的激素治疗和恶性肿瘤（5%～20%）。而 88% 的病例有静脉曲张。而静脉曲张患者中 4%～59% 的患者有浅表静脉血栓，大隐静脉最为常见。

浅表静脉血栓分为四类：无菌性、创伤性、感染性、游走性。最后一类和潜在的癌症有关，尤其是胰腺癌。

浅表静脉血栓的合并症：在 5%～53% 的深静脉血栓患者中可能合并浅表静脉血栓。如果浅表静脉血栓累及深静脉系统结合部，深静脉血栓和肺栓塞的风险可高达 18%。受累静脉表面皮肤有色素沉着。可能形成感染和脓肿。

彩超是静脉影像最理想的工具，可用于确诊、排除深静脉血栓和明确病变范围。单纯临床评估可能低估 77% 病例的病变范围。另外，据报道浅表静脉血栓患者中合并深静脉血栓的比例可达6%～53%。

如果没有局灶致病原因,可能会有潜在的致病原因。高凝状态和浅表静脉血栓的关系仍有争议。和浅表静脉血栓关系最密切的是V因子Leiden突变(16%),凝血酶原20210突变(10%),以及抗凝血酶Ⅲ、蛋白C或蛋白S的缺陷(10%)。D-dimer对于浅表静脉血栓的诊断和预后并没有帮助。

浅表静脉血栓的治疗存在争议。目前尚没有简便的循证治疗方案。一项Cochrane研究发现,磺达肝素(fondaparinux)预防性治疗45天是唯一比较确切的方案。在英国广泛接受的做法是,对于膝部以下浅表静脉血栓、且没有深静脉血栓证据的患者,梯度压力压迫或非甾体类抗炎药可以提供症状缓解的治疗。但是如果血栓延伸至大隐静脉-股静脉或大隐静脉-腘静脉结合部,就有指征进行低分子肝素的预防性治疗。对于抗凝治疗存在禁忌或不能耐受的情况下,手术治疗是有争议的选择,且有加重静脉血栓的风险。

1. 对于所有静脉血栓的患者,都应该考虑梯度压力压迫的治疗。

2. NSAIDs可以减少浅表静脉炎的范围及复发率,但是对于静脉血栓的发生率没有影响。

3. 抗凝治疗均优于单独的压迫治疗。无论是预防还是治疗,低分子肝素均优于整分子肝素。与安慰剂相比,磺达肝素能够减少浅表静脉血栓的范围,并降低其复发率。但是其对浅表静脉血栓的应用时程和长期效应尚没有足够证据。

4. 除非有明确感染的证据,浅表静脉血栓没有应用抗生素的指征。

5. 在药物治疗的情况下,如果血栓依然延伸至大隐静脉结合部，可能有指征手术治疗。与单纯压迫治疗相比，手术结扎大隐静脉并压迫治疗对于预防血栓蔓延和深静脉血栓更为有效。但是手术本身也有静脉血栓的风险。一项小规模研究发现，大隐静脉-股静脉断开术和低分子肝素相比，可以降低浅表静脉血栓的复发率（3.3% *vs.* 10%），但是深静脉血栓的风险更高。

第三节　肿瘤治疗对生育功能和后代的影响

【笔记】 人类医学的进步之一是肿瘤患者的预期生存时间越来越长，因此保留生育功能是个体化肿瘤医学的重要内容。妇科肿瘤治疗高度重视肿瘤治疗对于生育功能、妊娠和后代的影响，这也是评估妇科肿瘤质量的指标之一。

一、化疗引起的卵巢功能损伤的预防

二、卵巢储备功能测定：ACOG委员会意见

三、癌症生存者的生育问题

四、癌症与妊娠

五、孕期诊断癌症母亲的后代结局

一、化疗引起的卵巢功能损伤的预防

该综述对目前化疗导致卵巢功能损害的机制和可能的药物进行了详细的综述。细胞毒性药物治疗后最重要的长期后果之一就是不孕、激发的卵巢早衰。目前保护生育功能的方法包括卵子/胚胎冷冻和卵巢组织的冷冻。但是这些方法均是有创的，而且费用相当高。到目前，我们对化疗期间保护生育功能方面进步有限，主要是由于我们对细胞毒性药物对卵巢的影响机制认识有限。

（一）细胞毒性药物对卵巢功能的影响

临床上细胞毒性药物对卵巢功能的影响是一个大的范围，可以没有影响，也可以使所用卵泡丢失从而导致不孕。卵巢损害的程度和对生育功能的影响取决于药物的类型、剂量以及治疗时患者的年龄，年龄大的患者更容易发生卵巢早衰。

按照药物的作用机制可将细胞毒性药物分为七大类：烷化剂、铂类药物、蒽环类抗生素、植物碱类、抗代谢药物、紫杉醇类药物以及生物制剂。烷化剂具有极强的卵巢损害功能，并且跟患者的年龄高度相关。铂类药物风险强度为中度，可导致胚胎的早期死亡以及非整倍体变化。蒽环类药物可导致氧化应激，其对生育功能的影响为中低风险。长春新碱类药物在动物试验中有较强的导致非整倍体发生的风险，但临床研究发现并不增加卵巢衰竭的风险。抗代谢药物的研究有限，许多已有的研究表明并不影响患者的生育功能。对紫杉醇类药物的研究也不多，目前认为其风险低或无影响。生物制剂是一类相对新的靶向的抗肿瘤药物，它指针对具体的一个分子发挥作用。因为使用时间短，对生育功能的影响还不明确。因为目前患者对接受联合化疗，使得预测患者卵巢受损的风险变得非常困难。淋巴瘤治疗方案ABVD（阿霉素、博莱霉素、长春新碱、达卡巴嗪）对卵巢功能的影响相对少，很少发生卵巢早衰。而COPP方案（环磷酰胺、长春新碱、甲基苄肼、强的松）发生卵巢早衰的比例高达72%～100%。不同化疗药物对卵巢功能的影响参见图7-2。

化疗对生育功能的影响取决于休眠期原始卵泡存活或丢失量。化疗对卵巢有短期和长期作用。即刻短期作用发生在治疗过程中，是由于破坏了生长过程中的卵泡导致的短暂性的闭经。而长期的作用是破坏了原始卵泡所导致。多数的化疗药物优先作用于增殖快的细胞，从而抑制细胞的增生，而处于静止状态的原始卵泡并不是化疗药物的自然靶细胞。而烷化剂为细胞周期非特异性药物，即使细胞处于休眠状态也会受到影响，从而使原始卵泡的数量减少。紫杉醇和顺铂也会导致原始卵泡数量减少，其机制为直接影响卵泡和间接通过影响卵巢间质发挥作用。

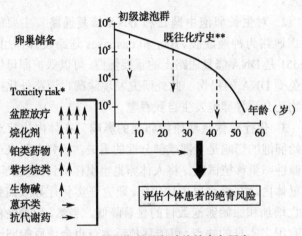

图 7-2 破坏卵巢储备功能的高危因素

（二）化疗导致卵巢损伤的机制

一般来讲，细胞毒性药物导致 DNA 损伤，然后触发一系列复杂的反应导致细胞的凋亡。细胞的类型和化疗时细胞所处的周期决定了化疗的反应。在原始卵泡和窦状卵泡期，细胞处于静止期；而在 LH 峰值的刺激下进入 M 期。化疗药物导致卵巢功能损伤的机制主要包括以下 6 个方面：

1. 化疗对生长期卵母细胞的影响 当窦状卵泡期

的卵母细胞接触化疗药物后需要注意如果接触后短期发生受精，因为女性配子细胞损伤会影响受精和自然流产率，而且也可能会导致子代的先天性畸形。动物实验已证实当卵母细胞成熟时接触化疗药物，多数细胞毒性药物具有致突变和致畸的作用。长期的随访研究发现在化疗结束后癌症幸存者中胎儿畸形和流产率并没有明显增加。在人类，一个卵子的生长成熟需要 6 个月的时间，因此治疗结束 6 个后妊娠是时的卵子在化疗中处于静止状态。

2. 对生长卵泡中凋亡和 DNA 修复通路 主要的凋亡通路为神经酰胺、Bax 和 caspases 通路发挥作用。Rad51 是 DNA 修复通路上的重要蛋白，可以保护卵母细胞免受 DNA 的损伤。此外研究发现除凋亡通路外化疗药物还会诱导卵泡发生自我吞噬。

3. 化疗对休眠期原始卵泡的影响 在体内化疗对原始卵泡的影响是全部或部分性的丢失。研究主要来自异源性卵巢移植试验。将人体卵巢组织移植到免疫缺陷小鼠体内后在给小鼠进行化疗，研究证实化疗导致细胞凋亡增加和原始卵泡数目的显著降低。当然，异源性移植有很多本身的缺点，可能移植后本身也会使原始卵泡数目降低。此外，异源性移植还可能触发原始卵泡的活化进程。

4. 原始卵泡中 DNA 损伤和凋亡通路 主要通过 C-Alb、TAp63、PUMA、NOXA 通路导致凋亡的发生。

5. 化疗诱导静止期卵泡活化 近期的研究发现化疗可以触发静止期卵泡的活化和生长，从而导致损伤和卵巢储备功能的降低。主要通过 PI3K/PTEN/Akt 信号通路进行。

6. 细胞毒性药物对卵巢间质的影响 组织学检查

证实化疗药物可以通过对卵巢间质造成损伤而间接的发挥作用。目前研究表明通过卵巢血管的损伤从而影响原始卵泡。

（三）预防/降低卵巢的细胞毒性损伤

1. 目前可选的方法 目前已确立的两种保留生育功能的方法为胚胎和卵子的冷冻，然而卵巢组织冷冻仍然在实验阶段。每种方法都有自身的局限性而限制了广泛应用。胚胎冷冻需要患者有男性伴侣或愿意接受捐精，同时因为促排卵和取卵会使化疗延迟2～6周。卵母细胞冷冻方法的成功率没有胚胎冷冻高，它也需要时间进行促排和取卵。青春期前的患者不能进行胚胎冷冻或卵母细胞冷冻。卵巢冷冻虽然没有上述的限制，但是可能会将癌细胞再带到已治愈的患者身上。上述三种方法均需要在化疗前进行有创的操作、费用高，并且当患者准备怀孕时要进行辅助生育治疗。

一个好的保留患者生育功能的方法和药物应该满足几个条件：对于所用年龄段患者均适用、不带来额外的健康风险、不影响治疗、不需要后续创伤性的操作来实现生育。

2. 预防治疗的时机 预防治疗应该在治疗之前或治疗的同时进行，甚至一些激素类药物要在治疗开始前几周开始应用，以使卵巢达到一个新的稳态。具有潜在作用的药物：GnRH-a、1-磷酸鞘氨醇、伊马替尼、沙利度胺、他莫昔芬、G-CSF、AS101。

二、卵巢储备功能测定：ACOG委员会意见

这是ACOG第618号委员会意见。

（一）原则和推荐：

对于35岁以上、尝试受孕6个月而没有受孕的女

性,以及有卵巢储备功能降低风险的女性(如既往接受过性腺毒药物治疗,盆腔放疗癌症等)、卵巢手术治疗内异症的女性,应该行卵巢储备功能测定。

对普通妇产科医师,最合适的检查是应用基础的FSH+雌二醇水平或抗米勒管激素(AMH)。也可以通过经阴道超声检测窦卵泡计数(AFC)。

值得关注的是,即使卵巢储备功能结果较差,也不能完全排除受孕的能力,也不能作为限制或拒绝给予不育治疗的唯一标准。

卵子质量最好的替代标记物是年龄。

女性年龄和卵巢储备功能检测对于讨论治疗方案的预后和推荐非常有用。卵巢储备功能显示卵子数量降低的年轻女性其卵子质量可能正常,而年龄较大的卵巢储备功能正常的女性可能有较多的卵子数量,但是其质量会因为年龄增加而降低。

如果检测提示卵巢储备功能降低或消失,应该向女性提供咨询,告知其妊娠机会窗可能要比预期的还要短,最好尽快尝试妊娠而不是等待。

与相同年龄的女性相比,卵巢储备功能降低的女性通常月经规律,但卵巢滤泡数量下降,因此对于生殖药物的卵巢刺激反应较差,生育力也因此降低(即在单个生殖周期中活产率机会降低)。

表7-8、表7-9非常实用。

(二)卵巢储备功能降低的高危因素

1. 高龄妊娠(≥35岁)。

2. 早绝经的家族史。

3. 遗传问题(如45,X嵌合体)。

4. *FMR1*(脆性X)前突变携带者。

5. 导致卵巢损伤的疾病(如内异症,盆腔感染等)。

表 7-8 卵巢储备功能筛查性检测的总结

检测	界值	对卵巢刺激反应不良（%）		不能妊娠（%）		可靠性	优点	缺点
		敏感性	特异性	敏感性	特异性			
FSH (IU/L)	10~20	10~80	83~100	7~58	43~100	有限	广泛应用	可靠性和敏感性较差
AMH (ng/ml)	0.2~0.7	40~97	78~92	证据不足	证据不足	好	可靠	测量困难；有不同的商业制剂；无法预测能否妊娠
AFC（个数）	3~10	9~73	73~100	8~33	64~100	好	可靠；广泛应用	敏感性低
抑制素 B (pg/ml)	40~45	40~80	64~90	证据不足	证据不足	有限	未知	可靠性有限；无法预测能否妊娠
克罗米芬刺激试验第10天的 FSH (IU/L)	10~22	35~98	68~98	23~61	67~100	有限	敏感性超过基础 FSH	可靠性有限；较基础 FSH 增加的价值有限；需要应用药物

表7-9 推荐用于评估卵巢储备功能的检测

检测	细节
FSH 加雌二醇	月经周期第2～3天检测血清 可能在不同月经周期中变动 高 FSH 与卵巢刺激反应性差有关 无法预测能否妊娠
AMH	检测无需特定时间 在不同月经周期间比较稳定 低 AMH 与卵巢刺激反应性差有关 无法预测能否妊娠
AFC	经阴道超声检查可见的滤泡数（2～10mm） 在月经周期第2～5天检测 窦卵泡数与卵巢对刺激的反应有关 无法预测能否妊娠

6. 既往卵巢手术史（如内异症手术）。

7. 卵巢切除。

8. 以性腺毒性药物治疗或盆腔放疗的癌症史。

9. 以性腺毒性药物治疗的疾病史。

10. 吸烟。

三、癌症生存者的生育问题

这是发表于 *CA Cancer J Clin* 的继续教育文章。

美国癌症患者中 9.2% 在 45 岁前诊断，1.1% 不足 20 岁。这些患者的 5 年生存率达 75%，因此保留生育的问题显得非常重要。

（一）女性癌症生存者

过去 15 年中，生殖年龄女性的癌症发病率每年增加 1%，死亡率每年下降 1%～2%。每年美国有 12 万女性在 50 岁前诊断癌症。研究者指出，卵巢功能不应该以是否恢复月经来评估，而是以初级卵泡的数目来衡量。性腺毒的化疗方案和放疗对于卵巢功能均有影响，尤其是烷化剂;单次大剂量的放疗要比多次小剂量的放疗有更严重的影响。所谓的生物制剂(靶向药物)对于卵巢储备功能有不同的影响,贝伐单抗有可能导致闭经,trastuzumab(HER2 的单抗)则不会增加破坏卵巢功能的风险,imatinib 的结论则相互矛盾。

在患者接受癌症治疗前,临床医师有必要和她们讨论保留生育的方案并行及时转诊。很多情况下,选择保留生育的治疗并不会耽搁癌症的相关治疗。在 2013 年升级的指南中,精子、卵子和胚胎冷冻均成为保留生育功能的标准选择。研究者详细介绍了这些方案的具体细节、并发症和成功率等。

1. 冷冻胚胎 美国每年 25000 例冷冻胚胎,移植的活产率接近新鲜胚胎。对于癌症患者,移植后的活产率为 15%~39%。年轻患者胚胎冷冻的存活率可达 90%。

2. 卵子冷冻 目前发现冷冻相关的技术并不会增加卵子非整倍体的发生,而透明带变硬的情况也可通过 ICSI 解决。前瞻性研究中,解冻成功率 90%~95%,每次移植的妊娠率为 50%~65%。卵子冷冻带来的伦理学问题也可通过本人的明确申明而得到解决。

3. 卵巢冷冻可望为青春期前的癌症患者提供保留生育的机会。虽然处于试验阶段,但已有 13 例活产儿,且一半的患者并不需要依靠 IVF,在卵巢移植后 4 年仍有正常的卵巢功能。

4. 种植前遗传诊断 5%~10% 癌症的发生有其遗传模式,种植前遗传诊断(preimplantation genetic diagnosis,PGD)为相关遗传筛查提供了机会。表 7-10 是 PGD 已经在应用的癌症遗传综合征。

5. 卵巢抑制 GnRHa 对于保护卵巢的作用还有争论,而且该方案对于面临放疗引起的性腺毒性没有保护作用。一些研究和荟萃分析发现对于化疗患者，GnRHa确实能增加治疗后月经和排卵恢复的比例，但是对于生殖的影响并不清楚。

6. 阻碍生育的性功能障碍肿瘤治疗引起的低雌激素环境有可能影响性生活水平。

7. **第三方生殖**（third-party reproduction） 除了代孕以外，领养也是一种方案。但对国外领养机构的调查显示，癌症患者领养后代还存在很多障碍。

8. **妊娠前咨询** 应该提供放化疗相关终末器官毒性的信息。目前，绝大部分癌症患者妊娠过程平顺，但经过盆腹腔放疗的患者早产、低出生体重、死产和新生儿早期死亡的风险升高，另有研究发现癌症生存者早产、阴道手术助娩、剖宫产、产后出血的风险增加。妊娠期应该由一组熟悉高危妊娠的产科小组对母胎进行密切监护。

9. **癌症治疗后的女性生殖力** 无论何种情况，癌症生存者初始卵泡的储存都会得到医源性的破坏，均面临35岁前丧失生殖力以及早绝经的风险（表7-10）。

表 7-10 已知 PGD 适用的癌症遗传综合征

基因	癌症遗传综合征
APC	结肠腺样息肉病
BRCA1/2	遗传性卵巢和乳腺癌
CDH1	遗传性弥散性胃癌
MEN1, RET	多发性内分泌肿瘤
PMS1/2	Lynch 综合征
TP53	Li-Fraumeni 综合征
NF1/2	神经纤维瘤病
RB1	遗传性视网膜母细胞瘤
TSC2	2 型结节性硬化
VHL	Von Hippel-Lindau 病

（二）男性癌症生存者

约 2/3 男性童期癌症生存者面临生殖细胞功能异常的问题。年龄也不会成为阻碍男性生殖的问题。在预备行根治性前列腺切除的患者中，平均年龄 62.2 岁，其中至少 20% 要求行精子冷冻。

1. 精子发生　与 A 类暗精原细胞相比，A 类苍白精原细胞对于放化疗的损伤有一定抵抗。

2. 不育的原因　癌症本身和对癌症的治疗均会导致不育。睾丸和血液恶性肿瘤是最常见的导致配子异常的疾病。35% 的男性癌症患者和 50% 的睾丸癌患者有少精症；实际上治疗前有 10% 的男性患者为无精症或射精管内没有精子。而且不育和肿瘤发病机制之间存在共同的病因学，如生殖细胞缺陷，DNA 修复缺陷等。无精症的男性发生癌症的风险更高。

3. 化疗　化疗对于精子发生的影响主要在精原细胞的破坏。主要的影响药物为烷化剂和铂类。治疗毒性总体上依赖药物种类和剂量。

4. 放疗　精原细胞对于放疗非常敏感。累积剂量是最重要的。直接暴露和间接暴露均会导致损伤。

5. 保护性腺的方法　放疗中注意对性腺防护。目前还在探索激素抑制下丘脑 - 垂体 - 性腺轴的方案，但无论是 GnRH 抑制剂、雄激素、抗雄激素都未能在人类研究中明确显示作用。

6. 手术　癌症手术能破坏男性性功能或泌尿生殖道的完整性，各种方案的取精术可以弥补这一缺憾。保留自主神经的手术也能减少逆向射精的比例。

7. 性腺内分泌功能　睾丸癌、直肠癌和淋巴瘤的放化疗均会破坏 Leydig 细胞从而降低睾酮水平。性腺功能减退也会破坏性功能和性欲。低睾酮水平还和较高的心血管病发病率及死亡率有关。睾酮的补充治疗具有避孕效果，对要求生育的男性并不合适。肌注睾酮的患者中，90%发生无精症，其余精子计数非常少。

8. 收集方法　保留生育的金方法是冷冻保存射出的精子。对于无法完成射精的患者，可采取各种取精术，其中最常用的是睾丸取精术（testicular sperm extraction，TESE）。

9. 精子冷冻的应用　可根据精子数量选择人工授精、IVF 或 ICSI。

10. 后代的健康问题　目前大部分研究未发现癌症生存者的后代与正常人后代遗传病、患病率的差别。但最大的一项研究发现癌症病史的男性其后代出生缺陷的风险略微升高（17%，RR 1.17，95% CI 1.05-1.31）。虽然统计学有意义，但绝对风险还是很低的（3.7% vs. 3.2%）。

11. 青春期前男性的保留生育问题　这种情况目前还缺少研究。冷冻保存睾丸组织尚不能用于临床。以下是青春期前男孩中收获精原干细胞以产生成熟精子的数项策略：

（1）性腺毒治疗后移植回睾丸；

（2）体外在精原干细胞中产生精子；

（3）将未成熟的组织种植到其他器官；

（4）器官培养和三维铸模（organ cultures and 3-dimensional matrices）。

（三）总结

生殖问题对于生活质量非常重要，目前也有了成熟的配子收获和冷冻保存技术。因此所有育龄期癌症患者，在开始性腺毒治疗前，都应该得到有关保留生育功能的咨询，并告知性腺毒治疗的后果。

四、癌症与妊娠

本文发表于 *Am J ObstetGynecol*。妊娠合并恶性肿瘤的发生率已经从 1964 年 1/2000 次分娩上升至 2000 年的 1/1000 次分娩,与癌症发病率的升高和妇女生育年龄推迟相关。

(一)评估与诊断

首次就诊,每个孕妇应进行详尽的病史,系统进行全面审查,全面的身体检查,包括乳房检查及子宫颈抹片检查,依据阴道镜及子宫颈病理学指南进一步检查以发现隐匿癌的存在。当怀疑恶性肿瘤时,多数医生由于考虑到对胎儿的损伤而犹豫下一步的检测。但当延误诊断会影响预后,限制治疗方式,应考虑及时进一步检查。

对于血清学肿瘤标记物,尤其是卵巢肿瘤相关标记物,应注意妊娠本身也可引起一定程度的升高。此外,可考虑组织活检和细针穿刺以最大限度减少对胎儿损害甚至无损伤。影像学监测首选超声和 MRI,CT 和 X 线平片所产生电离辐射对胎儿的影响与辐射剂量、照射部位和胎龄密切相关。通常认为 <5rad 剂量不会有明显的副作用,尤其是当胎儿器官已经形成后。但也有报道 1rad 辐射量对儿童血液病的影响。因此当检查不可避免,应尽可能降低对胎儿辐射量,如屏蔽孕妇骨盆等。妊娠相关肿瘤见表 7-11。

表 7-11 妊娠相关肿瘤

肿瘤类型	发病率	体征	初始评估	治疗
乳腺癌	1:3000~10000	可触及无痛性肿块；乳头血性分泌物；皮肤改变（回陷/发红）	超声；细针活检	早孕期：终止妊娠或中孕期手术＋辅助化疗；后者也适用于中孕期；晚孕期：考虑上述治疗或延迟至产后。 * 放疗和激素治疗均应推迟至产后
宫颈癌	1~2:2000~10000	宫颈细胞学异常；脆性外生肿块	阴道镜/活检；宫颈锥切术	早期宫颈癌淋巴结转移阴性可适当考虑到产后治疗；局部晚期，首选考虑放化疗同时终止妊娠；新辅助化疗已在孕期使用，但仍有待进一步研究
卵巢癌	1:10000	超声偶然发现；腹痛或腹胀	超声；手术 HCG, CA125, AFP 可能升高；CEA, CA199, LDH 不受影响	大多数为早期，性质以生殖细胞、性间质和交界性为主。手术可选择腹腔镜/开腹，术中应避免肿瘤破裂，并尽可能分期；铂类＋紫杉醇应选择在中/晚孕期以减少对胎儿的影响，治疗应注意个体化
黑色素瘤	1~2.6:1000	新的或不断增长的色素性皮肤病变	肿物切除/活检	无具体建议

续表

肿瘤类型	发病率	体征	初始评估	治疗
淋巴瘤	1:1000~6000	无痛性淋巴结肿大；发烧或发冷等全身症状	胸部X线检查 骨髓活检 腹部超声	无具体建议
甲状腺癌	0.2~1.4:10000	可触及甲状腺结节	细针穿刺	无具体建议
结直肠癌	1:13000	便血；腹痛；腹泻	结肠镜	无具体建议

（二）治疗

产科医师应与肿瘤医师共同再次复习病情。治疗应平衡肿瘤结局与妊娠的影响，妊娠决策包括：终止妊娠，医源性早产以及刻意延迟母体恶性肿瘤，同时应结合患者/家庭的意愿，癌症期别，胎龄以及特定治疗方案的效果。具体如下：

1. 手术　分为诊断性和治疗性，主要不利影响为继发于手术/麻醉引起的早产。手术在早孕期不增加畸形的风险但增加流产的可能，因而多推迟至中孕期。早孕期全麻手术应超声监测胎儿情况。孕 24 周手术应连续胎心监护并请产科会诊。患者应知晓可能因意义不明确的胎心监护而紧急娩出胎儿，并于术前签署剖宫产协议。手术路径在安全的前提下首选腹腔镜。

2. 化疗　影响取决于胎龄和药物本身。基于下述畸形率化疗应尽可能延后（从授精时间算起）：0～10 天，全或无；10 天～8 周，药物致畸，8～12 周，16% 的畸形率；8～28 周，8% 的畸形率；28 周至足月，6% 的畸形率。

联合用药轻度增加不良反应（25% *vs.* 17%），烷化剂（如环磷酰胺）和抗代谢物（如甲氨蝶呤）与不良妊娠结局关系最大，尤其是孕早期畸形。铂类（卡铂），紫杉烷类（紫杉醇）和抗生素（阿霉素）相关风险最低。患者在治疗前应分别咨询肿瘤医师、儿科医师和产科医师。

3. 放疗　放疗的成功案例主要指乳腺癌和淋巴瘤通过正确的屏蔽技术使胎儿暴露于低于 10rad 辐射量以减少不利胎儿结果。超过 20rad 与致畸或流产有关。多数文献建议使用新辅助化疗以延迟放疗至产后。

一旦确定治疗癌症同时继续妊娠,应定期产前检查+超声监测。

4. 分娩　分娩前应产科麻醉医师和新生儿科医师会诊。

(三)新生儿结局

主要与分娩时孕周有关。尽管中晚孕期暴露于化疗的比率增高,但其先天性畸形率并不高于未暴露者。72%的病例引产或行剖宫产。医源性早产与收入 NICU 和新生儿死亡密切相关。如果早产不可避免,产前注射类固醇以促肺成熟。分娩后胎盘送病理以明确有无转移。对于需要化疗和激素治疗女性,母乳喂养为禁忌。通常建议无瘤生存期2年后方可考虑再次妊娠,但应告知其再次复发的风险。

(四)保留生育功能

(五)指导避孕

调查显示一半以上妇女认为自己经过肿瘤治疗后不会怀孕,45%的妇女不避孕,而且一旦妊娠半数以上妇女选择终止妊娠。2012年起草了癌症患者避孕的临床指南,认为任何有生育能力的性活跃患者均有妊娠风险。妇女应被告知月经不调或闭经可能不是不孕的可靠迹象。避孕方式取决于:恶性肿瘤类型,疾病状态(活动与缓解期)以及其他医疗合并症。对激素依赖性肿瘤(如乳腺癌)全身应用结合激素避孕药可能会产生不利的预后影响或增加复发的风险,应予避免。活动期或结束治疗6个月内由于可能增加静脉血栓的风险应避免含雌激素的避孕药。如果存在雌激素的绝对禁忌,应选择 IUD,皮下埋植,屏障或行为方式避孕。女性癌症患者保留生育功能的相关问题和结局见表7-12。

表 7-12 女性癌症患者保留生育功能的相关问题和结局

肿瘤类型	估计病例数	保留生育方法	禁忌/关注	生育/产科结局	肿瘤结局（保留生育功能 vs. 标准治疗）	注意事项
乳腺癌	23 000~34 000	芳香化酶抑制剂和他莫昔芬促排卵；卵母细胞/胚胎冷冻保存	卵巢转移（3%~30%）；激素受体状态可能影响生育治疗	冷冻胚胎：时间、受精率和获得胚胎数目与同年龄对照组无显著差异	无复发生存率相当；短期复发率、无进展生存期类似	BRCA 基因监测，遗传咨询卵巢癌风险
宫颈癌	6000	根治性宫颈切除术；保留卵巢；卵巢移位术；卵母细胞/胚胎冷冻保存	卵巢转移（0.5%~5%）	根治性宫颈切除：早期流产 18%~20%；中孕期流产 3 %~8.6%；晚孕期分娩 62%~73%；早产<37周 18%~28%；足月分娩 40%~55%；保留卵巢位：50%；妊娠率报道不一	复发率：4.5%~4.8%；死亡率：1.6%~2.5%；5 年 PFS：96%	回顾性分析报道其安全性和有效性，但仍需其产科和肿瘤方面长期随访；如果宫颈易碎不建议促排卵/胚胎冷冻卵母细胞/胚胎冻存，考虑出血和恶性肿瘤细胞腹腔种植

续表

肿瘤类型	估计病例数	保留生育方法	禁忌/关注	生育/产科结局	肿瘤结局（保留生育功能 vs. 标准治疗）	注意事项
内膜癌	10000	激素治疗孕激素：醋酸甲羟孕酮；醋酸甲地孕酮；左炔诺孕酮宫内节育系统	约 25% 的患者持续性疾病或进行性疾病；高危禁忌：组织学类型或肌层浸润	妊娠率：增生：41%子宫内膜癌（n=117）活产率：增生：28子宫内膜癌：89	激素治疗有效：77%CR：48.2% 中位CR 时间：6 个月（1～18 个月）复发：35.4%	治疗后子宫内膜取样以明确反应；向患者宣讲引导正确的生活方式
卵巢癌	3300	保留子宫和对侧卵巢的分期术；卵巢囊肿切除术（交界性肿瘤）	禁忌证：高级别组织学类型和晚期疾病	自然流产率：10%异位妊娠率：0.8%足月产：88%早产：0.4%无先天性异常	复发率约 12%死亡率约 5%	告知患者疾病复发的风险

五、孕期诊断癌症母亲的后代结局

NEJM 发表了一项多中心病例对照研究,比较孕期诊断癌症母亲和没有癌症母亲的儿童相关结局。研究者应用问卷和病历收集资料。所有儿童都以 Bayley 婴儿发育量表进行前瞻性评估(18 个月,36 个月),在 36 个月时进行心脏评估。

结果癌症母亲组总计包括 129 例儿童(中位年龄 22 个月,范围 12～42),在孕期,96 例儿童(74.4%)暴露于化疗(单独化疗或合并其他治疗),11 例(8.5%)暴露于放疗(单独放疗或合并其他治疗),13 例(10.1%)仅接受手术治疗,2 例(1.6%)接受其他药物治疗,14 例(10.9%)没有治疗。在癌症母亲组,总计 22.0%(28/127)的儿童其出生体重在 10% 位以下,而对照组这个比例为 15.2%(19/125),$P = 0.16$。根据 Bayley 评分,两组间或亚组间认知发育的比较均没有显著差异。在两组内分娩时孕周和认知结局均有关。在 36 个月时 47 例儿童的心脏评估显示正常的心脏结局。

因此,研究者认为,产前暴露于癌症的母亲治疗或不治疗并不能破坏儿童早期阶段认知、心脏和总体的发育情况。早产和认知结局恶化有关,但是这种效应独立于癌症治疗。

第四节 癌症与遗传

【笔记】 美国精准医学计划的近期目标就是癌症的诊疗,这方面的研究进展如同井喷。研究已经发现很多导致癌症的分子病变,显示每一种癌症都有其自身的遗传特点,其特点有些是某些肿瘤特异的,有些是很多类型肿瘤共享的。尽管癌症主要是基因组损害累积的结果，但遗传性突变对癌症的风险有时非常重要。我们在此介绍一些核心期刊有关妇科肿瘤的一些文献。

一、遗传性癌症综合征和风险评估：ACOG 委员会意见

二、北欧国家双胞癌症的家族风险和遗传性

三、儿童癌肿中易感基因的遗传系变异

四、13 种癌症的遗传可能性和共享遗传性的分析

一、遗传性癌症综合征和风险评估：ACOG 委员会意见

本文是 ACOG 第 634 号委员会意见。

遗传性癌症综合征（hereditary cancer syndrome）指的是某些具有遗传倾向的癌症类型，通常发病年龄较早，由一个或多个基因的遗传突变造成，多为常染色体显性遗传。癌症病例通常和妇产科有关，如乳腺癌，卵巢癌和内膜癌，这也是遗传性癌症综合征的特点（表 7-13）。和妇科癌症最常见的遗传性癌症综合征包括：遗传性乳腺癌和卵巢癌综合征，Lynch 综合征，Li-Fraumeni 综合征，Cowden 综合征和 Peutz-Jeghers 综合征。其风险评估的关键在于识别哪些个人和家庭发生某种类型癌症的风险增加。目前比较全面且不断升级的指南是在线的 GeneReviews（免费）。

病史筛查应至少包括：个人癌症史以及一级亲属（兄弟姐妹，父母和子女）和二级亲属（祖父母，外甥、外甥女和同父异母或同母异父的兄弟姐妹）的癌症家族史，应包括原发癌症的类型，发病年龄和家庭成员的谱系（父系或母系），以及任何亲属中具有癌症倾向的遗传检查结果。另外，患者的遗传背景也影响她的遗传风险，如来自欧洲的犹太人后裔其 BRCA 突变的风险就更高。

表 7-13　与乳腺癌和卵巢癌相关恶性病变综合征的总结

综合征	乳腺	卵巢	内膜	结肠	其他
遗传性乳腺和卵巢癌综合征	×	×			
Lynch 综合征		×	×	×	肠道，输尿管，胆道，胰腺，胶质瘤
Li-Fraumeni 综合征	×				肉瘤，骨骼，脑，肾上腺皮质
Cowden 综合征	×		×	×	甲状腺，良性错构瘤
Peutz-Jeghers 综合征	×	×		×	宫颈，胰腺，肠道

遗传性癌症综合征的线索可能包括：

1. 癌症诊断时年龄尤其早。

2. 在同一个人身上出现数种不同的癌症。

3. 一个人身上出现多种原发肿瘤，尤其是在同一器官（如乳腺或结肠）。

4. 数位血缘亲属有同样类型的癌症（如母亲、女儿和姐妹都有乳腺癌），尤其是在同一谱系（父系或母系）的家庭中。

5. 某种特定类型的癌症在不寻常的情况下出现（如男性乳腺癌）。

6. 出生缺陷，如某种非癌性（良性）皮肤增生或骨骼异常，并已知与遗传癌症综合征有关。

7. 有德裔犹太人的祖先。

8. 出现某些类型的成人癌症，其包含遗传性癌症综合征的可能性较高。

9. 三受体阴性的乳腺癌（缺少雌激素、孕激素受体表达和 HER2/neu 的过度表达，提示 BRCA 突变导致的遗传性乳腺和卵巢癌综合征）。

10. 上皮性卵巢癌，卵管癌或腹膜癌，尤其是浆液性组织学类型（提示因为 BRCA 突变导致的遗传性乳腺和卵巢癌综合征）。

11. 结直肠癌伴有 DNA 错配修复缺陷（提示 Lynch 综合征）。

12. 内膜癌伴有 DNA 错配修复缺陷（提示 Lynch 综合征）。

表 7-14 是充分癌症家族史最基本信息的推荐。

表 7-14　充分癌症家族史最基本信息的推荐

一级亲属：兄弟姐妹，父母，子女
二级亲属：祖父母，姑姨，叔舅，孙子女，外甥（女）/侄子女，同父异母或同母异父的兄弟姐妹
父系或母系
欧洲犹太人祖先
明确家族中每一例癌症患者 - 诊断年龄 - 原发癌症类型
任何亲属中任何癌症检测的结果

如果评估提示遗传性癌症综合种的风险增加，应该转诊至癌症遗传学家或精通遗传学的专家那里，以扩充采集家族史，并提供风险评估、教育和咨询，也许还会进行基因检测。个人史和家族史且确定癌症遗传咨询恰当性的关键因素。但是遗传咨询和遗传检测还是截然不同的。遗传检测由家族史，谱系分析指引，有些情况下还

需要风险模型参与,包括病理报告,癌症确诊的病历记录,死亡证明等。遗传检测需要特定的患者教育和知情同意。来自美国医学遗传学和基因组学学会(American College of Medical Genetics and Genomics)和国立遗传咨询者协会(National Society of Genetic Counselors)有关癌症遗传倾向评估的实践指南有助于判断哪些患者会受益于遗传咨询。

与妇科癌症有关的最常见的遗传性癌症综合征如下所述。

(一)遗传性乳腺和卵巢癌综合征

该综合征由一个或两个常染色体显性 DNA 修复基因 *BRCA1* 和 *BRCA2* 突变所致。这两个基因突变见于 5%~15% 的乳腺癌和卵巢癌患者中。该综合征的携带频率在一般人群中位 1/500,但是德系犹太人中位 1/40。男性中 *BRCA* 突变和乳腺癌、前列腺癌和胰腺癌有关。该综合征的外显率并非完全,该综合征的女性终生发生乳腺癌的风险为 65%~74%,发生卵巢癌的风险分别为 39%~46%(*BRCA1*)和 12%~20%(*BRCA2*),而一般人群发生乳腺癌和卵巢癌的风险分别为 12% 和 1.4%。

(二)Lynch 综合征

Lynch 综合征也叫遗传性非息肉病结直肠癌,是外显率很高的常染色体显性遗传的癌症综合征,由 DNA 错配修复系统的缺陷导致。人群中发生率为 1/600~1/3000。Lynch 综合征的女性直肠癌的终身风险 52%~82%,内膜癌 25%~60%,卵巢癌 4%~24%。大约 3%~5% 的子宫癌和 8%~24% 的卵巢癌归咎于遗传因素。其他与 Lynch 综合征有关的肿瘤包括胃癌,盆腔肾和输尿管癌,肝胆管癌,小肠癌,以及某些种类的乳腺癌,脑

瘤和皮肤皮脂腺肿瘤。具体内容可参见 ACOG 第 147
号实践指南和其他指南。

（三）Li-Fraumeni 综合征

该综合征是一种罕见的常染色体显性遗传疾病，导
致多种肿瘤风险增加，包括骨肉瘤，乳腺癌，结肠癌，肾
上腺皮质癌肿，白血病，淋巴瘤和脑癌。确切的发病率
仍然未知，美国总计注册了 64 个家庭大约 400 例患者。
Li-Fraumeni 综合征是由于肿瘤抑癌基因 *TP53* 突变所
致，超过 70% 的临床诊断 Li-Fraumeni 综合征的个体发
现 *TP53* 的突变。其外显率更高，携带者到 60 岁前癌症
风险达 90%。和 Li-Fraumeni 综合征相关的恶性肿瘤的
患者（如软组织肉瘤，骨肉瘤，绝经前乳腺癌，脑瘤和肾
上腺皮质肿瘤），尤其多个家族成员出现这些癌肿的情
况（因为该病高外显性），应该接受癌症遗传专家的咨询
和评估。

（四）Cowden 综合征

Cowden 综合征是一种常染色显性遗传疾病，是由
于磷酸化酶和张力蛋白（*PTEN*）基因（参与细胞周期控
制）突变所致。相对罕见，发生率为 1/200 000。Cowden
是一种错构性综合种，特点是包含甲状腺、乳腺和内膜
的良性及恶性肿瘤。受累者多有巨颅。在 30 岁前基本
都会出现具有病理诊断意义的皮肤病变，包括面部和黏
膜的乳头状丘疹（参见图 7-3）。携带者乳腺癌和内膜癌
的终身风险分别为 25%～50% 和 5%～10%。由于该病
相对罕见，应该参考 GeneReviews 的升级指南进行遗传
学转诊、咨询和检测。

（五）Peutz-Jeghers 综合征

该综合征是一种常染色体显性遗传疾病，由丝氨
酸 / 苏氨酸激酶 11（*STK11*）基因突变所致。特点包括

如下 3 条标准：①胃肠道两种或更多种的错构性息肉；②口唇、鼻、眼、生殖道或手指皮肤黏膜的色素沉着（参见图 7-4）；③ Peutz-Jeghers 综合征的家族史。该综合征增加乳腺癌、卵巢癌、宫颈癌（尤其是腺癌）、子宫癌、胰腺癌、肺癌、胃癌，结肠癌以及卵巢性索间质细胞肿瘤的风险。女性携带者乳腺癌的终身风险高达 50%，而卵巢癌、子宫癌和宫颈癌的风险也增加。由于该病相对复杂，应该参考 GeneReviews 的升级指南进行遗传学转诊、咨询和检测。

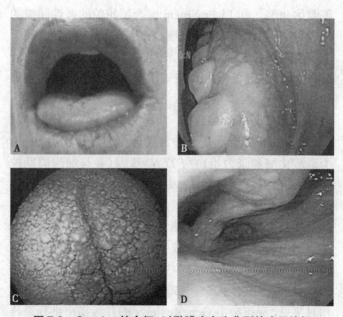

图 7-3　Cowden 综合征，以黏膜病变为典型的病理特征

A：口唇多发黑色和深棕色色素沉着的黏膜斑疹；B：牙龈多发小斑疹；C：舌部发现的铺路石样黏膜斑疹；D：会厌表面的多发灰白色斑疹

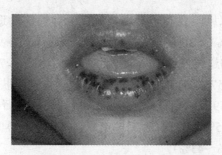

图 7-4　Peutz-Jeghers 综合征: 口周的黑色斑点

二、北欧国家双胎癌症的家族风险和遗传性

来自人群为基础研究中有关家族癌症风险的估计对于癌症风险预测是至关重要的。这项发表于 *JAMA* 的研究旨在大规模双胎队列中分析癌症类型的家族风险和遗传性。丹麦、芬兰、挪威和瑞典总计 80 309 例单卵双胎和 123 382 例同性别的双卵双胎(n = 203 691)进入这项前瞻性研究。从 1943 年到 2010 年, 经过中位 32 年的中位随访后, 50 990 例个体死亡, 3804 例因为移民而失访。本研究的主要研究结局是癌症发生。通过癌症注册, 以时间 - 事件分析用于评估癌症家族风险(双胎之一发生癌症后另一个体的癌症风险)和癌症的遗传性(个体间遗传差异导致的癌症风险变异比例)。

结果在 23 980 例个体中总计诊断 27 156 例癌症事件, 累积发生率为 32%。在 1383 对同卵双胎(2766 例个体)和 1933 对异卵双胎(2866 例个体)中均诊断癌症, 其中 38% 的同卵双胎和 26% 的异卵双胎癌症类型相同。双胎之一诊断癌症的情况下, 另一个体发生癌症的累积风险均高于总体队列人群: 同卵双胎的风险为 46%(95% CI 44%~48%), 异卵双胎的风险为 37%(95% CI 36%~38%)。对于绝大多数癌症类型, 同卵双胎的家族风险和绝对累积风险要高于异卵双胎。总体癌症的遗传率为 33%（95% CI 30%～37%）。研究者发现下述癌症类型具有显著的遗传性：皮肤黑色素瘤，58%（43%～73%）；前列腺癌，57%（51%～63%）；非黑色素瘤性皮肤病，43%（26%～59%）；卵巢癌，39%（23%～55%）；肾癌，38%（21%～55%）；乳腺癌，31%（11%～51%）；子宫体癌症，27%（11%～43%）。

根据这项双胎的长期随访研究，总体癌症和特异类型的癌症期家族风险均显著增加，包括前列腺癌、黑色素瘤、乳腺癌、卵巢癌和子宫体肿瘤。

三、儿童癌肿中易感基因的遗传系变异

儿童和青少年癌症中易感突变的流行情况所知甚少。对有关突变的了解可能有助于改善我们对肿瘤发生、患者诊疗的理解，使得患者和家族的遗传咨询成为可能。这项研究包括 1120 例年龄小于 20 岁的癌症患者（包括一小部分女性生殖细胞肿瘤患者），595 例行全基因组测序，456 例行全外显子测序，69 例行全基因组和全外显子测序。作则分析了 565 种基因的 DNA 序列，包括 60 种和已知常染色显性遗传的癌症易感综合征相关的基因。突变的致病性由一个专家委员会进行判断，依据是癌症特异的和位点特异的遗传数据库、医学文献、计算出的易感性以及肿瘤基因组中发现的二次打击。用同样的方法分析了 1000 Genomes Progject 研究中 966 例没有发现癌症的个体遗传资料，以及自闭症研究中的资料（515 例自闭症患者以及 208 例没有自闭症的个体）。

结果，在 95 例癌症患者中（8.5%）发现了肯定具有致病性或可能具有致病性的基因突变，而 1000

Genmomes Project 项目中仅有 1.1% 个体存在这些突变，自闭症研究中仅有 0.6%。受累患者中最常见的突变基因是 *TP53*（50 例患者）、*APC*（6 例）、*BRCA2*（6 例）、*NF1*（4 例）、*PMS2*（4 例）、*RB1*（3 例）和 *RUNX1*（3 例）。另有 18 例患者在抑癌基因中发现蛋白截短突变。在 58 例既有易感突变也有家族史信息的患者中，23 例（40%）有家族癌症史。

总之，在儿童和青少年癌症患者中 8.5% 发现癌症易感基因的遗传系突变。在大部分患者中，家族史并不能预测某一易感综合征的出现。

四、13 种癌症的遗传可能性和共享遗传性的分析

相关个体的研究均发现显著的癌症家族性积聚。研究者在这篇研究中分析 13 种解剖部位癌症的遗传可能性，以及导致常见单核苷酸多型性（SNPs）附加效应的遗传相关性。在 2007 年至 2014 年，美国 NCI 从基因组范围相关研究（GWAS）收集到 49 492 例癌症患者以及 34 131 例对照个体的资料。研究者应用新型混合模型方法（GCTA）分析 GWAS 数据以评估个体癌症的遗传性，以及吸烟相关癌症中吸烟导致的遗传比例，和癌症配对分析中的遗传相关性。

结果发现，几乎在所有的解剖部位，GWAS 遗传性都有显著的统计学差异，基于大样本人群的遗传可能性（h_l^2）在可靠性阈值量表中波动于 0.05～0.38。在评估多种吸烟特点的联合遗传率时，研究者估计至少有 24% 的肺癌（95% CI 14%～37%）和 7% 的胆囊癌（95% CI 4%～11%）可以归咎于吸烟的遗传性决定因素。大部分癌症配对研究没有发现有明显遗传相关性的证据。只有四组配对癌症有边际性统计意义的相关性：肾癌和睾丸癌

($\rho = 0.73$, SE = 0.28)，弥漫性大 B 细胞淋巴瘤（DLBCL）和儿童骨肉瘤（$\rho = 0.53$, SE = 0.21），DLBCL 和慢性淋巴性白血病（CKK）（$\rho = 0.51$, SE = 0.18），以及胆囊癌和肺癌（$\rho = 0.35$, SE = 0.14）。相关性分析也发现白色人种吸烟人群的肺癌遗传结构与不吸烟的黄种人群不同，有可能说明相同疾病在不同人群和环境暴露因素下的遗传学发病原因会有所变化。

这 13 种癌症中包括内膜癌，其遗传可能性为 0.178（95% CI 0.085-0.270），一级亲属的家族相对风险为 3.02（95% CI 2.33-3.92）。

第五节 儿童及青少年肿瘤患者的妇科相关问题

【笔记】 随着放疗、化疗、手术及多模式综合治疗手段的飞跃发展，儿童肿瘤生存期得到显著的提高。然而肿瘤及其相关治疗可能会对女性患者的生殖健康造成近期及远期影响。妇产科医师应明确如何处理该类患者在治疗前后及治疗期间可能出现的妇科相关问题，主要包括：月经量增多和贫血、性生活、避孕、卵巢功能（包括保留生育功能）、乳腺癌及宫颈癌筛查。尤其是保留生育功能是近年来进展较快的研究领域，因此生殖内分泌专家应当参与到整个治疗决策中。

本文为 ACOG 第 607 号委员会指导意见。

【肿瘤治疗及其毒性影响】

（一）放疗

放疗可以应用于治疗多种儿童肿瘤，根据放疗部位和剂量的不同，对于女性患者妇科方面的影响亦不同。

卵巢组织对于放疗高度敏感，盆腔放疗可以导致卵泡丢失、卵泡成熟障碍、卵巢皮质及实质的损害。其造成卵巢功能障碍的决定因素主要在于放疗剂量、患者年龄、放疗时性发育程度、盆腔放疗野的范围（见表7-15）。单次超过5Gy的盆腔放疗剂量就能造成性腺功能缺失从而影响患者今后生育功能。新生儿时期接受20.3Gy的放疗剂量就可造成97.5%的患者在治疗后即刻出现卵巢功能衰竭，20岁时则仅能耐受16.5Gy。除了对于卵巢功能的影响，14～30Gy的盆腔放射对于盆腔内的子宫也可能危害到今后妊娠结局，包括自然流产、早产、低出生体重儿。其他盆腔器官对放疗的耐受剂量较高，阴道上皮或宫颈一般至少要接受90～100Gy的照射才可能出现纤维化、性交困难和瘘道形成。

表7-15 卵巢放疗的细胞毒效应

最小卵巢放疗剂量（Gy）	效应
0.6	无
1.5	在小于40岁的年轻女性中没有效应
2.5～5.0	15～40岁的女性中60%发生卵巢早衰
	可能导致短暂的闭经

在儿童期患有头颅肿瘤的患者常可出现内分泌功能障碍，这可能由于肿瘤本身，亦可能由于治疗导致。中枢神经系统肿瘤的患者由于下丘脑-垂体-卵巢性腺轴受到破坏，常可能出现停经、不育。头颅放疗也能造成大脑皮层对下丘脑的去抑制作用，从而导致性早熟。其他能导致月经不调的内分泌相关影响还包括针对下丘脑放疗而出现的生长激素缺乏、甲状腺功能减退、肾上腺皮质激素低下。

（二）化疗

化疗对于卵巢功能的影响取决于患者接受化疗时的年龄、化疗药物、化疗剂量，化疗程数。烷化剂类化疗药对于性腺功能的损害最为显著。此外性腺受损程度与患者年龄及性成熟度呈正比，即开始化疗时年龄越大，今后卵巢早衰的风险越高。卵巢功能低下有可能是暂时的也可能是永久的。在性发育期间，根据性发育的不同程度，化疗可能造成性发育延迟甚至停滞。性成熟后，化疗则可导致月经量减少、停经，甚至影响妊娠结局。

（三）手术

手术切除阴道、子宫、卵巢、输卵管治疗恶性肿瘤势必要破坏患者生育能力。盆腹腔肿瘤，如肾母细胞瘤、横纹肌肉瘤的减灭术也可能造成盆腹腔粘连、不育、盆腔痛、性功能障碍及瘘道形成。有一些疾病可采用保留生育功能的手术方式，例如患者双卵巢因为受侵而手术切除，但可保留子宫以今后做供卵妊娠。

【肿瘤治疗中的妇科相关问题】

妇产科医师应当具备处理年轻肿瘤患者治疗前后及治疗期间妇科相关问题的技能，主要包括以下几方面：性发育问题、月经量大和贫血、性生活、避孕、卵巢功能、保留生育功能、乳腺癌和宫颈癌的筛查。

（一）性发育

儿童期肿瘤患者接受治疗时的年龄及治疗方式对于性发育有不同程度的影响，可能表现为性早熟，也可能因为卵巢功能低下表现为性发育延迟甚至停滞。位于下丘脑-垂体区域的中枢神经系统肿瘤可能因为手术治疗及放射治疗导致部分患者性早熟，而另一部分患者则出现性发育延迟。性早熟常见于年龄较小的儿童肿瘤患者中，有文献显示接受头颅放疗超过24Gy或者开始头颅放疗小于4岁的患者,性早熟的发生率增高,当然也有文献报道仅接受18~24Gy的头颅放疗就可以出现性早熟。

接受性腺毒性药物治疗的女孩可能出现性发育延迟或停滞。激素替代适用于性发育诱导和性成熟期维持治疗。同时儿童内分泌专家也应参与到治疗决策中。此外激素替代也可应用于完成性发育但有卵巢功能衰竭的年轻女性,能够有效改善今后远期的生活质量。目前评估激素替代治疗对青少年女性患者的文献较少。性发育完成应当是给予激素替代治疗的合适时机,否则可能造成骨骺提早愈合。

(二)月经量大和贫血

肿瘤及其治疗本身就可能导致女性患者月经量大和贫血,即使是正常的月经量对于已经合并贫血的患者亦是不利的。具体的处理内容可参见ACOG第606号委员会指导意见"接受癌症治疗的青少年患者经量过多预防和管理的选择"("Options for Prevention and Management of Heavy Menstrual Bleeding in Adolescent Patients Undergoing Cancer Treatment")。其中各种处理措施均有益有弊。最好是在肿瘤治疗开始前,就由患者、肿瘤医师及妇科医师共同制定一个减少月经量的治疗方案。

(三)避孕

肿瘤治疗期间患者一旦怀孕就意味着要么延后治疗要么终止妊娠。同时孕早期接受放疗或化疗均可能增加先天畸形的发生。对于处于性活跃期的年轻肿瘤患者务必进行宣教,以明确治疗期间妊娠所带来的危害,并强烈建议使用有效的避孕措施。应针对不同患者对于肿瘤治疗期间及治疗后对于妊娠的考虑选择适宜的避孕方式。应充分考虑到不同避孕措施的优缺点,也要考虑到有些避孕方法的非避孕功效，如诱发停经。更多有关月经调节相关内容请参见 ACOG 第 606 号委员会指导意见。

（四）急性、一过性和迟发型原发性卵巢功能减退

一些肿瘤治愈后的患者可发生急性卵巢功能衰竭，表现为肿瘤诊断后 5 年内发生卵巢功能丧失。有研究显示 3390 名童年肿瘤治愈患者，6.3% 会发生急性卵巢功能衰竭，其高危因素包括：诊断肿瘤时年龄较大、霍奇金淋巴瘤、卵巢放疗剂量较高、烷化剂类化疗药物应用增加。另一项研究显示 2819 名儿童期肿瘤治愈的患者中，非手术导致的卵巢早衰的发生率是 8%，与其姐妹对照组的 0.8% 相比明显增高。原发性卵巢功能减退会引起女性患者性心理障碍、不育、骨质疏松。大多数发生原发性卵巢功能减退的年轻女性患者需要长期的激素替代治疗以减少雌激素缺乏的相关症状、远期骨折和缺血性心脏病。具体诊治内容请参考 ACOG 第 605 号委员会指导意见"青少年和年轻女性原发卵巢功能不足"（"Primary Ovarian Insufficiency in Adolescents and Young Women"）。

（五）乳腺癌及宫颈癌筛查

近期一项系统性评价调查显示既往胸部放疗史的女性患者乳腺癌发生率显著增高，在 40～45 岁期间累积发病率为 13%～20%，这些患者大部分是因为霍奇金淋巴瘤接受放疗。在 10～30 岁接受过胸部放疗女性患者乳腺癌发病率增高，所以要在治疗后 8～10 年间或者在 25 岁开始进行以下筛查项目：每年的乳腺 X 线检查、每年乳腺 MRI，每 6～12 个月乳腺触诊检查。需要注意的是对于 40 岁以下的女性，乳腺 X 线较 MRI 的敏感性低，所以可能今后乳腺 MRI 更为推荐应用。

除非患者处于免疫抑制状态，否则宫颈癌的筛查仍遵循普通大众的宫颈细胞学筛查指南。目前尚没有研究或专科学会发表关于因肿瘤治理而免疫力低下患者的筛查建议。虽然疾病预防控制中心对于 HIV 感染患者建议即使不满 21 岁，从明确艾滋病诊断时就应当开始宫颈细胞学的筛查。但目前对于其他原因所致的免疫力低下状态的青少年女性患者是否应该在 21 岁或是有性生活后再开始筛查尚无定论。

（六）远期生育力及生育功能的保留

在最大的一项调查儿童肿瘤治愈患者的研究中，这些未行过手术绝育的患者成年后妊娠率与其姐妹对照组相比下降至 0.81（95%CI 0.73-0.90）. 生育力下降的因素包括：下丘脑或垂体区域放疗剂量大于等于 30Gy；子宫卵巢区域放疗剂量超过 5Gy；烷化剂药物应用过多。常见烷化剂类药物见表 7-16。

表 7-16　增加卵巢功能失常风险的化疗药物

烷化剂
白消安
卡氮芥
苯丁酸氮芥
环磷酰胺
异环磷酰胺
罗莫司丁
二氯甲基二乙胺
马法兰
甲基肼
塞替派
非经典的烷化剂
替莫唑胺
甲基咪唑
重金属
卡铂
顺铂

对于儿童期肿瘤治愈的患者,评估卵巢储备功能的检查项目,抗米勒管激素水平测定较单纯性激素水平测定更为有价值。一项包含53名儿童期肿瘤治愈患者的研究进一步证实了抗米勒管激素水平测定评估卵巢储备功能的应用。因此在青少年女性肿瘤患者接受治疗前,应当就如何保护其今后生育功能进行详尽的探讨。对于将要接受盆腔放疗的患者,卵巢悬吊术将卵巢从放疗区域中移开可能提供一定的保护作用。如果在肿瘤治疗前有足够的时间和安全的促排卵方案,卵子或胚胎的冷冻保存是可行的。另外冷冻保存卵巢组织用于自体移植和原始卵泡促成熟已经有成功的报道。保留生育功能是近年来进展较快的研究领域,所以推荐有生殖内分泌专家参与到临床决策中。

对于已完成性发育的女性患者,促性腺激素释放激素类似物,例如醋酸亮丙瑞林,可通过诱导卵巢功能静止而保护卵巢功能和避免细胞毒性药物对生育功能的影响。虽然该种临床应用的效果评价结果不一,但最近一项纳入9例回顾性研究的荟萃分析显示366名在接受环磷酰胺化疗的女性患者给予醋酸亮丙瑞林,较未用组卵巢功能有轻度增高。目前虽尚无证据支持该应用,但一项多中心前瞻性随机试验已经在进行中。

(七)妊娠结局

既往肿瘤治疗史可能对今后妊娠产生一定影响。对于儿童期肿瘤治愈患者来说,妇产科医师需要提供今后下一代健康风险和妊娠相关风险的咨询。目前的研究显示这类患者较其姐妹更不易受孕。患有可诱发突变的生殖细胞肿瘤的患者,其下一代发生肿瘤的风险将增加。虽然有研究显示化疗未必一定会影响胎儿生长发育或子宫功能,但曾应用多柔比星或柔红霉素等蒽环类抗生素化疗的患者,孕期可能出现心脏功能失代偿。亦有长期随诊的多项研究显示,接受过放疗的患者,其子代先天性畸形、遗传性疾病、癌症的发生率并未明显增加,但早产和低出生体重儿的发生率增加,尤其是在盆腔放疗过的患者更为明显。其他有过报道的妊娠并发症包括胎位异常、胎盘异常、妊娠期高血压疾病、产后出血和子宫破裂等。

第六节　老年肿瘤学和舒缓医学

【笔记】　老龄化是世界范围内的问题,由于大部分肿瘤高发于老年人群中,因此老年肿瘤学及相应的舒缓医学将成为今后妇科肿瘤领域最重要的组分。在一个全面强大的妇科肿瘤团队中,舒缓医学专家是必不可少的。

一、老年肿瘤学:JCO 专题综述

二、晚期癌症住院患者接受医院舒缓治疗团队诊疗的前瞻性队列研究

三、癌症终末期患者的化疗应用、功能状态和生活质量:前瞻性队列研究

四、对晚期癌症患者揭示预后的结果

一、老年肿瘤学:JCO 专题综述

2014 年 8 月的一期 *J Clin Oncol* 是有关老年肿瘤的综述专刊,非常难得。选择其中的 13 篇文章摘录如下。这些文章题目包括:

1. 老年女性的卵巢癌和乳腺癌

2. 癌症和衰老的生物学:细胞衰老相关的复杂性

3. 癌症生存者问题:治疗后的生活及对老年人群的意义

4. 老年人抗癌治疗的心脏问题

5. 癌症系统治疗对认知的影响：对老年患者和生存者看护的意义

6. 为罹患癌症的老年和衰弱成人设计治疗性的临床研究

7. 将生物标记物整合入癌症和衰老研究中

8. 国际老年肿瘤协会有关老年癌症患者评估的共识

9. 老年肿瘤的个体医学

10. 老年患者的放疗：临床决策的框架工作

11. 老年癌症患者有关支持治疗的考虑

12. 老年癌症患者有关手术的考虑

13. 老年实体肿瘤患者的靶向治疗

具体笔记和摘录如下。

1. 老年女性的卵巢癌和乳腺癌　几乎一半的乳腺癌和卵巢癌患者诊断时年龄在 65 岁或更大年龄，其数目随着人群年龄和预期寿命的增加而不断增加。老年患者往往不同意得到标准的癌症治疗，更易发生高级别的毒副作用，死亡率更高。但生物年龄不应成为决策的唯一因素。功能性依赖、器官功能、合并症、药物学、社会支持、认知和（或）社会心理因素、总体生活期望和患者诊疗目标同样重要，应该在治疗前、治疗中不断评估。

由于缺少充分的筛查工具和非特异性症状，绝大部分卵巢癌女性是晚期患者（80% 为Ⅲ～Ⅳ期）。老年女性死亡率要增加 2 倍。

（1）手术选择：手术至关重要，因为残余肿瘤是生存的主要预后因素。老年患者手术患病率和死亡率风险增加。开腹探查即可进行诊断，如果可能可行微创操作。

一旦确诊卵巢癌，手术治疗包括全子宫切除、双附件切除、大网膜切除、腹膜后淋巴结活检、横膈探查、腹膜活检和盆腹腔冲洗液检查。肿瘤细胞减灭术（CRS）后，最大的残留的未切除病灶直径在 1cm 或以下的患者为"理想"的，更大病灶的情况为"亚理想的"。但是，没有大块病灶残留是手术目标，并预示着更好的预后。

手术训练和能力是影响 CRS 的主要因素。老年患者往往得不到确切的 CRS 治疗，绝大部分不会转诊到妇科肿瘤医师那里去。在一个系列报道中，80 岁以上的患者大部分由普通外科医师（31%）和妇产科医师（29%）诊疗，提供的是不够积极的手术。在 Surveillance, Epidemiology, and End Results 研究中，因为不能切除、患病率及手术医师的决定，理想的 CRS 随着年龄增加而降低：60 岁以下的为 43.7%，60～79 岁为 29.5%，80 岁以上为 21.7%。Nodin 等发现 75 岁以上老年患者对于治愈性手术尝试的渴望和年轻患者是相同的。

严重的合并症常见于老年患者，对高手术患病率和死亡率的担心可能影响决策。一项研究中，年龄超过 80 岁的女性中 83% 患有严重的合并症，尽管 88% 的患者尝试 CRS，只有 25% 达到了理想的肿瘤切除，38% 出现了严重的并发症，13% 在术后死亡，75% 需要重症监护管理。尽管如此，Wright 报道，对于各个期别的年轻患者和 70 岁以上的老年患者，理想的 CRS 和术后合并症发生率是类似的。目前正在研究术前老年学评估以辅助衡量手术风险和收益。

（2）一线化疗方案：仔细考虑化疗剂量、方案和路径（静脉 vs. 腹腔内）以及时机（新辅助化疗 vs. 术后化疗）非常重要。生物年龄不应该成为用于决策唯一因素。功能性依赖，器官功能（听力，肾脏），合并症，多药治疗，社会支持，认知和（或）社会心理因素以及总体生活期望都同等重要，应该在治疗前、治疗中进行评估。

1）术后化疗：卵巢癌是化疗敏感的恶性肿瘤，一线化疗方案对于初治的生存有重要影响。目前标准的治疗是静脉卡铂［曲线下面积（AUC6）］加上紫杉醇 175mg/m^2（每 3 周 1 次）或紫杉醇 80mg/m^2（每周 1 次）。术后老年患者化疗的耐受性研究很有限；绝大部分报道是回顾性研究或大型临床研究中的次级研究。改善一线方案耐受性的策略包括单剂卡铂化疗，小剂量周疗，以及减少基础剂量。目标在于减少不良反应并保持疗效。

数项研究已经发现，能够耐受 CRS 的适合的老年女性可以（并且应该）接受标准的铂类 - 紫杉烷化疗。一项三级癌症中心接受了 CRS 的患者后续进行了化疗，不同年龄之间并没有结局上的差异。疾病分期、理想的 CRS 率、化疗周期数和化疗修正的情况在不同年龄组之间是相似的；在老年人群（大于 65 岁的患者）仅发现中位卡铂剂量（AUC）较低。临床完全缓解率（70% vs. 79%）、6 个月的铂类敏感率（61% vs. 65%）和总体中位生存时间（52 vs. 55 个月）在老年组和年轻组中是类似的。

但是，多中心的 GOG-182 研究中，620 例老年患者（70 岁或更大年龄）的分析显示，年龄是重要的危险因素。经过对主要预后因素进行调整后，老年患者一般状况更差，化疗完成率更低，不良反应（粒细胞减少、神经炎）增加，8 个月的总体生存率（OS）更短。为了强调结局的差异性，一项新近诊断Ⅲ～Ⅳ期卵巢癌的老年女性（70 岁或更大年龄）的大规模多中心前瞻性研究（GOG-273）正在进行中，接近完成。

老年学评估有助于肿瘤医师进行治疗选择。法国协作 GINECO 组（Groupe d'InvestigateursNationaux pour l'Etude des Cancers de l'Ovaire et du Sein)进行了一项专门的老年女性卵巢癌（EWOC）项目。两项前瞻性研究用于评估 70 岁或更大年龄患者中铂类为基础的化疗方案的耐受性，以及老年学评估的应用。在第一项研究中（EWOC 1），72% 的患者完成了 6 个周期的卡铂和环磷酰胺（每 4 周 1 次），不良反应很小。老年学评估对于不良反应有预后价值，特别是基础水平的抑郁，功能依赖和执行状态（american society of anesthesiologists 评分≥2）。OS 相关的独立的预后因素是抑郁，FIGO 分期Ⅳ期，以及每天用药超过 6 种。在第二项研究中（EWOC 2），68% 的患者完成了 6 个周期的卡铂（AUC 5）和紫杉醇 175mg/m^2（每 3 周 1 次），与卡铂及环磷酰胺的方案相比，前者的血液学和神经毒性更大。不良预后的预测因素包括：高龄，基础状态的抑郁症状，紫杉醇的应用，以及 FIGO 分期Ⅳ期。

2）腹腔内化疗：对于Ⅲ期理想 CRS 术后的卵巢癌患者，卡铂为基础的腹腔内（IP）化疗能够显著改善生存收益。技术上的困难（IP 导管放置、合并症等）和增加的毒性（肾功能异常、神经病变和听力丧失）使得 IP 治疗不易接受，尤其是老年患者。在 GOG-172 中，只有 48 例女性（12%）超过 70 岁。无论什么年龄，由于不良反应，不到 50% 的患者能够完成四个或更多周期的 IP 方案。两项回顾性研究报道了一组合适的老年患者人群中修正后的 IP 方案。他们发现老年患者不易完成所有的计划周期，更需要对剂量进行修正，但有相似的生存率和不良反应。应该仔细地选择良好功能状态、充分肾脏和听力功能患者，并使之理解 IP 化疗更高不良反应的可能性。

3）新辅助化疗：初始手术的一种替代治疗方案是新

辅助化疗（NACT）后进行手术，主要目标是减少瘤负荷，增加成功、安全手术的可能性。一项大规模前瞻性随机化欧洲研究中，NACT 和初次 CRS 的 OS 并没有差别。NACT 的患者合并症更少一些。两项 NACT 的回顾性研究也有类似的发现，研究者认为那些不太合适的、高合并症的老年患者手术患病率的风险更高，这些患者是 NACT 的恰当的候选者。Sloan-Kettering 纪念癌症中心的研究组报道了他们的癌症人群中 10% 的患者因为期别高、合并症或高龄（超过 85 岁）而选择了 NACT。选择 NACT 的患者 OS 较低，因此研究者认为，如果可能的话，初次 CRS 仍应是治疗首选。需要建立指南明确哪些患者更适合进行 NACT。Aletti 等发现了一组高危女性，她们似乎并不适合初次手术，可能更适于应用 NACT。危险因素包括：IV 期疾病，较高的初始肿瘤负荷，不良的执行状态（american society of anesthesiologists 评分≥3），不良的营养状态（白蛋白<3.0g/dL），以及高龄（75 岁或更大年龄）。

（3）复发性卵巢癌

1）化疗：大部分 III 期和 IV 期上皮性卵巢癌的女性都会复发，化疗在复发的情况下具有缓解作用。保证生活质量，避免不良反应，保持功能独立对于治疗决策极端重要。铂类敏感（铂类治疗后无进展间期为 6 个月或更长时间）程度，癌症相关的症状，可测量疾病的出现，执行状态，合并症，患者诊疗的目标能够有助于治疗决策。在老年患者中，老年学工具可用于预测不良反应并且指导恰当的药物治疗。

2）铂类敏感的复发：可考虑单剂卡铂用于无法评估的老年患者，因为它具有较好的耐受性和中度缓解率（22%～59%）。但是，鉴于双重药物对于 OS 的改善，绝大部分老年患者能够接受双药治疗。卡铂和紫杉醇、吉西他滨或脂质体阿霉素（doxil）都是标准的选择。对于老年患者，更常选择 doxil 或吉西他滨，因为它们较好耐受。CALYPSO 研究（Caelyx Plus Carboplatin Versus Paclitaxel Plus Carboplatin in Patients With Epithelial Ovarian Cancer in Late Relapse）用于比较卡铂-doxil 和卡铂-紫杉醇的非劣势性（noninferiority）。这项研究中，16% 的患者为 70 岁或更大年龄。剂量设计在各年龄组间是相似的，但是老年患者和年轻患者相比，骨髓抑制更轻、神经病变更重。与紫杉醇组相比，doxil 组有更好的无进展生存（11.3 vs. 9.4 个月），卡铂过敏反应更低（5.6% vs. 18.8%）。最后，OCEANS 研究（Study of Carboplatin and Gemcitabine Plus Bevacizumab in Patients With Ovary, Peritoneal, or Fallopian Tube Carcinoma）比较了吉西他滨-卡铂和贝伐单抗或安慰剂的疗效。贝伐单抗组无疾病进展生存更好（12.4 vs. 8.4 个月），但是 OS 没有改善。大约 35% 的患者是 65 岁或更大年龄，但是她们也取得了相当的治疗收益。

3）铂类耐药疾病：单药治疗用于铂类耐药的疾病。NCCN 指南列举了已知效果的药物。没有指南说明化疗的特定顺序。选择决定在于临床情景。应该考虑患者的偏好，合并症，功能状态，执行状态以及治疗的目标。肾功能不全患者的治疗指南已经发布。最常见的治疗包括周疗单药的紫杉醇、吉西他滨、拓扑替康和 doxil。培美曲塞、依托泊苷、依立替康、多西他赛、环磷酰胺、白蛋白结合紫杉醇（nab-paclitaxel）、奥沙利铂、长春瑞滨较少应用。贝伐单抗已经作为单剂或联合方案用于化疗。在老年患者，尚需关注血栓事件增加的风险。最后，激素治疗可用于如下情况的缓解治疗：患者没有症状也没有可测量病灶，CA125 逐渐上升。选择应该基于不良反应和患者风险（如他莫昔芬的血栓风险，芳香化酶抑制剂引起的骨质疏松）。

复发后大量可选的化疗药物经常导致患者接受多重药物治疗。一项耐药疾病患者的研究发现，很多人直至生命的最后几个月仍在接受几乎没有临床益处的治疗。两种连续药物治疗后疾病仍然进展的话，应该考虑停止细胞毒性治疗，或至少开始讨论保守治疗。

总之，生物年龄不应成为决策的唯一因素。功能依赖、器官功能、合并症、多药使用、社会支持、认知和（或）社会心理因素、总体生活期望以及患者诊疗的目标同等重要，应在癌症治疗前和治疗中进行评估。

2. 癌症和衰老的生物学：细胞衰老相关的复杂性 在过去 50 年中，我们对于导致衰老和癌症的驱动力（包括平行的和对抗的力量）的理解已经取得重大进步。20 世纪 50 年代开始出现大量有关衰老的理论，包括端粒生物学，老化理论（senescence）以及成人干细胞调节理论。这些假说得到了不断积累的实验证据的支持。这些观点提示突变的积聚可能是衰老和癌症的常见动力。另外，某些导致衰老的肿瘤抑制途径也符合拮抗性基因多效性学说（antagonist pleiotropy theory）。根据进化选择的一次性体细胞理论（disposable soma theory），衰老应该主要影响体细胞。在细胞水平，内源性和外源性途径都调节衰老和老化。但是，不断增加的证据支持如下假说，即这些驱动力可能受到修饰能量平衡的进化保守性途径调节。根据功能亢进理论，衰老是有利于年龄相关疾病和癌症的准程序（quasi-program），可以通过长寿途径（longevity pathways）的调节而被抑制。这篇综述总结了 60 年来有关衰老和癌症的假说及相关实验数据（表 7-17）。

表 7-17　衰老的理论

名称	主要描述	对于癌症进展的意义
突变积累理论	在生活中（背景辐射，氧化应激）积聚了基因组损害。一直到生活晚期，那些不能通过自然选择消除的突变才会发生破坏效果。这些突变持续积累并促进衰老	年龄通过遗传和表观遗传的不稳定性促使癌症发生
拮抗性基因多效性理论	自然选择更有利于那些促进生殖的基因，即使这些基因会在晚期生活中导致不利变化（衰老）	细胞凋亡和老化的主要调节因素，如 p53 和 $p16^{INK4A}$，是肿瘤的抑制因素。它们促进终身的抗癌保护作用，最终导致组织耗竭，减少长寿。它们的灭活可能导致癌症
一次性体细胞理论	在体细胞系 vs. 生殖细胞系，更高级的有机体发展出分化的动力性校对和其他促进准确性的措施。在体细胞中，准确性降低导致能量节约、发育和生殖加速，但是最终的后果将是恶化和死亡。相反的是，在生殖细胞系中，需要保持高水平的准确性	年龄可能通过不同途径促进癌症：①在体细胞中，老化有双重作用，通过细胞自主性和非自主性途径产生抗肿瘤和促肿瘤效果；②端粒异常延长（端粒酶基因活性，替代途径）可能导致细胞不死和癌症发生；③在干细胞的老化过程中，缺陷性生殖细胞的系统性消除导致组织消耗并最终导致增殖性选择的缺失，最终导致克隆选择
功能亢进理论	衰老是在成人发育后生理性过程过度刺激诱导的准程序	年龄通过如下机制促进癌症：①组织过度刺激可能导致内稳态的缺失；②DNA 过度活化的破坏反应可能促进突变和表观突变

3. 癌症生存者问题: 治疗后的生活及对老年人群的意义 随着全国人口的老化和癌症患者预期生存的延长,到 2020 年,美国 2/3 的癌症生存者年龄≥65 岁。图 7-5 中可见绝大部老年患者在癌症诊断后生存≥5 年。与年轻人相比,老年癌症生存者社会心理的适应更好。但同时,老年患者体格受限的风险更大,因为很有可能既往合并的健康问题会因为妥协的癌症护理而加重。80% 的老年人有一种合并疾病,50% 有两种或更多。与没有癌症的同龄人相比,即使以合并疾病种类进行控制,癌症生存者功能受限仍然更重。最近的数据发现了一些癌症及其治疗相关的晚期体格健康效应,这些情况对于老年人非常重要,包括:癌症相关的乏力,认知功能削弱,化疗导致的外周神经病变(特别是老年人可导致步态不稳)以及骨骼健康问题(见于以芳香化酶抑制剂治疗宫颈癌的绝经后女性,以及暴露于抑制雄激素治疗的前列腺癌患者)。现有证据表明锻炼干预对于老年生存者是安全和有效的,能够降低风险或控制功能衰退、骨骼健康及癌症相关的乏力。另外,观察性研究发现体格锻炼可能会延长生存。人群中大约有 8% 有 > 1 种癌症;在所有新发癌症的患者中,16% 有癌症病史。而诊断癌症年龄≤19 岁的年轻患者中,<1% 有癌症病史;在 60～69 岁,癌症史的比例为 7%,而在 70～79 岁和≥80 岁人群中比例分别为 10% 和 12.1%。

研究者从制度设计层面回顾了老年癌症生存者治疗后随访的现有模式以及相关指南,并讨论了未来研究的机会,非常细致和深入。一些有关癌症生存者的总结和结论参见表 7-18 和表 7-19。建设和传递"治疗总结"(treatment summaries, TSs)和"生存诊疗计划"(survivorship care plans, SCOs)对于所有生存者和初级保健管理者而言都非常重要。表 7-20 列出了可能有利于预后的 TSs 和 SCPs 的建议：从生存者知识、功能和健康，到医师对系统水平效率和费用节省的知识和行为。全美各地应用和传递 TSs 和 SCOs 的比例都非常低（图 7-5、图 7-6）。表 7-21 列出了挑战和可能的解决方案。

表 7-18 治疗总结的构成

已经执行的诊断性检查及其结果
肿瘤特点（如位置，分期和分级，激素受体状态，标记物信息）
治疗开始和结束的日期
手术，化疗，放疗，移植，激素治疗，遗传治疗，或其他提供的治疗，包括使用的药物、治疗方案、总体剂量、临床研究的编号和题目（如果有的话）、治疗反应的指示和标记、治疗中经历的不良反应
提供的社会心理、营养和其他支持服务
全部的联系信息，用于治疗机构和关键的个人提供者

表 7-19 生存者诊疗计划的关键领域

复发或新发癌症的监测
为保证持续效果的评估、治疗或转诊，包括社会心理、经济和体格上的情况
风险评估用于预防晚期效应（如第二癌症，心脏问题，甲状腺疾病，骨质疏松），并促进健康（生活方式干预：饮食，体重控制，体格锻炼，日晒，酒精控制，戒烟）
协调诊疗（如就诊的频率，将要执行的检查，谁来做这些检查）

表 7-20 生存者诊疗计划评估的重要性：成功的指标

生存水平
改善（或认知）医患交流
改善对需要随诊检查及其意义和时间、由谁来进行这些检查等问题的理解
更好地理解疾病的潜在的晚期效应，以及哪些症状可能很重要，需要及时报告

续表

更好地依从推荐的随访活动；减少不必要检查的需要

改善对提供者和资源的识别能力，这些提供者和资源用于关注癌症的持续效应

减少癌症相关的患病率

改善健康相关的生活质量和功能

改善健康的生活方式选择

潜在改善总体生存

临床水平

改善（或认知）医患交流

改善医师之间的交流

更好地协调诊疗能力

改善随访诊疗行为的有关知识并最终使之标准化

在对有关治疗暴露和随访的需求发生新变化时，能够改善生存者健康和执行变化的监测能力

系统水平

减少重复服务

改善获取随访指导所必需的信息的能力；减少搜寻这些内容所需的时间

增强传递看护的能力（如依从改进的质量标准）

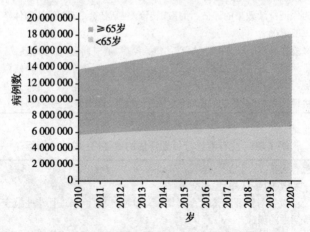

图7-5 从1971~2008年估计的有癌症史的人数，按照年龄分层，数据延伸至2020年

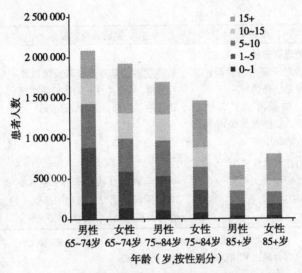

图 7-6 2014 年年龄≥65 岁的癌症生存者以年龄、
性别和生存时间分组

表 7-21 影响生存治疗以及诊疗计划执行的障碍: 基于社区的观点

障碍	克服障碍的策略
时间限制	
收集资料和完成表格的时间紧张	应用肿瘤注册数据收集表格
患者完成治疗和肿瘤注册提取资料之间的时间间隔(或滞后)	购买商业化的软件产品以电子化地收集材料
	在肿瘤注册中执行 RQRS 以提供更加及时的资料摘要
信息技术	
手工收集表格 *vs.* 从 EHRs 中自动收集文件	护士长 / 护士手工收集表格(有很多在线的标准模板)
癌症中心和个体执业诊所间缺乏共享的 EHRs	购买能够在癌症中心和个体执业诊所间分享 EHRs 的软件
难以获取个体执业医疗记录	利用(或扩大)现有的流程用于交流并从个体执业诊所那里寻求信息
	建立获取个体执业医疗记录的方法

障碍	克服障碍的策略
处理和责任	
对于哪些患者治疗总结是恰当的？	从多学科团队那里获取反馈以识别生存人群，从而关注初始执行的情况
如果接受了其他治疗，怎样将升级内容加入总结中？	建设生存门诊（survival clinics）
治疗方案推荐	
缺少成人癌症生存监测的标准	与多学科团队成员合作，在ASCO、NCCN和其他专业指南的基础上建立随访监测（和诊疗）的推荐方案

注：ASCO：美国临床肿瘤协会；HER：电子健康记录；NCCN：美国国立综合癌症网；RQRS：快速治疗报告系统

4. 老年人抗癌治疗的心脏问题　癌症治疗，包括化疗和放疗，均会显著增加短期和长期的心血管功能效应。其心脏毒性可以是急性的，如ECG的改变，心律失常，缺血，以及心包炎和（或）心肌炎样综合征；心脏毒性也可以是慢性的，如心室功能失常。抗癌治疗也会导致间接效应，如血压改变，或导致代谢异常从而增加老年人心脏事件的风险。在观察性和临床研究数据中，蒽环类化疗导致的心脏毒性风险随着年龄增加而增加。但并不清楚这种年龄和心脏毒性的关系是否也见于新型治疗方案中。由于老年患者在临床研究中代表不足，且这一人群中尽量避免使用这些治疗，所以这种相关性可能并未得到充分说明。另外，研究者还讨论了监测和预防老年心脏毒性的策略。对于老年人，重要的是在长期随访中监测并预防心脏毒性，并且考虑其后期效应的预防和监控。

（1）蒽环类：蒽环类是导致充血性心力衰竭（CHF）

的经典药物，也可以导致急性心脏毒性如 ECG 改变、心律失常、心包炎和（或）心肌炎综合征，但比较罕见。急性毒性往往可逆，并不会导致晚期发病的 CHF。其心脏毒性的机制可能包括：自由基的形成，诱导凋亡，由于细胞内腺苷酸三磷酸产物变化导致的心脏收缩功能下降，药物相关的心脏谷胱甘肽过氧化酶活性受抑制，线粒体 DNA 损伤导致呼吸缺陷和（或）拓扑异构酶 II 的干扰。一项大规模单中心研究发现蒽环类导致的心肌病中位生存时间大约 1 年。年龄是独立的危险因素，每十年风险增加 20%。阿霉素药物累积剂量在 200mg/m^2、400mg/m^2、500mg/m^2 和 550mg/m^2 时 CHF 的风险分别是 2%、5%、16% 和 26%。65 岁以上患者风险是年轻患者的两倍；如果阿霉素累积剂量达到 400mg/m^2，风险增加到 3 倍。输注时间越长，风险越低，且不会影响反应率和生存。脂质体阿霉素可以显著降低心衰的风险（RR 0.38；95% CI 0.24-0.59）。心血管疾病风险，如高血压病史、糖尿病、已知的冠心病等，也增加蒽环类相关心脏毒性的风险。

（2）氟嘧啶：氟尿嘧啶（FU）可导致急性心肌缺血，最常见的症状时心绞痛样胸痛，也有心梗、心律失常、心衰、心源性休克和猝死的报道。具体病理机制还不清楚，可能和血管结构破坏和直接的心肌毒性有关。高危因素包括：冠心病史，既往纵隔放疗史，同时应用顺铂治疗。毒性似乎是剂量依赖的，也和输液速度有关。7.6% 的应用 FU 的患者会发生心脏事件，从用药到心脏症状的平均时间为 3 天。卡培他滨也能够造成心绞痛症状，主要的高危因素是已经存在的冠心病。钙离子通道阻滞剂可能预防氟嘧啶导致的心脏缺血。哪些患者在发生心脏毒性后还可以考虑氟嘧啶治疗，仍有争论。目前再次用药仅限于那些没有其他替代方案的患者，且必须有严密的监测。

（3）生物制剂：

1）曲妥单抗：引起的心脏毒性很可能和心肌细胞中人类上皮生长因子受体2（HER2，也叫做 ErbB2）受到抑制有关。蒽环类和曲妥单抗联合使用增加这种毒性。一项多中心随机研究中（16.2% 患者≥60 岁），9% 发生心脏毒性（左室射血分数下降，CHF，和（或）心源性死亡）。另一项乳腺癌的随机研究要求患者射血分数（EF）超过 50%，在蒽环类应用之后继续使用紫杉烷和曲妥单抗，其中 47% 的患者≥60 岁，结果 20.6% 的患者发生了心脏毒性，没有应用曲妥单抗的研究组其比例为 11.9%，而曲妥单抗和非蒽环类化疗的研究组心脏毒性比例为 9.8%。一项人群为基础的研究中，23.1% 的年龄≥66 岁的早期乳腺癌患者接受了曲妥单抗，CHF 比例为 29.4%，而那些没有应用曲妥单抗的研究组这个比例为 18.9%。应用曲妥单抗的患者中，CHF 的高危因素包括：年龄≥80 岁（HR 1.53），心脏合并症如冠心病（HR 1.82）和高血压（HR 1.24），每周应用 1 次与每 3 周应用 1 次的情况相比 HR 为 1.33。那些应用曲妥单抗后发生 CHF 的患者，68.8% 的 CHF 发生在用药开始 12 个月内。

2）贝伐单抗：贝伐单抗对 VEGF 的抑制可能导致内皮细胞功能异常和血管排列缺陷，导致组织因子活化，引起血栓栓塞风险增加。另外，VEGF 的抑制可能导致一氧化氮和环前列腺素水平降低，导致血管收缩，增加外周血管阻力，最终导致高血压。临床上高血压的发生率为 7%～36%。

3）酪氨酸激酶抑制剂（TKIs）：这是一类针对特异的

分子和信号途径的靶向药物,由于其作用机制和后续毒性差别较大,目前还不清楚其心脏毒性是药物特异的还是种类特异的现象。

(4)放疗:随机对照研究发现乳腺癌的放疗增加缺血性心脏病的风险。具体数据从略。

(5)监测和随诊:临床研究有关心脏毒性事件的定义和分级非常混乱,研究之间难以进行比较分析。目前监测心血管毒性的指南建议用超声心动或闪烁扫描法(acintography)评估射血分数。MRI增强成像可以提供心脏解剖和射血分数的细节数据。但是测量输血分数可能低估了实际心脏损害的情况,因为影像研究难以发现心脏功能发生的微妙改变。血浆心肌标记物如N端前激素脑钠肽和(或)肌钙蛋白可能也有一定作用。国际老年肿瘤协会建议,≥70岁患者接受蒽环类药物化疗时,每2~3个周期应用超声心动或闪烁扫描法常规评估EF;他们进一步推荐考虑应用脂质体阿霉素,延长输液时间,或如果EF下降超过10%(即使在正常范围内)即应用右丙亚胺(dexrazoxane)。这个推荐尤其适用于高血压、糖尿病或冠心病的患者。有关风险预测模型的研究还不充分,不足以进行推荐。

(6)预防:右丙亚胺是一种螯合铁剂,可用于降低蒽环类导致的心脏病变,但是尚未在实践中常规应用。ASCO仅建议在阿霉素超过300mg/m^{2}的患者中应用。主要担心该药降低化疗的抗肿瘤效应。一项系统性评价未发现治疗效果或二次癌症相关的差别,但是该药会导致更严重的3~4级的贫血和白细胞降低。β阻滞剂是否能够保护EF,尚待更大规模的研究证实,尤其是老年患者中。

表 7-22 抗癌治疗的心血管毒性

方案	毒性	可能的机制	年龄相关的毒性
蒽环类	左室功能异常	活性自由基的产生	>65 岁的风险增加
	CHF	诱导凋亡	风险随着累积剂量增加而增加
	心包炎和（或）	ATP 产物改变	
	心肌炎	线粒体 DNA 损伤	
		肌浆内质网钙 ATP 酶的 mRNA 表达下调	
氟尿嘧啶和（或）卡培他滨	心绞痛	血管痉挛	未知
	心肌梗死	直接的心肌毒性	
	心律失常	冠状动脉栓塞	
	CHF	发生动脉炎	
	心源性休克	诱导凋亡	
	猝死		
硼替佐米（bortezomib）	左室功能异常	蛋白酶体抑制后诱导内质网应激	未知
	CHF		
环磷酰胺	CHF	直接损伤内皮细胞	未知
		毛细血管内微血栓	
		冠状动脉血管痉挛	

续表

方案	毒性	可能的机制	年龄相关的毒性
多西他赛和（或）紫杉醇	CHF 心肌缺血 心动过缓	氢化蓖麻油 EL（或）留体诱导组胺释放 对 Purkinje 系统的影响和（或）心肌外自主控制	未知
顺铂	血栓	血小板活化和凝聚 内皮完整性破坏 von Willebrand 因子升高导致血管痉挛	未知
曲妥单抗	左室功能异常 CHF	HER2 受抑制 ATP 耗竭 线粒体完整性破坏	>80 岁风险增加
贝伐单抗	CHF 动脉血栓 心绞痛 心肌梗死 高血压	VEGF 受抑制 一氧化氮和前列腺素减少 心肌毛细血管密度降低 心肌纤维化	不肯定
拉帕替尼（lapatinib）	左室功能异常 CHF QT 延长	HER2 受抑制 ATP 耗竭 线粒体完整性破坏	未知

续表

方案	毒性	可能的机制	年龄相关的毒性
伊马替尼 (imatinib)	CHF	c-Abl 受抑制	未知
达沙替尼 (dasatinib)	CHF QT 延长	c-Abl 受抑制 Src 受抑制	未知
尼罗替尼 (nilotinib)	QT 延长	未知	未知
舒尼替尼 (sunibinib)	CHF 高血压	线粒体破坏 心肌细胞中调节高血压应激反应的酪氨酸 激酶受抑制 诱导凋亡 ATP 耗竭 VEGF 受抑制	未知
索拉非尼 (sorafenib)	心肌缺血 高血压	VEGF 受抑制 诱导凋亡	未知
厄洛替尼 (erlotinib)	心肌缺血 心肌梗死 血栓	未知	未知

续表

方案	毒性	可能的机制	年龄相关的毒性
沙利度胺和（或）来那度胺	心衰 心动过缓	血小板和内皮的相互作用 血小板凝聚和 von Willebrand 因子增加 血管迷走途径的激活	未知
三氧化二砷	QT 延长	动作电位延长	未知
组蛋白去乙酰化酶抑制剂	血栓栓塞 QT 延长	未知	未知
放疗	冠状动脉疾病 急性心包炎 心肌炎 CHF 瓣膜病变 传导疾病	活性自由基的产生 内皮损伤 发生动脉炎 发生心肌纤维化	未知

注：ATP：腺苷酸三磷酸盐；CHF：充血性心力衰竭；HER2：人类表皮生长因子受体 2；mRNA：信使 RNA；VEGF：血管内皮生长因子

5. 癌症系统治疗对认知的影响：对老年患者和生存者看护的意义　老年人多器官系统经历年龄相关的改变，其中就包括大脑的退行性变化，这样系统性治疗和生存结局评估的决策就更加复杂。有持续的证据表明，一些老年癌症患者经过系统性治疗后，神经心理测试和神经影像学发现其大脑选择性认知区域会受到破坏。一个或多个认知区域的破会对于老年患者的日常生活有重要影响。虽然已经有明确的方法预测那些老年患者风险增加，但是系统性治疗后认知破坏的确切生物学机制并没有很好地理解。已知数据表明，风险可能包括生活因素，如吸烟、遗传倾向、特定的合并症如糖尿病和心血管疾病。这种风险也和生理和认知储备功能相互作用，即使是相同的生物学年龄、相同的疾病种类，老年人的储备功能也差别极大，有的储备极好（生物学上较其年龄年轻），有的储备极差（生物学上较其年龄更老）。目前已经出现了很多评估工具可用于常规临床以预测老年患者认知破坏的情况，并有助于多学科合作，尽管这些工具还没有进行过充分检验其预测效应及对预后的影响。认知功能损害的监测对于老年癌症生存者的长期看护也非常重要。增加老年学训练的癌症看护者，使之在富有经验的多学科团队内工作，对于将癌症系统性治疗的认知效应整合进入常规临床实践中非常关键（表7-23、表7-24）。

表7-23　受癌症系统性治疗影响的认知功能域及
在老年癌症患者中的意义

领域	大脑区域	对功能的影响
工作记忆	双侧前额叶和顶叶	能够组织活动，按时到达，制订计划和决定，改正错误，策划问题，以恰当的速度反应

续表

领域	大脑区域	对功能的影响
执行功能	同侧的背侧部前额叶皮质	
精神运动速度	分布于额叶皮质下网络；双侧颞叶和椎体、锥体外系	
注意力，集中力	分布于额叶皮质下网络	能够注意新的信息并加工这种信息
语言和口头记忆	左侧大脑半球	能够顺利地想起话来
学习和短时记忆	颞叶中部和前额叶皮质	能够学习或回忆新的信息
视觉记忆	右侧大脑半球	能够整合运动相关的视觉信息
视觉空间	右侧大脑半球和双侧额叶	

表 7-24　癌症系统治疗后认知破坏的高危因素及其作用机制

激素环境

　　他莫昔芬：作用于额叶和海马的雌激素受体；维持端粒长度

　　芳香化酶抑制剂：降低循环的雌激素

　　雄激素阻断治疗：降低睾酮水平

炎性 / 细胞因子和细胞因子调节：调整神经元和胶质细胞功能，神经修复，以及对正常认知功能非常重要的神经递质的代谢

氧化应激，DNA 破坏和（或）修复：导致肿瘤和脑细胞死亡的治疗诱导的 DNA 破坏；降低大脑塑性和修复

遗传易感性

ApoE：脂类的吸收、转运和分布；损伤后神经修复及塑性的作用

COMT：儿茶酚胺的代谢；神经递质水平的影响

BDNF：神经修复和生存，树突和轴突生长，信号电位

TNF-α-308 启动子 SNP：炎症

血管完整性：血脑转运的变化[如编码蛋白 P- 糖蛋白的多药耐药 1（*MDR1*）基因]；糖尿病或血管疾病的影响；对脑细胞和（或）细胞死亡的直接毒性作用并诱导细胞分裂

续表

端粒长度：加速衰老过程和(或)导致神经有丝分裂细胞的凋亡效应
细胞老化：炎症和损伤
干细胞：对干细胞的神经毒性

注：TNF-α-308：肿瘤坏死因子-α-308；SNP：寡核苷酸多态性

6. 为罹患癌症的老年和衰弱成人设计治疗性的临床研究　对于老年患者如何最好地平衡现有癌症治疗的风险和收益，仍然所知甚少；这些患者在临床研究中的代表分量不够。现有的临床研究通常并未包括适用于老年群体的研究终点，如功能的保留、认知和独立性。为了推动老年肿瘤学的进步，美国癌症和衰老研究组(Cancer and Aging Research Group)在 2012 年 11 月和 NCI、国立衰老研究所(National Institute on Aging)和肿瘤临床研究联盟(Alliance for Clinical Trials in Oncology)联合举办了一次会议，其目的在于为老年和(或)衰弱成人的治疗性临床研究的设计和完成提出建议并建立研究指南。这次会议旨在识别老年患者癌症临床研究中的知识分歧，并提出临床研究设计以弥补这些分歧。会议最终目标是提出研究以用于老年和(或)衰弱成人的癌症的循证诊疗。这个话题与笔者的实际临床工作实在过远，附表不再翻译和赘述。

7. 生物标记物整合入癌症和衰老研究　很多肿瘤学家认为生物年龄本身不足以成为判断是否采取某种治疗方案的决定因素。容易测量的标记物提供了功能年龄的评估，对于评价衰弱状态非常理想，可能预测患者癌症治疗的合并症(包括增加的毒性、功能衰退、生活质量下降和生存变差)。已经有数种潜在的标记物对于了解治疗相关的合并症提供了可能性，包括慢性炎症指标，细胞衰老指标，已经用影像学评估肌肉容积以检测肌肉减少症。

推荐的功能年龄标记物的总结见表 7-25。

表 7-25　推荐的功能年龄标记物的总结

标记物	来源	检测方法	与衰弱和（或）功能的关系	与死亡率的关系
慢性炎性标记物	血浆或血清	ELISA	是（CRP, IL-6, TNF-α, D-dimer, IL-1 RA）	是（CRP, IL-6, D-dimer, sVCAM）
端粒长度	白细胞 DNA	q-PCR 或 Southern blot	是	是
p16^{INK4a}	T 淋巴细胞 RNA	qRT-PCR	否	否
肌肉容积	CT 扫描	商业制备的软件用于体积分析	是	是

注：IL-1RA：IL-1 受体拮抗剂；q-PCR：定量 PCR；qRT-PCR：定量实时 PCR；sVCAM：可溶性血管细胞黏附分子

8. 国际老年肿瘤协会有关老年癌症患者评估的共识　为了升级国际老年肿瘤协会（International Society of Geriatric Oncology，SIOG）2005 年有关老年癌症患者老年学评估（geriatric assessment，GA），协会对下述主题的关键证据进行了回顾，然后发表了共识声明。这些主题包括：执行 GA 的基础理论；老年肿瘤患者中进行 GA 的发现；GA 发现和总体生存（OS）的关系；GA 发现对于肿瘤治疗决策的影响；GA 的构成，包括主要领域和工具；在临床诊疗中完成 GA 的方法。共识声明认为 GA 对于肿瘤事件极具价值，原因如下：GA 能够发现那些常规病史或体格检查不能发现的功能损害，能够预测严重的治疗相关的不良反应,对于很多肿瘤和治疗情景能够预测OS,能够影响治疗选择和强度。专家组推荐在下述领域应该以 GA 进行评估:功能状态,合并症,认知,心理健康状态,乏力,社会状态及支持,营养和老年病综合征的出现。尽管目前肿瘤实践领域内已有多种 GA 评估工具的联合应用以及多种实践模式,专家组尚不能指出哪一种工具或模式更优。有志于老年病的同事最好精读这篇文章。

9. 老年肿瘤的个体医学

(1)介绍:癌症治疗远远不是以一应万的尝试。治疗方案却取决于无数因素,包括肿瘤类型、分期、组织学、肿瘤遗传学和既往治疗史,选择治疗剂量也是如此。剂量选择的因素并不相同,取决于个体化用药,但通常都会包括年龄、合并药物、药物遗传因素、合并症、既往治疗毒性以及肝肾功能。以体表面积激素药物用量是成功衡量效应和毒性的努力,但由于还缺少药物暴露水平和大部分治疗药物结局的相关性,这种方法本身并不充分,尤其是药代动力学改变的患者,以及其他特异性因素可能增加药物毒性的情况,如 65 岁以上的患者。约56% 的男性癌症患者及 51% 的女性癌症患者其诊断年龄在 65 岁以上,70% 癌症相关的死亡发生在老年人群中。老年人治疗相关的毒性风险增加,因为他们通常存在药物代谢、分布和排泄的改变,以及合并的疾病、经常应用的药物、其他自然衰老过程的生理变化效应(如骨髓储备降低)。其他因素,如药物代谢酶的遗传突变和药物基因组学变化,可能对老年患者有更明显的效应,使其易于发生代谢变化,导致毒性风险增加。

(2)老年人药代动力学的考虑:随着年龄的增加,肝脏首过效应和后续的生物学利用度均显著下降。

CYP450 酶活性的下降临床意义最大,因为大约 90% 的药物(包括很多肿瘤药物)或多或少通过该系统代谢。人类研究中已经发现了 CYP1A2、CYP2C9、CYP2C19、CYP2D6 年龄相关的下降。虽然这些变化本身不足以说明剂量的改变,但可能用于推测那些年龄相关的改变对于药物遗传学突变的、对毒性或破坏效应敏感的患者可能更重要。另一方面,酶途径的年龄相关的活性降低可能导致某些途径更加常用。因此少数途径的药物基因组学改变如果变得更为常用的话,就可能有更重要的临床价值。目前约 50% 的药物代谢与 CYP3A 家族的酶有关。绝大部分体内和体外研究并不支持 CYP3A 活性的年龄相关的降低,但目前老年人群中高频应用的药物使得 CYP3A 仍是代谢关注的重点。肾脏分泌功能研究最多,药代动力学推荐的资料更多,但是在老年患者中数据仍然有限。目前肿瘤学中药物剂量更加有效的肾功能计算方法非常有限,标准的计算方法仍是绝大部分药物剂量推荐的常用方法。

(3) CYP2D6 和他莫昔芬在乳腺癌的老年患者中:对于所有年龄的乳腺癌患者,来曲唑和他莫昔芬相比,可以改善无疾病生存;但是老年患者(≥75 岁)由于疾病进展和不良反应,很少能完成这两种药物的治疗。两种药物经济学的比较发现,对于固定收入的患者,他莫昔芬可能更加合适。他莫昔芬是一种前体药物,最终通过 CYP2D6 转化为他莫昔芬(endoxifen)。目前已经发现了 70 多种 CYP2D6 等位基因,不同人种和种族间酶的活性和分布差别很大。年龄相关的代谢改变、CYP2D6 基因型以及同时应用的药物及依从性对于他莫昔芬浓度的最终影响及后续的临床效应,在乳腺癌患者中变化极大。

(4) 老年癌症患者紫杉烷相关的毒性:紫杉醇 97%

多与蛋白结合，通过 CYP2C8 代谢程主要的代谢产物 6α- 羟基紫杉醇，不过 CYP3A4 也产生部分 3- 羟基紫杉醇。年龄和临床相关紫杉醇暴露的关系是相互矛盾的，药物载体的药代动力学以及总体紫杉醇与未结合药物的比例使之更加复杂化。绝大部分研究显示年龄增加和原始药物暴露剂量以及未结合药物存在直接相关性。已经有研究评估 3 个年龄人群和紫杉醇暴露以及毒性之间的关系，153 例患者每 3 周接受 $175mg/m^2$ 的紫杉醇。年纪最大的人群（75 岁或更大年纪）与其他较为年轻的两组人群（55～56 岁，65～74 岁）相比，平均的暴露剂量最高（$P = 0.01$），这一人群中 3 级或更严重的中性粒细胞减少比例最高（49%，$P = 0.006$），其他两组的比例分别为 22% 和 35%。总体紫杉醇的暴露量和不良反应的发生有关，主要是粒细胞减少和神经病变。每周 1 次的给药方案和每 3 周一次的方案相比，毒性作用也有差别，主要是 3 级或更严重神经病变（0 *vs.* 25%）和粒细胞减少的情况（41% *vs.* 88%）。紫杉醇引起的神经毒性风险也受到同样可能导致神经病变的合并症的影响，如糖尿病。CYP2C8*3 等位基因的遗传多态性和临床相关的神经病变风险增加有关。欧洲人群中 2 级或更严重神经病变与 CYP2C8*3 等位基因有关（$P = 0.006$）。ABCB1（p- 糖蛋白，MDR1）的遗传突变也和神经病变有关。但也并非所有研究都支持 *CYP2C8* 和 *ABCB1* 基因型和毒性的关系。性别、激素状态、紫杉醇方案及肝功能也可能部分解释这种相关性的缺失。

（5）老年癌症患者的阿片类治疗：老年患者的疼痛管理极具挑战性，且疼痛通常治疗不足。这种情况是多因素的，可能是担心药物过量、主观评估、缺少患者报告或教育等因素的结果。老年人群中疼痛药物治疗剂量尤其是阿片类药物需要引起慎重，因为药物代谢发生了改变更易于发生毒性，特别是肾功能下降的情况。药物基因组学突变和年龄相关的代谢效应、同时应用的药物及合并症等，影响药物和剂量的选择。可待因是最常用于轻中度疼痛的阿片类止痛药，它也通过CYP2D6代谢最终转化为吗啡。根据患者基因组状态可以分为四种：超级迅速代谢者（ultra-rapid metabolizers，UMs），快速代谢者（extensive metabolizers，EMs），中等代谢者（intermediate metabolizers，IMs）和不良代谢者（poor metabolizers，PMs）。尽管已有研究比较不同基因型药物代谢的差别，但是 *CYP2D6* 基因型年龄相关的改变对于可待因效力和毒性的相互作用仍属未知，从而提供了今后临床研究的机遇。

（6）治疗药物监测：氟尿嘧啶：治疗药物监测（therapeutic drug monitoring，TDM）可能有助于理想地选择药物剂量。卡培他滨是口服的氟嘧啶类产物，最终通过胸苷磷酸化酶代谢为氟尿嘧啶（FU）。FU的毒性通过二氢嘧啶脱氢酶（DPD）的异化途径进行去毒和消除。大约85%的初始药物通过DPD进行分解，因此DPD缺乏的患者服用FU时不良反应增加，尤其是胃肠道和血液学反应。年龄相关的FU的药代动力学参数没有清楚说明。总体上三分之一的患者会出现严重的不良反应，一半接受了常规剂量的患者并未实现治疗反应。这说明个体化的FU治疗既有价值，尤其是容易发生白细胞减少等不良反应的老年患者。

大量研究已经发现系统性连续输注FU的暴露（以AUC计算）和毒性的关系。以药代动力学指导的FU治疗患者（平均年龄71岁）总体缓解率更高（33.7% *vs.* 18.3%，*P* = 0.004），中位总体生存更好（22 *vs.* 16 个月），毒性事件更少($P = 0.003$)。

10. 老年患者的放疗:临床决策的框架工作 老年患者中,放疗在治愈性和缓解性癌症治疗中扮演了重要角色。应该在治疗效果和毒性的基础上,综合考虑个体化风险 - 收益评估,再做出放疗推荐。研究者评估了几种显著影响老年患者放疗效果和毒性的临床因素,总结如下。第一,老年患者中,局灶区域肿瘤行为在某些疾病部位较为惰性,但是在其他部位可能更具侵袭性。对局灶区域肿瘤复发风险的评估为放疗期待收益的程度和时长提供了信息。第二,在患者有关健康需要的全部范围和时程内,对抗肿瘤 *vs.* 非癌性死亡和患病风险的评估应该在整体上满足癌症治疗优先权选择。第三,功能性储备的评估将有助于预测患者急性反应的耐受情况,从而辨别那些患者不太可能从治疗收益,或哪些存在治疗合并症的风险。有效的放疗选择包括即刻的治愈性治疗、延迟的治愈性治疗以及不治疗。这些情况还需考虑放疗的靶目标、剂量,或者与化疗和(或)手术的序贯安排。最后,如果达不到治愈目的,缓解性放疗对于控制症状、有效地改善生活治疗仍有其价值。研究者的目的是设计决策框架,在多学科范围内整合那些有助于放疗肿瘤学家设计策略性治疗推荐意见的因素。未来仍然需要搞清楚如何精准应用高级技术进行治疗性和缓解性放疗,从而增强老年患者的风险 - 收益问题,并在这一人群中更确切地量化治疗效果。

文章还附有老年患者放疗的随机对照研究的表格,可惜没有妇科放疗的研究设计。

11. 老年癌症患者有关支持治疗的考虑 老年患者尤其容易经历发热性白细胞减少,以及化疗诱导所致的恶心、贫血、骨质疏松(特别是乳腺癌和前列腺患者)、抑郁、失眠和疲乏等并发症。这些情况往往还合并其他年龄相关的慢性疾病，如糖尿病和心脏病等。很多患者，可以通过调整生活方式和药物治疗改善症状。因此，改善老年癌症患者生活方式的关键在于了解他们特异性的需要，并且熟悉急诊治疗的选择。研究者对这些症状进行了很好的推荐。现将几张表格翻译如下，并摘录部分正文内容。

（1）骨骼健康：WHO 认为如下因素为骨量丢失的高危因素（而不是低骨量的危险因素）：年龄，女性性别，吸烟，50 岁前骨折史，父母髋骨骨折史，低 BMI（$<20kg/m^2$），每天饮酒超过 3 次，使用激素，合并其他疾病（如风湿性关节炎或维生素 D 缺乏）。Fracture Risk Assessment Tool（FRAX）流程就是应用上述危险因素对 10 年内骨折风险进行评估的较好工具。

（2）贫血：WHO 定义的贫血在男性中为血红蛋白小于 13.5g/dl，在女性中小于 12.0g/dl。对于 65 岁或更大年纪的女性，血红蛋白在 12.5～14g/dl 死亡率和残疾率最低。超过 50% 的患者其贫血是可以诊治的，包括缺铁性贫血和营养性贫血。1/3 的患者，贫血原因并不明显，可能包括早期病态造血，肾功能不全，性腺功能低下，维生素 D 和铜缺乏，还可能包括造血干细胞的耗竭。至少一半的贫血患者有两种以上相互交错的病因，在大约 30%～50% 缺铁的老年成人中，由于萎缩性胃炎、幽门螺杆菌感染和乳糜疾病可能造成铁吸收不良。维生素 B_{12} 缺乏的主要原因包括萎缩性胃炎和药物作用（质子泵抑制剂和二甲双胍）。红细胞生成素相对缺乏是绝大部分老年患者贫血的原因，也可能是癌症相关贫血的因素。在老年个体中，贫血是死亡、功能性依赖、术后昏迷、充血性心力衰竭和跌倒的危险因素。贫血也增加认知破坏和痴呆的风险。认知破坏的患者更易贫血；贫血的患者在随后数年中更易发生认知破坏。贫血也降低对放疗的反应，增加细胞毒化疗药物的骨髓毒性。因为大多数抗肿瘤药物结合在红细胞上，因此毒性作用随着贫血而增加。贫血也可能是乏力的一个原因，而乏力是癌症最常见的合并症，可能导致功能性依赖。所有贫血患者都应该评估贫血的原因并尽快予以治疗。缺铁患者可能需要静脉铁剂治疗，因为他们可能无法正常吸收铁剂。癌症患者应该慎重输血。如果血红蛋白没有降到 $7\sim8g/dl$ 之下，一般不推荐输血。红细胞生成素刺激因子（ESA）应该根据指南和不同国家药监部门的规定应用。这些药剂对于改善乏力和生活质量是有效的，但有些研究提示其可能造成深静脉血栓。在几乎所有的研究中，如果血红蛋白小于 $12g/dl$，ESA 的应用是安全的。

（3）抑郁：抑郁的发生率和流行率随着年龄增加而增加。如果不予适当治疗，抑郁将增加残疾、患病和死亡的风险。抑郁可以以"亚临床"的形式呈现，即并不满足所有经典抑郁表现的情况。亚临床抑郁也与医疗合并症、残疾、死亡和全面爆发的抑郁症等风险增加有关。但并不清楚何种治疗最佳。但至少应该加强看护，如果亚临床症状干扰了正常活动或生活质量，应立即干预。癌症患者中抑郁尤其高发，且影响预后。老年癌症患者中抑郁更加常见和严重。实际上，老年患者的自杀风险通常难以识别。绝大部分抑郁患者没有得到恰当诊断和治疗。可用于评估老年个体抑郁症的工具包括老年抑郁量表（Geriatric Depression Scale）和流行病研究中心抑郁量表（Center for Epidemiologic Studies Depression Scale）。确切治疗应该尽可能转至老年精神医师那里。首先诊断抑郁的卫生执业者应该采取一系列干预，包括：确认患者对于健康的关注，死亡的风险，残疾，不适，理解刺激抑郁综合征的社会矛盾，对患者的监护人给予支持，管理多重药物治疗，调查和抑郁相关的潜在疾病（如甲状腺功能减低）。如果应用药物治疗，最好避免三环类抗抑郁药，因为它会导致便秘、尿潴留、口干等不良反应，且用药从最小剂量开始，并关注不良反应。

（4）乏力：乏力是癌症及相关治疗最常见的慢性合并症，但其机制并不清楚。癌症相关的乏力其流行率随着年龄上升而上升。预防措施包括癌症治疗期间的日常锻炼，这已经得到荟萃分析的证实。治疗中乏力体验最少的患者也是那些得益于锻炼最多的患者。这说明开始锻炼的最佳时机是乏力发生之前。化疗期间的营养支持也可能预防或消除乏力。抗抑郁药的作用没有明确证据。治疗贫血对于预防乏力也非常重要。

（5）失眠：失眠是癌症患者的常见主诉，发生率是普通人群的2～5倍。失眠也随着年龄增加而增加。65岁以上老人中超过50%的人会经历某种形式的睡眠障碍。失眠症状也与合并症的数目有关。老年癌症患者评估睡眠有5条关键标准：至少有1个月的睡眠困难；睡眠障碍导致严重的不安甚或破坏；需要排除一种主要的睡眠疾病（如发作性睡眠症，睡眠呼吸暂停等）；排除精神性合并症（抑郁或焦虑）；排除常见的医学疾病、药物影响或药物滥用。应该考虑睡眠卫生。治疗失眠的方案包括认知行为治疗和（或）安眠药。安眠药可能对于短期内控制失眠有效，但是老年癌症患者长期应用的风险和收益并不清楚。而且还要考虑到药物的不良反应，如日间嗜睡，认知破坏，缺少运动协调等。失眠对老年癌症患者有重要的影响。失眠的患者看急诊、寻求医疗咨询和使用非处方药的频率更高。失眠还会导致身心障碍的时间更长，并增加功能性破坏。失眠患者车祸风险更高。
睡眠障碍相关的死亡率更高（表 7-26～表 7-30）。

表 7-26　癌症风险指数中支持治疗的多国相关性（MASCC 评分）

特点	评分
疾病负荷	
没有或轻度症状	5
中度症状	3
没有低血压	5
没有慢性梗阻性肺疾病	4
实体瘤 / 淋巴瘤或既往没有真菌感染	4
没有脱水	3
发热时在门诊随诊	3
年龄<60 岁	2

注：60 岁以上即被视为危险因素；评分 21 分或更高者是低危患者，其他情况都有感染合并的高危风险

表 7-27　MASCC/ESMO 止吐指南：急性期和延迟期预防的总结

呕吐风险分组	风险（% 患者）	急性期预防	延迟期预防
高危	> 90	5-HT$_3$RA+DEX+ 阿瑞吡坦 / 福沙吡坦	DEX+ 阿瑞吡坦
AC 联合	-	5-HT$_3$RA+DEX+ 阿瑞吡坦 / 福沙吡坦 *	阿瑞吡坦
中危	30-90	阿洛诺司琼 +DEX	DEX
低危	10-30	单剂（DEX，5-HT$_3$RA）	不需常规预防
极低危	<10	不需常规预防	不需常规预防

注：推荐的 5-HT$_3$RA 是阿洛诺司琼，昂丹思琼，口服的多拉司琼和托烷司琼。延迟期阿瑞吡坦的使用取决于急性期阿瑞吡坦 / 福沙吡坦的应用。5-HT$_3$RA：5- 羟色胺 -3 受体拮抗剂；AC：蒽环类抗生素 - 环孢菌素；DEX：地塞米松；DRA：多巴胺受体拮抗剂；* 如果没有神经激肽 -1 受体拮抗剂，那么阿洛诺司琼是 AC 方案中较好 5-HT$_3$RA 的一类

表 7-28　老年癌症患者自杀相关的急性和慢性危险因素

急性	慢性
活跃症状	社会隔离
自杀想法	经济受限
冲动	既往精神病史（情绪，精神分
失眠或睡眠障碍	裂，药物滥用或人格障碍）
不安或激惹	尝试自杀的病史
焦虑，恐惧或恐慌	自杀家族史
精神症（psychosis）	既往阿片类镇痛剂、抗抑郁药
醉酒	或苯二氮平类药物使用史
难以控制的疼痛	体格功能较差或受破坏
谵妄	
无望	
有组织的或致死性计划	慢性疾病或多发疾病
最近丧失亲人或丧偶	慢性痛
癌症复发	既往颅脑损伤
癌症治疗失败	晚期癌症转移

表 7-29　影响有效乏力治疗的障碍

与患者相关的障碍	与卫生执业者相关的障碍
不想麻烦医生	未能就癌症相关乏力进行讨论
担心影响治疗	认为乏力和衰老的正常过程相关
不想被视为抱怨	未能认识到乏力是个问题
认为自己必须去适应	并不清楚有效的治疗方法
认为癌症相关乏力无法治疗	缺少乏力评估和管理策略的知识

表 7-30　睡眠卫生

入睡前数小时避免酒精、尼古丁、咖啡因和可可的摄入
减少床上的非睡眠时间
避免卧室摆放可以看见的钟表
避免努力使自己睡觉

续表

建立规律的睡眠计划表
每天锻炼
睡前处理好担心的事情
调整自己的环境
确保房间不是太暖
减少光线
减少声响
确认床铺和枕头舒服

12. 老年癌症患者有关手术的考虑 本文主要讨论年龄和几种癌症手术治疗风险的相关性,包括结肠癌、肺癌、肝癌、头颈部癌症等。有效的手术需要安全的实施、合理的术后生活期望以及对生活质量的满足。可能适合老年患者的治疗决策应该充分考虑来自对老年病综合征(如衰弱、功能和认知受限、营养不良、合并症、多重药物治疗等)评估得到的数据,还要考虑社会支持。术后看护包括预防和治疗老年人更常见的合并症,如术后昏迷,功能减退等,还要考虑收容照看(institutionalization)的要求。对于实体肿瘤,手术仍然是最好的治疗方案,单纯的年龄不应成为治疗决策的决定因素。如果有充分的术前风险分析、功能评估以及肿瘤学预测,老年癌症患者手术的死亡率、患病率和年轻患者相同。如果手术已经证明是合适的治疗选择,患者不应因为他们的年龄而拒绝这种选择。

老年病评估对于预测手术结局的重要性已经得到报道。对于行胸腹部大型手术的患者,术前认知破坏,低白蛋白水平,既往摔倒史,低血细胞比容,任何的功能依赖,以及高负荷的合并症,与6个月的死亡率和出院后收容照看的风险最为密切。对于术后需要在 ICU 住院的患者，基础的认知破坏和术后合并症种类增加、住院延长、6 个月内死亡率等均有关。在"老年癌症患者术前评估"(Preoperative Assessment of Cancer in the Elderly, PACE)研究中，功能依赖、乏力和异常的执行状态导致术后合并症的相对风险增加 50%。对于 65 岁以上的患者，较低的 Mini-Mental State Examination 评分和较大的年纪与胆囊切除术后发生谵妄的风险显著相关，那些发生谵妄的患者更可能再次入院和再次手术。在进行胰十二直肠切除的患者中，较大的年龄和较差的老年学评估评分能够预测主要的合并症、更长的住院时间以及手术相关的 ICU 入院。

老年患者合并症的风险增加，通常称为"住院灾难"，包括谵妄、营养不良、尿失禁、褥疮、抑郁、摔倒、应用管制(use of restraints)、感染、功能衰退、药物不良反应和死亡。三分之一的住院老年成人会发生新的残损，至少 20% 的老年患者会在住院期间发生谵妄。术后谵妄增加住院时间、花费、患病率和死亡率。

13. 老年实体肿瘤患者的靶向治疗　靶向药物治疗尚没有老年患者特定的临床研究，绝大部分数据是从包含老年患者的较大研究中推导出来的。因此目前推荐相关治疗时，需要认识到老年临床研究参与者并不代表日常实践中的情况。恰当的药物选择、剂量和监护，患者选择和老年学评估是非常重要的。如果能够谨慎应用，这些治疗对于老年癌症患者安全和有效治疗将是巨大的进步。大部分靶向药物的毒性数据在老年患者中非常有限；如果有这样的数据，其在老年患者中的毒性也通常会增加。

这篇综述未能就妇科肿瘤进行更多的讨论。

二、晚期癌症住院患者接受医院舒缓治疗团队诊疗的前瞻性队列研究

ASCO 推荐舒缓治疗作为严重疾患患者的标准诊疗方案。举例来说，从诊断时开始舒缓治疗，并在住院时应用触发清单（trigger checklist）识别并服务需要舒缓治疗的患者，能够改善患者的生活质量和生存结局。已经发现舒缓治疗程序能够降级诊疗费用，但是目前几乎没有证据说明早期治疗的经济学价值。

在发表于 *JCO* 的一篇报道中，2007～2011 年来自美国五家医院诊断晚期癌症的成年患者进入前瞻性观察性研究，并收集他们临床和花费相关的数据。研究样本中有经济学评估的计有 969 例患者，其中 256 例接受舒缓诊疗咨询团队的治疗，713 例仅接受常规诊疗。根据住院后接受舒缓诊疗的时间对研究样本继续分组。将治疗组和对照组进行匹配，特别是根据观察性混杂因素针对每一例亚样本对象进行匹配，从而计算倾向性评分加权。在亚样本中以 γ 分布和对数联结的泛化线性模型估计基于费用的平均治疗效果。

结果发现，越早接受舒缓诊疗团队的咨询，基于总体直接费用的治疗效果就更大。和不干预的人群相比，在 6 天内进行干预能够节省的费用估计为 −1312 美元（95% CI -2568 至 -56, $P = 0.04$）；在 2 天内进行干预能够节省的费用估计为 −2280 美元（95% CI -3438 至 -1122, $P < 0.001$）。这些节省的费用相当于住院花费分别降低 14% 和 24%。

因此，对于住院的晚期癌症患者，越早进行舒缓诊疗咨询，住院费用节省越多。鉴于越来越多的研究发现

舒缓诊疗能够改善患者的生活质量和生存,早期进行舒缓诊疗干预应该得到更加广泛的执行。

三、癌症终末期患者的化疗应用、功能状态和生活质量:前瞻性队列研究

尽管很多终末期癌症患者接受化疗以改善生活质量,但是在进展性转移性病变的患者中,化疗和生活质量的相关性并没有得到很好研究。美国临床肿瘤协会(American Society for Clinical Oncology,ASCO)指南推荐,仅对于功能状态(performance status)较好的实体瘤患者给予姑息性的化疗。一项发表于 *JAMA Oncology* 的多中心纵向队列研究意在评估化疗应用和临终前生活质量(QOD)之间的相关性。来自美国 6 个肿瘤门诊的 312 例进展性转移性癌症患者在接受至少一次化疗后接受前瞻性随访直至死亡,其中 50.6%(158 例)患者的化疗应用和功能评分其基础水平以 Eastern Cooperative Oncology Group(ECOG)标准进行评估(基础时间点距离死亡的中位年龄 3.8 个月)。

结果发现,按照诊所分布和患者功能评分进行校正后,化疗应用和患者的生存无关。对于基础功能较好的患者(ECOG 评分 1 分),应用化疗的患者和未应用的患者相比,QOD 更差(OR 0.35,95% CI 0.17-0.75,P = 0.01)。对于基础功能评分中等或较差的患者(ECOG 评分 2 分或 3 分),基础时间点的化疗和 QOD 无关(OR 分别为 1.06 和 1.34,95% CI 分别为 0.51-2.21 和 0.46-3.89,P 分别为 0.87 和 0.59)。

因此,尽管终末期癌症患者仍在应用姑息性化疗以改善生活质量,但这种方案并不能改善中等和较差

功能状态患者临终前的生活质量，较好功能状态患者的生活质量在死亡前的化疗甚至会导致生活质量的恶化。

四、对晚期癌症患者揭示预后的结果

有关预后的谈话是否影响晚期癌症患者对预期寿命的认知、情绪压力以及关系，是长久以来反复讨论的话题，国外的伦理观察和临床研究都倾向于向患者坦率交代病情。一项发表于 *JCO* 的多中心研究再次对这个问题进行了分析。该研究中 590 例转移性实体肿瘤的患者都处于疾病进展状态，并且接受过 1 种或更多种的化疗。所有患者随访至死亡。在研究开始时，向患者调查，他们的肿瘤医师是否向他们交代过预后估计。患者也自我评估他们的预期寿命，并完成医患关系、情绪压力、预立指示（身前对事务的预先安排）以及终末期治疗的倾向。

这 590 例患者的中位生存时间为 5.4 个月，71% 的患者想知道他们的预期寿命，但是仅有 17.6% 记得他们的医师告知过预后的情况。在 299 例愿意估计其预期寿命的患者中，记得曾经被告知预后的患者与那些没有被告知的患者相比，对预期生存时间更为现实[中位 12 个月（四分位范围 6-36）*vs.* 48 个月（四分位范围 12-180），$P<0.001$]，他们的自身预期和实际生存时间相比，相差超过 2 年或超过 5 年的比例更低：相差 > 2 年的患者比例，30.2% *vs.* 49.2%，OR 0.45，95% CI 014-0.82；相差 > 5 年的患者比例，9.5% *vs.* 35.5%，OR 0.19，95% CI 0.08-0.47。在校正分析中，记得被告知预后的患者自身估计的预期生存时间要少 17.2 个月（95% CI 6.2-28.2）。自身评估的预后生存时间越长，预立抢救方案的可能性越低

（调整后的 OR 0.439, 95% CI 0.296-0.630, 单位：每增加 12 个月的估计时间），倾向于延长生命的终末治疗（而非以舒适为前提的终末治疗）的可能性越高（调整后的 OR 1.493, 95% CI 1.091-1.939）。揭示预后不会恶化医患关系，也不增加痛苦和焦虑的比例。

总之，揭示预后让晚期癌症患者可使对预期寿命有更加现实的评估，且并不破坏他们的心理情绪或医患关系。

第七节 肿瘤诊疗的质量控制

【笔记】 人人惧怕肿瘤，由此带来肿瘤的过度诊断和治疗。如果没有对肿瘤诊疗进行质量控制，恐怕会有更多人因为肿瘤诊疗而受到不必要的伤害。人类目前的技术水平并不能检查和诊断所有的肿瘤，因此以最小的代价实现最优化的肿瘤诊疗不仅是公共决策的重心，也是民众和社会的诉求。肿瘤诊疗是很贵的事情，但并不是价格越高昂效果就越好。

一、ASCO 2013 Top Five List in Oncology

二、改善妇科肿瘤诊疗的质量并降低费用

三、基于肿瘤分子特点行分子靶向治疗 *vs.* 传统治疗用于晚期癌症（SHIVA）：多中心、开放的、概念性验证、随机对照 2 期研究

一、ASCO 2013 Top Five List in Oncology

这五大建议由委员会成员投票在 115 项建议中产生。*JCO* 对此进行了详细的解读，其中有关内容值得我们细读。这些建议包括：

1. 对于那些开始具有低 - 中度恶心 / 呕吐风险的

化疗方案的患者,不应给予用于恶心/呕吐高危风险的化疗方案的止吐药物。在过去数年中,大量有效且不良反应小的药物被开发出来用于预防化疗引起的恶性呕吐。如果成功,这些药物将帮助患者避免在医院内花费时间,改善他们的生活质量,并减少化疗方案的变更。肿瘤医师通常根据特定的化疗方案(导致恶心和呕吐的高、中、低危风险)。对于几乎都能够产生持续或严重的恶心、呕吐的化疗药物,目前已有新的药物能够预防这种不良反应。但是这些药物昂贵且具有严重反应,因此只有在化疗药物引起严重或持续恶心、呕吐可能性很高的情况下才应用这些药物。

2. 对于转移性乳腺癌,不应将联合方案(多药治疗)替代单药治疗,除非患者需要快速反应以缓解肿瘤相关的症状。

3. 避免在无症状的、已经完成了消除肿瘤的初始治疗的患者中应用 PET 或 PET-CT 以行常规随访、监测肿瘤复发,除非有高水平证据表明这样的影像学检查可以改变结局。PET 和 PET-CT 用于诊断、分期和监测治疗效果;目前临床研究的证据提示应用 PET 监测复发不能改善预后,因此总体上不推荐为此应用 PET 或 PET-CT。假阳性率可以导致不必要的和有创性的操作、过度治疗、不必要的辐射暴露和误诊。除非有高质量的证据显示常规以 PET 或 PET-CT 扫描有助于在某种癌症治疗后能够延长生命或促进健康,不应执行这种检查。

4. 在没有疾病症状的男性中,如果他们的预期寿命不超过 10 年,不应行 PSA 进行前列腺癌筛查。

5. 不要应用靶向治疗试图治疗某一特定的遗传异常,除非肿瘤细胞表达特定的标记物可以预测靶向治疗的有效性。靶向治疗和化疗不一样，它能够靶向特定的基因产物（即癌症细胞用于生长和播散的蛋白质），保证健康细胞损伤很小或无损伤，从而使得患者受益。最能够受益于靶向治疗的是有明确肿瘤细胞标记物的患者，这种标记物提示特定基因变化的存在或缺失，使得肿瘤细胞对于靶向药物敏感。与化疗相比，靶向治疗的费用通常较高。另外，和抗癌药物一样，如果没有证据支持其应用，应用靶向药物存在风险，因为它也有潜在的严重后果，或由于没有指征引用而降低靶向药物的治疗效应。

二、改善妇科肿瘤诊疗的质量并降低费用

妇科肿瘤协会（Society of Gynecologic Oncology）临床实践委员会的成员被要求回顾目前妇科肿瘤学的实践模式，并基于循证医学和目前指南评估节省相关费用的可能性。下述5种临床实践得以识别：阴道细胞学用于内膜癌生存者；阴道镜用于宫颈癌生存者低级别细胞学异常发现；常规影像学检查用于妇科癌症生存者；以血清标记物和超声筛查卵巢癌；改善妇科癌症患者的舒缓治疗（palliative care）。已经发表的文献和指南用于进行妇科肿瘤诊疗实践成本效益的循证推荐。这些推荐包括如下（为避免英文表达翻译造成的歧义，原文否定性的助词和动词附在括号中）：

1. 对于内膜癌病史的患者，不必（do not）行阴道残端细胞学检查。

2. 对于宫颈癌病史的患者，不必（do not）以阴道镜评估这些女性的低级别细胞学发现。

3. 对于没有症状的妇科癌症女性，避免（avoid）以影像学进行癌症监测，尤其是卵巢癌、内膜癌、宫颈癌、

外阴癌和阴道癌患者。

4. 对于卵巢癌低危风险的女性，不必（do not）以超声或 CA125 或其他生化标记物进行筛查。

5. 对于晚期或复发妇科癌症的女性，不要（do not）延迟基础水平的舒缓治疗。如有必要，应（do）转诊至舒缓诊疗的专家，并在生命终点避免（avoid）不必要的治疗。

具体解释和分析摘要如下：

1. 内膜癌治疗后无症状复发率很低，在 0～6.8%。以细胞学对内膜癌生存者进行评估花费巨大而效果很差。一项研究中，433 例内膜癌病史的患者经过 4 年、2378 例次细胞学检查，未发现 1 例复发。细胞学检查也不能发现 II 型内膜癌的复发。

2. 宫颈癌治疗后无症状复发率很低，在 0～18%。一项研究发现宫颈癌治疗后 TCT 的异常发现高达 34%。但是低级别病变（ASCUS HPV + LSIL）并不需要阴道镜检查，只有对高级别病变进行阴道镜检查才能提高复发的检出率。在患者报告症状后，阴道细胞学检查也不能代替体格检查，体格检查仍然是诊断内膜癌和宫颈癌复发最好的方法。

3. 报道中 52%～84% 的复发性内膜癌患者有临床症状和表现，CT 检查只能发现 5%～21% 的无症状复发。对于 I 期内膜癌患者，症状性和无症状性复发的预后没有差别，而放射性随访并不能改善内膜癌患者的预后。见于早期内膜癌复发率和远处转移率均很低，常规影像学监测并无必要。

4. 卵巢癌复发率较高，但是 CT 进行监测评估并不能改善总体生存。而 PET 的阴性预测值仅有 57%，对于小病灶依然不能准确检出。对于症状性复发患者，PET

要比 CA125 或 CT 能够更加有效地检出复发病灶。

5. 宫颈癌复发一般为症状性复发。CT 检查对于无症状复发的检出率较低。PET-CT 对于局灶复发有一定希望，能用于预测预后较差的患者，在完全代谢性反应、部分代谢性反应和进展性疾病的患者中，3 年 PFS 分别为 78%、33% 和 0。完成治疗后 3～12 个月 PET 显示完全代谢性反应的患者，3 年 OS 为 95%。PET 发现的无症状性复发和症状性复发其 3 年 OS 分别为 59% 和 19%。但是 PET 是否能够改善长期预后仍需前瞻性研究证实。另外 PET 费用很高。在英国，PET 加入常规癌症监测后，为获得质量调整的寿命年（QALY），花费效益比大于 100 万英镑，为检出 1 例复发患者，需要额外花费 60 万英镑。根据这些证据，宫颈癌治疗结束后 3 个月行 PET 检查可能能够获得预后信息，有助于今后诊疗计划。但是目前没有初步的数据支持 PET 用于宫颈癌的长期监测。

6. CT 检查也有其风险。年度 CT 扫描至 10 年的相关癌症风险达 1.3%，而在 20 岁的年轻女性每 6 个月行 PET-CT 至 10 年的相关癌症风险达 7.9%。

7. PLCO 筛查研究发现低危的绝经后女性以年度 CA125 和超声筛查未能改善死亡率，而手术干预造成了合并症相关的损害。对于高危患者（如 *BRCA1/2* 突变携带者），每 6 个月 CA125 检查可能较年度检查更加合适，但这种方案的安全性未知。高危患者预防性手术（切除卵管 / 附件）依然是较好的选择。

8. ROMA 和 OVA1® 都是有关附件包块评估的较好模型，但其中的生活标记物并不是用于筛查的工具。

9. 有关晚期肺癌的一项随机研究发现，早期整合舒缓治疗，不仅能够改善患者的生活质量评分，也能显著改善 OS。转移性或复发性宫颈癌，以及铂类耐药的卵巢癌都是早期接受舒缓治疗的潜在对象。

10. 很多诊疗严重病变患者的医师（包括妇科肿瘤医师），通常高估患者的预后达五倍之多，因此很多肿瘤患者进入临终安养（hospice），25% 不可治愈的癌症患者在以往死亡前还接受过侵袭性和无效的诊疗。一项妇科肿瘤患者的研究中，尽管 70% 的患者最终接受了舒缓治疗，但是她们从进入诊疗到死亡的中位时间仅有 22 天。在这些患者生命的最后 6 个月，超过一半的患者接受了化疗，58% 的患者接受过手术。另一项研究中，接受临终安养的患者中位生存时间仅有 33 天，说明妇产科医师并未充分认识到舒缓诊疗的重要性。

11. 恰当的舒缓诊疗也能够节省医疗费用。常规应用急诊诊疗病房的年度费用能够减少将近 85 万美元。另一项研究中，如果广泛应用舒缓诊疗，在每位患者生命的最后一个月能够节省将近 5000～7000 美元。

三、基于肿瘤分子特点行分子靶向治疗 *vs.* 传统治疗用于晚期癌症（SHIVA）：多中心、开放的、概念性验证、随机对照 2 期研究

已有很多报道发现分子靶向药物对于具有分子学改变的肿瘤患者有一定抗肿瘤活性。这些结果导致很多分子靶向药物越来越多进行非指针性应用。发表于 *Lancet Oncology* 的一篇研究分析法国上市的数种分子靶向药物对于标准治疗失败的晚期实体肿瘤的治疗效果，这些治疗都是超出其适应证范围的。所有肿瘤都有活检后大规模遗传学检测的结果，而具有以下分子学改变的患者才能入选：激素受体，PI3K/AKT/mTOR，RAF/MEK。这

些改变可能作为以下 11 种分子靶向药物的作用对象：erlotinib（埃罗替尼），lapatinib（拉帕替尼）/trastuzumab（曲妥珠单抗），sorafenib（索拉非尼），imatinib（伊马替尼），dasatinib（达沙替尼），vemurafenib（威罗菲尼），everolimus（依维莫司），abiraterone（阿比特龙），来曲唑，他莫昔芬。患者按照 1∶1 的比例随机接受分子靶向药物（研究组）或医师选择的治疗（对照组）。

结果，总计 8 家医院 741 例患者进入筛查程序，293 例有至少一种能够匹配上述药物的分子学改变。到 2015 年 1 月 20 日，195 例患者接受随机，99 例在研究组（全部开始治疗），96 例在对照组（92 例开始治疗）。研究组和对照组的中位随访时间分别为 11.3 个月（IQR 5.8-11.6）和 11.3 个月（8.1-11.6），中位 PFS 分别为 2.3 个月（95% CI 1.7-3.8）和 2.0 个月（1.8-2.1），HR 0.88，95% CI 0.65-1.19，$P = 0.41$。安全性分析中，接受分子靶向药物的人群和接受细胞毒化疗的人群中分别有 43%（43/100）和 35%（32/91）发生 3/4 及不良事件（$P = 0.30$）。

据此可见，分子靶向药物超出适应证的使用和传统的、医师选择的化疗方案相比，并不能改善既往激烈治疗过的癌症患者的无进展生存。分子靶向药物的非适应证使用不应受到鼓励，但是临床研究招募患者的做法应予支持，以评估治疗效果的预测性生化指标。

本研究中有 29 例卵巢癌患者、19 例宫颈癌患者。

第八节　肿瘤手术技巧和相关问题

【笔记】　手术技巧的进步恐怕是一个妇科肿瘤医师的终身追求，永无止境，乐趣无穷。山外有山，人外有人。我们遵循原则，用于创新，向往至善，总能看到我们羡慕向往的地平线。

一、妇科肿瘤中肾静脉下淋巴切除：腹膜外 *vs.* 腹膜内

二、肥胖女性中行妇科手术：ACOG 委员会意见

三、音乐辅助成年患者的术后恢复：系统性评价和荟萃分析

四、腹部正中切口的小间距缝合和大间距缝合：多中心、双盲、随机对照研究

五、输卵管妊娠手术治疗：开窗还是切除？

六、腹腔镜穿刺技巧：Cochrane 分析

七、预防性双卵管切除术中的输卵管系膜切除宽度并不影响卵巢储备功能：随机对照研究

八、美国因良性疾病行子宫切除时的附件手术趋势：全国性横断面研究

九、在 51 岁前行全子宫切除时切除外观正常的卵巢组织：全国性调查

十、皮肤消毒预防血管内置管相关感染：开放性、多中心、随机对照、2×2 因素研究

十一、妇科腹腔镜术前机械性肠道准备：决策分析

一、妇科肿瘤中肾静脉下淋巴切除：腹膜外 *vs.* 腹膜内

这项回顾性研究中包括 115 例患者：4 例 II/III 期宫颈癌患者，75 例临床 I/II 期内膜癌患者，以及 36 例临床 I/II 期卵巢癌患者。其中 36 例行腹膜内淋巴结切除，79 例行腹膜外淋巴结切除。腹膜外方法手术时间更长（240 *vs.* 202 分钟），淋巴结切除更多（50 *vs.* 41），肠系膜下动脉淋巴结切除数更多（14 *vs.* 10），肾静脉下淋巴结切除

数更多（14 *vs.* 9）。在影像学阴性的患者中，发现25%的宫颈癌患者、19%的内膜癌患者以及14%的卵巢癌患者有肾静脉下淋巴结转移。有50%的宫颈癌患者、33%的内膜癌患者以及17%的卵巢癌患者因为腹主动脉旁淋巴结切除后的病理结果而改变治疗方案。如果肠系膜下动脉淋巴结阳性，63%的内膜癌患者和80%的卵巢癌患者会有肾静脉下淋巴结转移。腹主动脉旁淋巴结切除越多，发现的转移率越高。腹膜外淋巴结切除没有学习曲线，而腹膜内淋巴结切除存在学习曲线。在腹膜内淋巴结切除的患者中，BMI越高，腹主动脉旁淋巴结切除数越少，但是在腹膜外切除的患者中不存在这种关系。在14例BMI为35～41的患者中，腹膜内淋巴结切除平均数为4，腹膜外为30。

总之，肾静脉下腹主动脉旁淋巴结切除可能能切除更多的淋巴结，即使患者BMI病态增高。这种高位淋巴结切除有可能改善患者的预后。见图7-7。

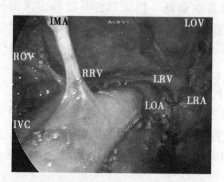

图7-7 腹膜外肾静脉水平以下淋巴切除

IMA：肠系膜下动脉；Duodenum：十二指肠；LOV：左侧卵巢静脉；ROV：右侧卵巢静脉；RRV：右肾静脉；LRV：左肾静脉；LOA：左侧卵巢动脉；LRA：左侧肾动脉；IVC：下腔静脉

二、肥胖女性中行妇科手术: ACOG 委员会意见

这是 ACOG 第 619 号委员会意见。这里肥胖定义为 BMI≥30kg/m²。进一步分为三型: Ⅰ型, 30≤BMI<35; Ⅱ型, 35≤BMI<40; Ⅲ型, BMI≥40。

(一)肥胖女性手术的风险

对于没有代谢合并症的肥胖女性, 其外科手术的总体死亡率和分别的患病率均低于正常体重的女性, 这一现象被称为"obesity paradox"。一项 119 707 例患者的前瞻性研究中, 在接受非减肥手术的女性中, 死亡率最高的低体重和极端肥胖的女性, 死亡率最低的是超重和轻度肥胖的患者。但是合并代谢综合征的肥胖女性其围术期患病率和死亡率均高于正常体重的患者。

肥胖女性行腹部手术的主要合并症为切口合并症, 手术部位感染和静脉血栓, 并且这些合并症随着 BMI 增加而增加。和腹腔镜和开腹手术相比, 阴式子宫切除合并症最低。以切口合并症和手术部位感染而言, 腹腔镜和阴式手术的发生率最低。即使是 4 年以后的生活质量, 腹腔镜子宫切除的患者依然优于开腹手术。

(二)术前咨询

手术方式、术中转开腹情况都需要和患者交代。图 7-8 是评估伤口问题的列线图, 正常 BMI<25, 病态肥胖为 BMI 40~49。表 7-31 是影响切口合并症荟萃分析的结果。

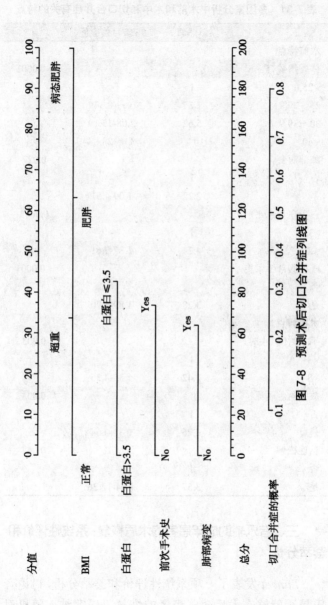

图 7-8　预测术后切口合并症列线图

表 7-31　多因素分析中术前和术中和切口合并症有关的特点

	似然率	95% 可信区间	p
术前特点			
体质指数（kg/m²）			<0.0001
<25.0	1	-	
25～29.9	2.87	0.99-8.349	
30～39.9	5.62	2.08-15.19	
≥40	10.27	3.66-28.88	
肺部病变			0.027
否	1	-	
是	2.22	1.09-4.51	
白蛋白（mg/dl）			0.0005
>3.5	1	-	
≤3.5	4.24	1.87-9.61	
既往腹部手术史			<0.0001
否	1	-	
是	3.28	1.89-5.70	
术中特点			
手术时间（小时）			0.003
<3	1	-	
≥3	2.42	1.35-4.35	
放置盆腔引流			0.003
否	1	-	
是	0.26	0.11-0.64	
粘连松解			0.044
否	1	-	
是	3.57	1.04-12.26	

三、音乐辅助成年患者的术后恢复：系统性评价和荟萃分析

Lancet 发表了一项系统性评价和荟萃分析，讨论音乐是否能够在术后改善患者的恢复。研究纳入随机对

照研究，排除累及中枢神经系统或头部、颈部的手术治疗。检索的数据库包括 MEDLINE，Embase，CINAHL和 Cochrane Central。在 4261 项标题和摘要中，纳入 73项 RCT，研究样本从 20~458 例不等。音乐的选择，播放时间和时程都不相同。比较参数包括常规诊疗，没有音乐的耳机，白噪声和不受打扰的卧床休息时间等。

结果发现音乐能够降低术后疼痛（标准化平均差异[SMD]为 -0.77，95% CI-0.99 至 -0.56），焦虑（-0.68，95% CI-0.95 至 -0.41），并减少镇痛药物的应用（-0.37，95% CI-0.54 至 -0.20），提高患者的满意度（1.09，95% CI 0.51-1.68），但是住院时间没有差别（-0.11，95% CI-0.35-0.12）。亚组分析显示音乐的选择和播放时间对结局的影响几乎没有什么差别。在分析的八项变量中，荟萃回归分析没有发现异质性（I^2 75%~92%）的原因。即使患者在全麻时，音乐都有其效果。

因此，音乐可以帮助患者在术后减少疼痛和焦虑。播放音乐的时间和方式可以根据个体临床情境和医疗团队进行调整。研究者提议，患者应该能够选择他们愿意听的音乐，但是音乐不应该影响医疗团队的交流或干扰和患者的交流。

Lancet 特地为这篇报道配发了一篇评论。评论认为，有关音乐对术后恢复的影响虽然不能做到安慰剂对照，但是有关镇痛药的分析说明音乐并不仅仅只具有安慰剂效应。此前也有研究证实音乐能够降低机械通气患者的焦虑，降低患者的呼吸频率和收缩压。在心肌梗死患者中音乐也能减少焦虑，降低心率、呼吸频率和收缩压。研究的异质性为今后研究提供了更多的机会，即如何实现音乐效应的最大化。

恰如路德所言，"My heart...has often been solaced

and refreshed by music when sick and weary."

四、腹部正中切口的小间距缝合和大间距缝合：多中心、双盲、随机对照研究

腹壁疝是腹壁正中切口的主要合并症之一，患病率较高，影响生活质量，增加诊疗费用。发表于 Lancet 的一篇研究中，研究者比较了正中切口筋膜缝合小间距 vs. 大间距的差别。研究在荷兰 10 家医院的外科和妇科科室中进行，年满 18 周岁的患者随机接受 5mm 间距缝合或 1cm 间距缝合。患者和研究调查者对于分组并不了解。主要研究终点就是切口疝。研究者事先猜测小切口组的切口疝发生率较低，以治疗倾向性（intention to treat）对患者进行分析。

在 2009 年 10 月 20 日至 2012 年 3 月 12 日，总计 560 例患者接受了随机分配，大间距组 284 例，小间距组 276 例。随访终止于 2013 年 8 月 30 日，总计 97%（545 例）患者完成了随访并进入主要研究终点分析。小间距组缝针数显著多于大间距组［平均缝针 45 针（SD 12）vs. 25 针（10），$P<0.0001$］，缝线长度/切口长度比率更高［5.0（1.5）vs. 4.3（1.4），$P<0.0001$］，缝合时间更长［14 分钟（6）vs. 10 分钟（4），$P<0.0001$］。在随访 1 年时，大间距组和小间距组分别发生 21%（57/277）和 13%（35/268）的切口疝（$P=0.0220$，协同参数调整的 OR 0.52，95% CI 0.31-0.87，$P=0.0131$）。两组之间不良事件的发生率没有显著差别。研究中小间距组缝线是爱昔康的 USP 2-0 PDS Plus II，31mm 针，大间距组缝线是相同的线和 48mm 针。

因此，小间距缝合和传统的大间距缝合相比，对于预防正中切口疝更加有效，且不增加不良事件的发生。因此，小间距缝合应成为正中切口缝合的标准技巧。

五、输卵管妊娠手术治疗：开窗还是切除？

对于输卵管妊娠的手术治疗，一般认为，有生育要求的女性尽量保留患侧输卵管，输卵管开窗术是首选治疗，可以保留生育力；已经完成生育、未来没有生育要求的女性可行输卵管切除。传统观点认为，切除一侧输卵管，虽然可以降低持续异位妊娠状态（有些文献称之为持续性滋养细胞，persistent trophoblast），但是生育力会降低 40%（输卵管开窗 *vs.* 切除术后宫内妊娠率：73% *vs.* 57%），而输卵管开窗术后持续异位妊娠状态发生率高达 5%～20%。但这些看法、意见和数据来自观察性研究、回顾性研究甚至个人建议，并没有得到很好的检验和证实，尽管我们一直在这么交代，一直在这么教学。

最近一些研究表明，无论患侧输卵管形态何如、妊娠病灶大小，输卵管开窗并不能显著改善生育相关的结局，而术后再次异位妊娠和持续性异位妊娠状态等问题则相对明确。这些研究属于随机对照研究或荟萃分析，证据级别较高，更为可信，有可能会改变上述传统看法和临床实践。

2015 年欧洲一项为期 10 年（7 年研究时间，3 年随访时间）的多中心随机对照研究（European Surgery in Ectopic Pregnancy 研究，ESEP）其结果发布于 *Lancet* 和 *Human Reproduction*。该研究纳入输卵管妊娠而对侧输卵管完好的患者，其中 215 例接受输卵管开窗术，231 例接受输卵管切除术，所有患者随访 36 个月。主要研究终点是自然受孕后正常妊娠（定义为宫内妊娠孕周超过 12 周且有胎心）。结果输卵管开窗和切除的累积妊娠率分别为 60.7% *vs.* 56.2%（生育力 RR 1.06，95% CI 0.81-1.38，lag-rank *p* = 0.678），持续性异位妊娠状态分别为

7% *vs.* 0.4%（RR 15.0，95% CI 2.0-113.4），再次异位妊娠发生率分别为 8% *vs.* 5%（RR 1.6，95% CI 0.8-3.3）。结合研究者进行的荟萃分析（包括 649 例患者），可以认为：对侧卵管正常（这个前提很重要！）的输卵管妊娠，行输卵管开窗术并不能显著改善患者的生育结局，且再次异位妊娠和持续性异位妊娠状态的风险显著增加。不过在研究者的荟萃分析中，输卵管开窗术后再次异位妊娠率并没有显著增加。

根据 ESEP 研究，研究者进一步对治疗和随访期间有关异位妊娠检查和治疗的相关费用（如治疗持续性异位妊娠状态、再次异位妊娠等）均纳入成本 - 效益分析。结果，输卵管开窗和切除的平均费用分别为 3319 欧元和 2958 欧元，平均差值 361 欧元（95% CI 217-515）。另一方面，输卵管开窗和切除相比，再次住院率分别为 5% *vs.* 2%，持续性异位妊娠状态分别为 7% *vs.* 0.4%，再次异位妊娠发生率分别为 8% *vs.* 5%，选择辅助生育技术的分别为 7% *vs.* 3%，平均手术操作时间分别为 90 分钟 *vs.* 75 分钟。鉴于这些问题，输卵管开窗术的边际成本效益并无意义。这样，从卫生经济学角度而言，输卵管开窗也没有产生更大的价值，而为了监测和治疗开窗术后可能的合并症，还要花费更多。

2013 年一项随机对照研究（DEMETER 研究）发现，输卵管开窗和切除相比，2 年内的累积自然妊娠率（妊娠超过 12 周且有胎心）并没有显著差别（70% *vs.* 64%，HR 1.13，95% CI 0.73-1.74，*P* = 0.78），再次异位妊娠发生率分别为 8% *vs.* 12%。不过这项研究的规模很小，远逊于 ESEP 研究。另外，在 DEMETER 研究中发现，药物治疗和手术治疗对于生育力的影响是类似的，没有明显差别。这个结论倒是和既往观察性研究的结论是一致的。

无论是 ESEP 研究还是 DEMETER 研究，选择输卵管开窗术的患者都有 20% 转而行输卵管切除。有意思的是，一项患者倾向性调查显示，输卵管妊娠的患者强烈倾向于选择输卵管切除的手术方式，可能和医患之间的交流沟通有关。国内患者是否有类似的意愿倾向，很值得怀疑。

还有一些数据可供关心输卵管开窗术的同事参考。2015 年一项系统性评价和荟萃分析发现，对于有经验的手术医师，输卵管开窗治疗输卵管积水后自然妊娠率为 27%（95% CI 25%～29%），6 个月、9 个月、12 个月、18 个月和 24 个月时的累积临床妊娠率分别为 8.7%，13.3%，20.0%，21.2% 和 25.5%；汇总的活产率、异位妊娠率和流产率分别为 25%（95% CI 22%～28%）、10%（95% CI 9%～11%）和 7%（95% CI 6%～9%）。另一方面，Cochrane 荟萃分析已经证实，对于输卵管积水，输卵管切断和输卵管切除两种手术方案对试管婴儿结局并没有显著差别。

鄙意认为，即便有这些循证数据，面对具体的异位妊娠患者，第一强调的仍是在良好沟通下的充分知情和讨论，在此基础上根据患者既往病史、未来生育愿望以及手术发现进行个体化决策，其中最重要的医学因素是对侧输卵管的完好程度，而患者及其亲密亲属的意愿、情绪、文化和认知等非医学因素恐怕同等重要或更加重要。离开这些具体而微的医患交流以及患者参与的决策过程，医疗实践很难做到安全而有效。当然，一个医生的见解、决断、信心和交流能力也是题中应有之义，毋庸赘述。

六、腹腔镜穿刺技巧：Cochrane 分析

这篇分析包括 46 项 RCT（包括三项多分支研究）、

7389 例患者，评估了 13 种腹腔镜穿刺技巧。总体上，目前没有证据表明，哪一种单独的技巧对于预防严重血管或脏器合并症更加有效。证据质量普遍很低，主要缺点是研究方法的欠准确和报道不良。

1. 开放式进入 *vs.* 封闭式进入　没有证据表明两种方法在血管损伤或脏器损伤上有何差异 [Peto OR 分别为 0.14（95% CI 0.00-6.82，3 项研究，n = 795，I^2 无法计算，证据质量很低）和 0.61（95% CI 0.06-6.08，3 项研究，n = 795，I^2 = 0%，证据质量很低）]。开放性进入组穿刺失败的风险更低一些（Peto OR 0.16，95% CI 0.04-0.63，n = 665，2 项研究，I^2 = 0%，证据质量很低）。也就是说，每 1000 例手术患者，封闭式穿刺将有 31 例失败，而开放式穿刺只有 1～20 例失败。没有研究报道穿刺相关的死亡率、气体栓塞或实质脏器损伤的事件。

2. 直接 trocar 穿刺 *vs.* 气针穿刺　直接 trocar 穿刺的血管损伤发生率和穿刺失败率均较低 [Peto OR 分别为 0.13（95% CI 0.03-0.66，5 项研究，n = 1522，I^2 = 0%，证据质量较低）和 0.21（95% CI 0.14-0.30，7 项研究，n = 3104，I^2 = 0%，证据质量中等）]。也就是说，每 1000 例手术患者，气针穿刺组会发生 8 例血管损伤、64 例穿刺失败，而直接 trocar 穿刺组将发生 0～5 例损伤、10～20 例穿刺失败。脏器损伤或（Peto OR 1.02，95% CI 0.06-16.24，4 项研究，n = 1438，I^2 = 49%，证据质量很低）实质脏器损伤（Peto OR 0.16，95% CI 0.01-2.53，2 项研究，n = 998，I^2 无法计算，证据质量很低）的发生率没有差异。没有死亡或气体栓塞的报道。

3. 直视下穿刺 *vs.* 气针穿刺　脏器损伤发生率没有差别（Peto OR 0.15，95% CI 0.01-2.34，1 项研究，n = 194，证据质量很低）。其他主要研究目标没有报道。

4. 直视下穿刺 *vs.* 开放式进入　脏器损伤（Peto OR 0.13，95% CI 0.00-6.50，2 项研究，n = 392，证据质量较低）、实质脏器损伤（Peto OR 6.16，95% CI 0.12-316.67，1 项研究，n = 60，I^2 无法计算，证据质量很低）或穿刺失败（Peto OR 0.40，95% CI 0.04-4.09，1 项研究，n = 60，证据质量较低）均没有差异。其他主要研究目标没有报道。

5. 快速扩张 trocar 穿刺 *vs.* 非扩张性 trocar 穿刺　血管损伤（Peto OR 0.24，95% CI 0.05-1.21，2 项研究，n = 331，I^2 = 0%，证据质量较低）、脏器损伤（Peto OR 0.13，95% CI 0.00-6.37，2 项研究，n = 331，I^2 无法计算，证据质量较低）或实质脏器损伤（Peto OR 1.05，95% CI 0.07-16.91，1 项研究，n = 244，I^2 = 49%，证据质量很低）均没有差异。其他主要研究目标没有报道。

6. 其他穿刺技巧的比较　气针穿刺前提拉腹壁的穿刺失败率更高（Peto OR 4.44，95% CI 2.16-9.13，1 项研究，n = 150，I^2 = 49%，证据质量很低）。血管损伤或腹膜外气肿的发生率没有差异。这些研究规模较小，排除了很多既往腹部手术史的患者以及 BMI 增加的患者。这些患者合并症发生率尤其高。

因此，研究者认为，没有充分的证据推荐某一种特定的腹腔镜穿刺技巧。开放式腹腔镜穿刺失败率较低，但是没有证据说明开放式腹腔镜可以减少血管或脏器损伤。直接 trocar 穿刺和气针穿刺相比，失败率和血管损伤率更低。但是总体上证据级别很低，绝大部分研究参与者较少，因此对结果的解释需要慎重。

七、预防性双卵管切除术中的输卵管系膜切除宽度并不影响卵巢储备功能：随机对照研究

一项随机对照研究比较腹腔镜预防性双卵管切除术

中邻近卵巢和输卵管软组织的切除宽度对于卵巢功能的影响。其中 143 例女性在子宫肌瘤术中行双卵管切除，43 例女性行卵管绝育术。这些女性分为 A 组（标准卵管切除组，91 例）和 B 组（连同输卵管系膜一起切除）。在术前以及术后 3 个月分析抗米勒管激素（AMH）、FSH 和三维超声评估的窦卵泡计数（AFC）、卵巢血管指数（VI）、血流指数（FI）和血管 - 血流指数（VFI）。

结果发现，A 组和 B 组上述指标术前术后的变化上均没有显著差异，两组的手术时间、血红蛋白浓度变化、术后住院天数、术后恢复正常活动时间以及合并症发生率均没有显著差异。

据此可见，在输卵管切除时，即使手术完全切除输卵管系膜也不会损伤卵巢储备功能。而且，宽泛切除卵巢和输卵管周围的软组织并不影响手术失血量、住院天数或恢复正常活动的时间。尽管目前尚没有明确证据表明输卵管系膜宽泛切除能够更加有效地预防癌症，但是起码这一做法已经证明是无害的（图 7-9、图 7-10）。

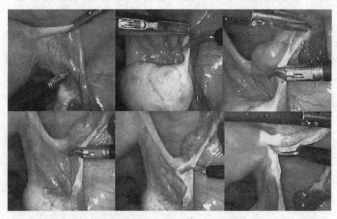

图 7-9 标准的输卵管切除术

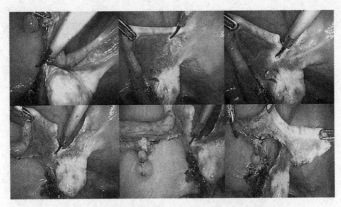

图7-10 连同输卵管系膜切除的输卵管切除术

八、美国因良性疾病行子宫切除时的附件手术趋势: 全国性横断面研究

这项研究根据美国最大的住院患者公共数据库 (1998~2011) 对所有年龄≥18 岁、因良性手术行子宫切除时的附件手术趋势进行横断面分析。研究期间,每年全子宫手术 428 523 例,>53% 的患者没有行附件手术, 而分别有 43.7% 和 1.3% 的患者进行双附件和双卵管切除。在<65 岁的患者中,双附件切除率和年龄增加直接相关,但是双卵管切除率和患者年龄之间却存在着反比例,年龄<25 岁的女性行双卵管切除的比例是年龄≥45 岁患者的 2 倍。从 1998~2001 年,每年双附件切除率增加 2.2% (95% CI 0.4-4.0),但是此后双附件切除率逐年下降 3.6% (95% CI -4.0 - -3.3),从 2001 年的 49.7% 下降到 2011 年的 33.4%。研究期间,因为良性疾病行子宫切除时双卵管切除率逐年上升,从 1998~2008 年每年上升 8%,但是在过去 4 年中每年急剧上升至 24%。过去 14 年中,双卵管切除率增加到 4 倍。

九、在51岁前行全子宫切除时切除外观正常的卵巢组织：全国性调查

尽管目前推荐对于绝经前低危女性保留其卵巢，但实际工作中仍施行了大量的双卵巢切除术。这项利用全国性手术质量协作组织的调查分析<51岁女性在良性疾病行全子宫切除时切除卵巢的相关因素。研究包括6789例患者，其中44.2%的女性进行卵巢切除。总体上，23.1%的患者（1565例）其卵巢病理为正常卵巢组织。机会性卵巢癌检出率为0.2%（12例），21%的患者（1425例）为良性病理。阴道手术、腹腔镜手术和开腹手术术中切除卵巢的比例分别为18%、23.1%和26.0%。在调整后，和阴式手术相比，开腹手术（OR 1.73，95% CI 1.43-2.09）、腹腔镜手术（OR 1.27，95% CI 1.08-1.50）显著增加切除正常卵巢组织的可能性。年龄46~50岁也是有临床意义的因素（OR 1.78，95% CI 1.53-2.07）。正常病理结果而行卵巢切除的相关手术指征包括：癌症家族史（OR 3.09，95% CI 1.94-4.94），内膜不典型增生（OR 2.36，95% CI 1.38-4.01），子宫内膜异位症（OR 2.01，95% CI 1.30-3.09）和宫颈不典型增生（OR 1.91，95% CI 1.12-3.28）。

据此可见，在年龄小于51岁的女性中，每4例全子宫切除术中就会切除1例组织学正常的卵巢组织。相关因素包括年龄接近绝经期，手术方式以及某些子宫切除的指征。在低危、绝经前女性中降低选择性卵巢切除可能是质量改善努力的目标。今后的工作应该继续评估这种临床实践的相关因素、医师咨询和患者决策。

十、皮肤消毒预防血管内置管相关感染：开放性、多中心、随机对照、2×2 因素研究

血管内置管相关的感染经常是危及生命的重大事件，改善护理质量有望降低这种严重事件的发生率。理想的皮肤抗感染对于预防短期导管相关感染非常重要。研究者假设氯己定-酒精消毒皮肤要比聚维酮碘-酒精消毒更为有效，因此设计了这项开放性随机对照研究。患者来自法国 11 个医疗中心，年龄 ≥18 岁。在血管置管前，患者按照 1∶1∶1∶1 的比例随机接受如下分组：2% 氯己定 −70% 异丙醇酒精（氯己定-酒精组）或 5% 聚维酮碘 −69% 乙醇（聚维酮碘-酒精组）消毒，在消毒前应用洗涤剂擦拭或不擦拭皮肤。

结果在 2 年间，总计 2546 例患者适合参与研究，其中 1181 例患者（2547 次血管置管）应用氯己定-酒精消毒（594 例擦拭皮肤，587 例没有擦拭皮肤）；而 1168 例患者（2612 次血管置管）应用聚维酮碘-酒精消毒（580 例擦拭皮肤，588 例没有擦拭皮肤）。结果，氯己定-酒精消毒可以降低导管相关的感染（0.28 *vs.* 1.77/1000 导管日，HR 0.15，95% CI 0.05-0.41，P = 0.0002）。擦拭皮肤并不能显著降低导管的细菌定值（P = 0.3877）。没有报道系统性的不良事件，但是严重皮肤反应在氯己定-酒精组更为多见[27 例患者（3%）*vs.* 7 例患者（1%），P = 0.0017]，有两例患者终止应用氯己定消毒。

因此，对于皮肤消毒，氯己定-酒精和聚维酮碘-酒精相比，能够针对短期导管相关感染提供更好的保护作用，应该用于预防血管内置管相关的感染预防中。

十一、妇科腹腔镜术前机械性肠道准备:决策分析

研究者应用决策分析技术评估妇科腹腔镜术前最佳的肠道准备方案。模型构建基于下述机械性肠道准备方案:柠檬酸镁,磷酸钠,聚乙二醇,灌肠剂和不做准备。总体上应用价值(utility values)最高的是不做肠道准备(0.98)和柠檬酸镁(0.97),其他应用价值如下:灌肠剂(0.95),磷酸盐(0.94)和聚乙二醇(0.91)。不做肠道准备的情况和柠檬酸镁之间的差异小于文献发表的最小应用重要性差异(minimally important differences for utilities),因此可能这两种肠道准备策略之间没有真正的差别。不做肠道准备的情况下发生≥1种术前事件的可能性最低(1%);而以柠檬酸镁进行肠道准备的情况下,发生≥1种术中和术后合并症的可能性最低(8%)。

据此,妇科腹腔镜术前不做肠道准备有最高的应用价值,但是不做肠道准备和柠檬酸镁之间的绝对差异小于最小重要性差异。由于总体上类似的应用性,本研究模型质疑是否需要在妇科腹腔镜术前应用机械肠道准备。如果医师偏向肠道准备,柠檬酸镁是最好的选择。

本研究中的术前事件包括以下5种:恶心/呕吐/腹痛,腹泻/便失禁,肛门不适,低血压,心律失常/惊厥。术中或术后合并症包括以下4种:手术部位感染,腹部感染,肠梗阻,肠道损伤/造瘘。

简化的决策分析树参见图7-11。

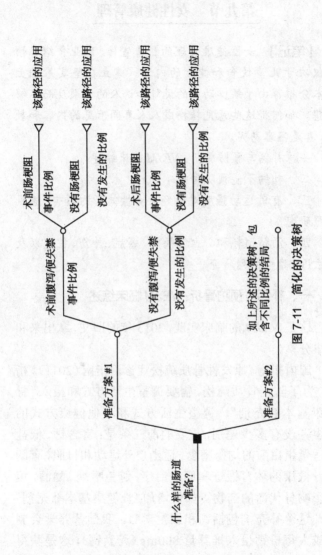

图 7-11　简化的决策树

第九节　女性健康管理

【笔记】 女性健康管理的科普宣传、商业介绍恐怕是仅次于儿童饮食和健康的内容。建立在坚实基础上的本分推荐由于缺少动人的说辞和诱人的效果反而不够理想。如何将这些意见转换成人人喜闻乐见的内容和教条，真是不容易呢。

一、补钙与预防骨折：*NEJM* 临床综述

二、补钙不能预防骨折

三、有氧运动强度对绝经后女性体脂的影响：随机对照研究

四、酒精消耗和心血管疾病、癌症、外伤、住院以及死亡：前瞻性队列研究

一、补钙与预防骨折：*NEJM* 临床综述

这是 *NEJM* 的临床实践，2013 年的旧文，拿出来和同事分享。

国内指南《原发性骨质疏松症诊治指南（2011）》指出，为了防止骨质疏松，需要调整生活方式和摄入"骨健康基本补充剂"。调整生活方式和其他健康方式的内容并没有多少差别，重要的前三条是：富含钙、低盐和适量蛋白质的均衡膳食；适当户外运动和日照，有助于骨健康的体育锻炼和康复治疗；避免嗜烟、酗酒，慎用影响骨代谢的药物。如何增加"骨健康基本补充剂"呢？这个补充剂包括钙和维生素 D。我国营养学会制定成人每日钙摄入推荐量 800mg（元素钙），这是获得理想骨峰值、维护骨骼健康的适宜剂量。绝经后女性和老年人每日钙摄入推荐量为 1000mg。而目前国内

老年人每日从饮食中获得的钙仅有 400ml。维生素 D 成人推荐量为每天 200 单位（5μg），老年人则因为缺乏日照及吸收障碍，推荐量为每天 400～800 单位（10～20μg）。

各个年龄段的补钙量及极限量参见表 7-32。文中说，对于所有年龄的男性和女性，补充充分的钙剂对于骨骼健康是非常重要的。成人中钙摄入不足非常常见，特别是 70 岁以后的人群。

表 7-32 健康人每日推荐补钙量

性别和年龄	推荐补钙量（可以覆盖 97% 的健康人群）	补钙上限
女性		
19～50 岁（包括孕妇）	1000mg/d	2500mg/d
>50 岁	1200mg/d	2000mg/d
男性		
19～50 岁	1000mg/d	2500mg/d
50～70 岁	1000mg/d	2000mg/d
>70 岁	1200mg/d	2000mg/d

如何保证充分的钙摄入呢？应用含钙丰富的食物和饮料是最好的。这点在东方民族中并不容易做到。

各种食物中的含钙量参见表 7-33。注意表中含钙量较高的还是以乳制品和谷物为主。需要衡量补钙和补充热量之间的平衡，做出符合自己生活、饮食方式的恰当选择。原表中的单位用的是盎司，编者已经转换为公制单位了。表中的 1 杯约 200～250ml。车达奶酪，即 cheddar cheese，也翻译作切达奶酪。

表7-33 钙质容易吸收的饮食

饮食种类	量	含钙量（mg）	热量（Kcal）
乳制品			
低脂原味酸奶	250g	494	170
低脂含水果酸奶	250g	423	262
意大利干酪	50g	392	127
车达奶酪（英国产）	50g	361	201
2%的低脂牛奶	1杯	293	122
低脂白软干酪	1杯	206	194
水果和蔬菜			
含钙的橙汁	200g	307	103
生甘蓝	1杯	100	33
生白菜	1杯	74	9
生西兰花	1杯	43	31
罐头鱼			
沙丁鱼	100g	382	208
马哈鱼	100g	215	129
谷物			
强化的即食麦片	1杯	100～1333	100～160
强化的煮熟的燕麦片	1杯	187	159
商业化白面包片或全麦面包片	1片	30～73	69～74

在西方国家，社区人群中常规推荐补充钙剂显得多余（因为他们吃得很够了！）。如果膳食补充不够的话，还是要考虑补钙片的。目前认为补钙（钙片或液体钙之类的）副作用极小，便秘和肠胀气比较常见，肾结石是非常少见的。最近的研究提醒大家关注补钙和心血管风险之间的联系，但是这些研究彼此还有冲突，还没有得出统一的结论。当然医师在开出相关处方时，应该警告应用者所有相关的风险。

各种钙片的种类参见表7-34。

表7-34　常用钙剂种类

剂型	剂量	元素钙含量	评论
碳酸钙	每天2～3次,每次1～2片（500mg）,吃饭时同服吸收好	40%	是较为便宜且应用最广的钙片,应该和膳食同服;可能导致便秘
枸橼酸钙	每天2～3次,每次1～2片（950mg或1000mg）	21%	不需要胃酸分泌而吸收,因此不需要和膳食同服;可能需要和抑酸剂长期联合应用以避免对胃肠损伤
葡萄糖酸钙	500mg,648mg或972mg	9%	很少用于预防骨折
乳酸钙	300或325mg	13%	很少用于预防骨折
骨粉,牡蛎壳,白云石	变化不等	30%	主要含碳酸钙,但可能还有较高含量的铅,孕期禁用

二、补钙不能预防骨折

BMJ 发了两篇高级别证据类型的研究,均说明膳食补钙不能预防骨折,令人非常震惊。

一项系统性评价和荟萃分析分析了年龄超过50岁女性和男性中补钙和骨密度之间的关系。研究者发现增加膳食来源的钙摄入或补充钙剂只能增加少量的、不能持续的骨密度（次年这种收益即会消失）,这种作用似乎不能导致有临床价值的骨折预防目的。重要的是,无论哪些剂量的25羟化维生素 D 和钙剂的结合,都起不到预防效果。另一篇系统性评价分析了补钙和骨折风险的关系。结果发现，膳食补钙和骨折风险无关，目前没有临床试验的证据说明增加膳食来源的钙摄入能够预防骨折，补钙预防骨折的证据微弱且不一致。

BMJ 的一篇社评对相关证据再次进行了总结。在血清维生素 D 含量偏低的情况下，较低的钙摄入量可能导致佝偻病和骨软化，但如果钙摄入量充分，很低的维生素 D 含量也未必导致这些疾病。设定钙摄入量和维生素 D 的界值，可能有助于靶向干预并节省费用。编者认为，需要更大尺度的荟萃分析比较不同维生素 D 血清浓度之下额外膳食补钙或补充钙剂对于骨折的影响，还需要评估不同乳制品以及其他营养成分及食物对于骨折风险的影响。不过，目前的证据显示，对于老年人补钙（有或没有维生素 D）均不能降低骨折的风险。单纯补钙甚至会增加髋骨骨折的风险。证据级别之高，使得我们重新考虑对老年人群大规模补钙和维生素 D 的推荐，毕竟补充钙剂面临着便秘、心血管、肾结石和急性胃肠道症状等风险。

三、有氧运动强度对绝经后女性体脂的影响：随机对照研究

身体脂肪和绝经后乳腺癌风险有关。体育锻炼可能通过改变体脂而降低乳腺癌风险，但是运动的理想强度仍然未知。一项发表于 *JAMA Oncology* 的随机对照研究（Breast Cancer and Exercise Trial in Alberta）比较每周 300 分钟 *vs.* 150 分钟中高强度有氧锻炼对于绝经后女性体脂的影响。研究为期 12 个月，纳入 400 例 BMI 在 22～40 之间的女性。干预方式为每周运动 5 天（3 天有监测，2 天没有人监测），每次持续 30 分钟（中等运动量）或 60 分钟（高运动量），目标是每次运动中，至少 50% 心率储

备实现 65%～75% 的目标。但是参与者不要求改变其日常饮食。所谓心率储备,也称作 Kaevonen Method 方法,是建立目标心率的另一种方法,就是实测的最大心率(在实验室测定的)和静止心率之差。

结果在 400 例女性中,384 例能够提供基础和随访的体脂测量值。中等量和高运动量组的全面描述下的中位依从性(即运动时间)分别为 254(166～290)分钟 / 周和 137(111～150)分钟 / 周,高运动量组平均体脂减少程度显著高于中等运动量组(最小四分位均差 −1.0%,95% CI -1.6%～−0.4%,$P = 0.002$)。在高运动量组,腹部皮下脂肪(最小四分位均差 −10.8cm^2,95% CI -19.5 至 -2.2,$P = 0.01$)以及腰臀比(最小四分位均差 −0.01,95% CI -0.02-0.00,$P = 0.04$)的下降速度显著高于中等运动量组。两组的体重(最小四分位均差 −0.7,95% CI -1.6-0.2,$P = 0.11$)和腹内脂肪量(最小四分位均差 −1.5cm^2,95% CI -5.9-2.9,$P = 0.50$)没有显著差别。对于肥胖女性,运动量发挥的效应尤其明显。

因此,对于既往运动不够活跃的绝经后女性,坚持 1 年、每周 300 分钟的中高强度运动,要较每周 150 分钟的运动量,能够更好地减少体脂和其他脂肪参数。这些结果说明高运动量对于脂肪改变能够提供更多好处,有望进一步降低绝经后乳腺癌的风险。

四、酒精消耗和心血管疾病、癌症、外伤、住院以及死亡: 前瞻性队列研究

在可改良的死亡和致残高危因素中,饮酒是第 3 位的重要因素(其他两个因素是儿童期低体重和不安全的性行为)。不过,饮酒可能也有其健康受益之处。另外,既往绝大部分研究都是发表于高收入国家。一项发表于

Lancet 的研究分析了五大洲 12 个国家各个经济阶层人群中饮酒和各种健康结局之间的相关性。信息来自前瞻性队列研究——Prospective Urban Rural Epidemiological 研究，参与者年龄在 35～70 岁。在 114 970 例成人中，研究者应用 Cox 比例风险回归模型分析死亡（2723 例），心血管疾病（2742 例），心肌梗死（979 例），脑卒中（817 例）和酒精相关癌症（764 例）、外伤（824 例）、住院（8786 例）等临床结局的相关性，以及与综合结局（11 963 例）的相关性。

结果，在所有人群中，12 904 例（11%）来自高收入国家，24 408 例（21%）来自中等收入国家，48 845 例（43%）来自中低收入国家，28 813 例（25%）来自低收入国家。中位随访时间 4.3 年（IQR 3.0-6.0）。报告目前饮酒的个体为 36 030 例（31%），这部分人群心梗风险降低（HR 0.76，95% CI 0.63-0.93），但是酒精相关癌症的风险（HR 1.51，1.22-1.89）和外伤的风险（HR 1.29，1.04-1.61）增加。高收入导致死亡率增加（HR 1.31，1.04-1.66）。和从不饮酒者相比，研究者发现高收入国家和中高收入国家的饮酒人群其综合结局风险降低（HR 0.84，0.77-0.92），但是对于中低收入国家和低收入国家，研究者没有发现综合结局有何变化（HR 1.07，0.95-1.21；P interaction<0.0001）。

总之，饮酒状态和临床结局有不同的相关性，在不同收入国家中也有不同程度的联系。不过，研究者有充分的证据支持减少有害性饮酒的全球健康策略和国家行动计划。

第十节 有效的医患沟通

【笔记】 医生有效且富有同情地传达信息的能力是成功建立医患关系的关键。这里介绍 ACOG 的专业指

南对医患沟通的原则、模式以及对妇产科医师的推荐进
行了总结分析。

医生有效且富有同情地传达信息的能力是成功建立
医患关系的关键。目前的医疗保健环境需要对每位患者
提供更少时间的同时增加临床生产力,从而促进有效的
医患沟通。建立以患者为中心的询问、关心为本的沟通
技巧和双方知情同意的模式可促进医患沟通。包括高年
资的护士或医师助理可以帮助患者理解和处理就诊结
果。和已建立的患者通过电子信件交流在特定情形下也
可加强患者对医疗行为的理解。

AIDET 医患沟通的五项基本原则:

Acknowledge	认可	以积极的态度关注和问候患者
Introduce	介绍	介绍你的姓名、身份和技术职务
Duration	等待	给患者合理的期待时间
Explanation	解释	确保患者理解知情
Thank you	谢谢	对患者的合作表示感谢

RESPECT 模式:

Rapport	默契	在社会层面上交流
		明白患者的观点
		下意识地延缓判断
		避免推测
Empathy	移情	谨记患者是来寻求帮助的
		寻找并理解患者行为或病态的根源
		口头上表达对患者感受的认可和理解
Support	支持	询问并试图理解患者接受诊疗过程存在的困难

帮助患者克服困难

适时考虑患者的家庭情况

确保患者得到真正的帮助

Partnership 合作　　在控制和依从问题上要灵活处理

必要时可协商医患的角色

强调你和患者需共同致力于医疗行为

Explanations 解释　　反复核实以助于深入理解

加强言语表达技能

Cultural Competence 文化素质

尊敬患者以及他的文化背景和信仰

理解患者的伦理和文化成见

意识到自己的偏见

认识到自己一些医疗行为受到文化差异的局限

了解自己的处事风格,明白这可能和某些患者格格不入

Trust　　信任　　不习惯接受西医诊疗患者的主要问题可能是毫无保留的表达

花费必要的时间和用心地工作去建立医患信任

5 步完成以患者为中心的问诊:

第一步　建立问诊的平台(30~60 秒)

1. 欢迎患者

2. 称呼患者的名字

3. 自我介绍,并证实自己的特定身份

4. 确定患者做好准备及患者的隐私

5. 去除交流的障碍(坐下)

6. 保证患者舒适，处于放松的状态

第二步　引出主要问题并设定议程（1~2分钟）

7. 表明可供利用的时间

8. 预测在问诊过程中可能出现的问题

9. 列出患者想要讨论的所有问题

10. 总结并确定最后的议程

第三步　以多点提问开始帮助患者自我表达（30~60秒）

11. 以开放式问答方式开始

12. 采用分散的开放式提问技巧（倾听）

13. 通过肢体语言获得额外信息

第四步　采用聚焦技巧掌握3件事：（症状描述、个人背景和情感背景）（3~10分钟）

14. 引出临床症状的描述

15. 引出个人背景

16. 引出情感背景

17. 对患者的情感感受积极反应

18. 扩充问诊内容

第五步　向问诊的中间部分转移（医师为中心的阶段）（30~60秒）

19. 简短总结

20. 核对信息准确性

21. 如果患者已做好准备，向患者表明问诊的形式和内容将有所变化

对妇产科医师的建议：

1. 在日常的诊疗工作中采用以患者为中心的问诊，并注意交流技巧；

2. 鼓励患者在就诊前写下自己的问题，在患者到达诊室时交给患者填写问题的表格。有条理的提问使关键

问题方面的对话更为容易；

3. 根据医生和工作人员的实际工作情况，安排交流顾问为医务人员就文化和性别等敏感问题方面开展一次讲习班。美国卫生和社会服务部民族事务办公室发布的全民健康与医疗文化语言正确服务标准旨在促进健康公平、提高保健水平和消除保健差异。妇产科医师应考虑学习这项执行标准；

4. 可以雇佣非医师的医疗服务者，如具备以病患为中心的问诊技能的高年资护士或医生助理帮助有就诊历史的病患。

5. 提倡建立增加患者就诊时间，为患者解决多种问题的可持续的诊疗模式。延长就诊时间对促进以患者为中心的问诊、知情同意和医患沟通至关重要。

【参考文献】

1. Smith RA, Manassaram-Baptiste D, Brooks D, et al. Cancer screening in the United States, 2015: A review of current American Cancer Society guidelines and current issues in cancer screening. CA Cancer J Clin, 2015, 65(1): 30-54.

2. Kushi LH, Doyle C, McCullough M, et al. American Cancer Society guidelines on nutrition and physical activity for cancer prevention: Reducing the risk of cancer with healthy food choices and physical activity. CA Cancer J Clin, 2012, 62(1): 30-67.

3. Keum N, Greenwood DC, Lee DH, et al. Adult Weight Gain and Adiposity-Related Cancers: A Dose-Response Meta-Analysis of Prospective Observational Studies. JNCI Journal of the National Cancer Institute, 2015, 107(3): dju428-dju428.

4. Amant F, Verheecke M, Wlodarska I, et al. Presymptomatic Identification of Cancers in Pregnant Women During Noninvasive

Prenatal Testing. JAMA Oncology, 2015, 1(6): 814-819.

5. Bianchi DW, Chudova D, Sehnert AJ, et al. Noninvasive Prenatal Testing and Incidental Detection of Occult Maternal Malignancies. JAMA, 2015, 314(2): 162.

6. Lyman GH, Bohlke K, Khorana AA, et al. Venous Thromboembolism Prophylaxis and Treatment in Patients With Cancer: American Society of Clinical Oncology Clinical Practice Guideline Update 2014. J Clin Oncol, 2015.

7. Connors JM. Prophylaxis against venous thromboembolism in ambulatory patients with cancer. N Engl J Med, 2014, 370 (26): 2515-2519.

8. Hendriksen JMT, Geersing G-J, Lucassen WAM, et al. Diagnostic prediction models for suspected pulmonary embolism: systematic review and independent external validation in primary care. BMJ, 2015: h4438.

9. Papaioannou AI, Kostikas K. Clinical Decision Rules For The Diagnostic Management Of Suspected Acute Pulmonary Embolism: The clinician···rules. Pneumon, 2011, 24(3): 221-223.

10. Corr BR, Winter AM, Sammel MD, et al. Effectiveness and safety of expanded perioperative thromboprophylaxis in complex gynecologic surgery. GynecolOncol, 2015, 138(3): 501-506.

11. Stroud W, Whitworth JM, Miklic M, et al. Validation of a venous thromboembolism risk assessment model in gynecologic oncology. GynecolOncol, 2014, 134(1): 160-163.

12. Smith TJ, Bohlke K, Lyman GH, et al. Recommendations for the Use of WBC Growth Factors: American Society of Clinical Oncology Clinical Practice Guideline Update. J Clin

Oncol, 2015, 33(28): 3199-3212.

13. Rapoport BL, Chasen MR, Gridelli C, et al. Safety and efficacy of rolapitant for prevention of chemotherapy-induced nausea and vomiting after administration of cisplatin-based highly emetogenic chemotherapy in patients with cancer: two randomised, active-controlled, double-blind, phase 3 trials. Lancet Oncol, 2015, 16(9): 1079-1089.

14. Schwartzberg LS, Modiano MR, Rapoport BL, et al. Safety and efficacy of rolapitant for prevention of chemotherapy-induced nausea and vomiting after administration of moderately emetogenic chemotherapy or anthracycline and cyclophosphamide regimens in patients with cancer: a randomised, active-controlled, double-blind, phase 3 trial. Lancet Oncol, 2015, 16 (9): 1071-1078.

15. Sawyer RG, Claridge JA, Nathens AB, et al. Trial of Short-Course Antimicrobial Therapy for Intraabdominal Infection. New England Journal of Medicine, 2015, 372(21): 1996-2005.

16. Barone MA, Widmer M, Arrowsmith S, et al. Breakdown of simple female genital fistula repair after 7 day versus 14 day postoperative bladder catheterisation: a randomised, controlled, open-label, non-inferiority trial. The Lancet, 2015, 386(9988): 56-62.

17. Nasr H, Scriven JM. Superficial thrombophlebitis(superficial venous thrombosis). BMJ, 2015, 350(jun22 6): h2039-h2039.

18. Roness H, Kalich-Philosoph L, Meirow D. Prevention of chemotherapy-induced ovarian damage: possible roles for hormonal and non-hormonal attenuating agents. Hum Reprod Update, 2014, 20(5): 759-774.

19. Committee opinion no. 618: ovarian reserve testing. ObstetGynecol,

2015, 125 (1): 268-273.

20. Kort JD, Eisenberg ML, Millheiser LS, et al. Fertility issues in cancer survivorship. CA Cancer J Clin, 2014, 64 (2): 118-134.

21. Salani R, Billingsley CC, Crafton SM. Cancer and pregnancy: an overview for obstetricians and gynecologists. Am J ObstetGynecol, 2014, 211 (1): 7-14.

22. Amant F, Vandenbroucke T, Verheecke M, et al. Pediatric Outcome after Maternal Cancer Diagnosed during Pregnancy. N Engl J Med, 2015, 373 (19): 1824-1834.

23. Committee opinion no. 634: hereditary cancer syndromes and risk assessment. ObstetGynecol, 2015, 125 (6): 1538-1543.

24. Pagon RA, Adam MP, Ardinger HH, et al., editors. GeneReviews® [Internet]. Seattle (WA): University of Washington, Seattle; 1993-2015. Available from: http://www.ncbi.nlm.nih.gov/books/NBK1116/.

25. Hampel H, Bennett RL, Buchanan A, et al. A practice guideline from the American College of Medical Genetics and Genomics and the National Society of Genetic Counselors: referral indications for cancer predisposition assessment. Genet Med, 2015, 17 (1): 70-87.

26. Practice bulletin no. 147: lynch syndrome. ObstetGynecol, 2014, 124 (5): 1042-1054.

27. Mucci LA, Hjelmborg JB, Harris JR, et al. Familial Risk and Heritability of Cancer Among Twins in Nordic Countries. JAMA, 2016, 315 (1): 68-76.

28. Zhang J, Walsh MF, Wu G, et al. Germline Mutations in Predisposition Genes in Pediatric Cancer. N Engl J Med, 2015, 373: 2336-2346.

29. Sampson JN, Wheeler WA, Yeager M, et al. Analysis of Heritability and Shared Heritability Based on Genome-Wide Association Studies for Thirteen Cancer Types. J Natl Cancer Inst, 2015, 107(12): djv279.

30. Committee opinion no. 607: gynecologic concerns in children and adolescents with cancer. ObstetGynecol, 2014, 124(2 Pt 1): 403-408.

31. Tew WP, Muss HB, Kimmick GG, et al. Breast and Ovarian Cancer in the Older Woman. J Clin Oncol, 2014.

32. Falandry C, Bonnefoy M, Freyer G, et al. Biology of Cancer and Aging: A Complex Association With Cellular Senescence. J Clin Oncol, 2014.

33. Rowland JH, Bellizzi KM. Cancer Survivorship Issues: Life After Treatment and Implications for an Aging Population. J Clin Oncol, 2014, 32(24): 2662-2668.

34. Accordino MK, Neugut AI, Hershman DL. Cardiac Effects of Anticancer Therapy in the Elderly. J Clin Oncol, 2014, 32(24): 2654-2661.

35. Mandelblatt JS, Jacobsen PB, Ahles T. Cognitive Effects of Cancer Systemic Therapy: Implications for the Care of Older Patients and Survivors. J Clin Oncol, 2014, 32(24): 2617-2626.

36. Hurria A, Dale W, Mooney M, et al. Designing Therapeutic Clinical Trials for Older and Frail Adults With Cancer: U13 Conference Recommendations. J Clin Oncol, 2014.

37. Hubbard JM, Cohen HJ, Muss HB. Incorporating Biomarkers Into Cancer and Aging Research. J Clin Oncol, 2014, 32(24): 2611-2616.

38. Wildiers H, Heeren P, Puts M, et al. International Society of Geriatric Oncology Consensus on Geriatric Assessment in

Older Patients With Cancer. J Clin Oncol, 2014.

39. Walko CM, McLeod HL. Personalizing Medicine in Geriatric Oncology. J Clin Oncol, 2014.

40. Smith GL, Smith BD. Radiation Treatment in Older Patients: A Framework for Clinical Decision Making. J Clin Oncol, 2014, 32 (24): 2669-2678.

41. Naeim A, Aapro M, Subbarao R, et al. Supportive Care Considerations for Older Adults With Cancer. J Clin Oncol, 2014, 32(24): 2627-2634.

42. Korc-Grodzicki B, Downey RJ, Shahrokni A, et al. Surgical Considerations in Older Adults With Cancer. J Clin Oncol, 2014, 32(24): 2647-2653.

43. Kelly CM, Power DG, Lichtman SM. Targeted Therapy in Older Patients With Solid Tumors. J Clin Oncol, 2014, 32(24): 2635-2646.

44. May P, Garrido MM, Cassel JB, et al. Prospective Cohort Study of Hospital Palliative Care Teams for Inpatients With Advanced Cancer: Earlier Consultation Is Associated With Larger Cost-Saving Effect. J Clin Oncol, 2015, 33(25): 2745-2752.

45. Schnipper LE, Smith TJ, Raghavan D, et al. American society of clinical oncology identifies five key opportunities to improve care and reduce costs: the top five list for oncology. J Clin Oncol, 2012, 30(14): 1715-1724.

46. Eastern Cooperative Oncology Group. ECOG performance status. http://ecog-acrin.org/resources/ecog-performance-status. Acessed June 3, 2015.

47. Prigerson HG, Bao Y, Shah MA, et al. Chemotherapy Use, Performance Status, and Quality of Life at the End of Life. JAMA Oncology, 2015, 1(6): 778.

48. Enzinger AC, Zhang B, Schrag D, et al. Outcomes of Prognostic Disclosure: Associations With Prognostic Understanding, Distress, and Relationship With Physician Among Patients With Advanced Cancer. J Clin Oncol, 2015, 33(32): 3809-3816.

49. Schnipper LE, Lyman GH, Blayney DW, et al. American society of clinical oncology 2013 top five list in oncology. J Clin Oncol, 2013, 31(34): 4362-4370.

50. Rimel BJ, Burke WM, Higgins RV, et al. Improving quality and decreasing cost in gynecologic oncology care. Society of gynecologic oncology recommendations for clinical practice. GynecolOncol, 2015, 137(2): 280-284.

51. Le Tourneau C, Delord J-P, Gonçalves A, et al. Molecularly targeted therapy based on tumour molecular profiling versus conventional therapy for advanced cancer (SHIVA): a multicentre, open-label, proof-of-concept, randomised, controlled phase 2 trial. Lancet Oncol, 2015, 16(13): 1324-1334.

52. O'Hanlan KA, Sten MS, O'Holleran MS, et al. Infrarenal lymphadenectomy for gynecological malignancies: Two laparoscopic approaches. GynecolOncol, 2015, 139(2): 330-337.

53. Committee opinion no. 619: gynecologic surgery in the obese woman. ObstetGynecol, 2015, 125(1): 274-278.

54. Hole J, Hirsch M, Ball E, et al. Music as an aid for postoperative recovery in adults: a systematic review and meta-analysis. Lancet, 2015, 386(10004): 1659-1671.

55. Glasziou P. Music in hospital. Lancet, 2015.

56. Deerenberg EB, Harlaar JJ, Steyerberg EW, et al. Small bites versus large bites for closure of abdominal midline incisions

（STITCH）: a double-blind, multicentre, randomised controlled trial. Lancet, 2015.

57. Hajenius PJ, Mol F, Mol BW, et al. Interventions for tubal ectopic pregnancy. Cochrane Database Syst Rev. 2007（1）: CD000324.

58. Mol F, Mol BW, Ankum WM, et al. Current evidence on surgery, systemic methotrexate and expectant management in the treatment of tubal ectopic pregnancy: a systematic review and meta-analysis. Hum Reprod Update. 2008; 14（4）: 309-319.

59. Barnhart KT. Clinical practice. Ectopic pregnancy. N Engl J Med. 2009; 361（4）: 379-387.

60. Mol F, van Mello NM, Strandell A, et al. Salpingotomy versus salpingectomy in women with tubal pregnancy（ESEP study）: an open-label, multicentre, randomised controlled trial. Lancet, 2014, 383（9927）: 1483-1489.

61. Mol F, van Mello NM, Strandell A, et al. Cost-effectiveness of salpingotomy and salpingectomy in women with tubal pregnancy （a randomized controlled trial）. Hum Reprod, 2015, 30（9）: 2038-2047.

62. Fernandez H, Capmas P, Lucot JP, et al. Fertility after ectopic pregnancy: the DEMETER randomized trial. Hum Reprod, 2013, 28（5）: 1247-1253.

63. Mello Nv, Mol F, Opmeer B. Salpingotomy or salpingectomy in tubal ectopic pregnancy: what do women prefer? Reprod Biomed Online, 2010, 21: 687-693.

64. Chu J, Harb HM, Gallos ID, et al. Salpingostomy in the treatment of hydrosalpinx: a systematic review and meta-analysis. Hum Reprod, 2015, 30（8）: 1882-1895.

65. Johnson N, van Voorst S, Sowter MC, et al. Surgical treatment for tubal disease in women due to undergo in vitro fertilisation.

Cochrane Database Syst Rev, 2010 (1): CD002125.

66. Ahmad G, Gent D, Henderson D, et al. Laparoscopic entry techniques. Cochrane Database Syst Rev, 2015, 8: CD006583.

67. Venturella R, Morelli M, Lico D, et al. Wide excision of soft tissues adjacent to the ovary and fallopian tube does not impair the ovarian reserve in women undergoing prophylactic bilateral salpingectomy: results from a randomized, controlled trial. Fertil Steril, 2015, 104 (5): 1332-1339.

68. Mikhail E, Salemi JL, Mogos MF, et al. National trends of adnexal surgeries at the time of hysterectomy for benign indication, United States, 1998–2011. Am J ObstetGynecol, 2015, 213 (5): 713.e1-713.e13.

69. Vicente-Muñoz S, Morcillo I, Puchades-Carrasco L, et al. Nuclear magnetic resonance metabolomic profiling of urine provides a noninvasive alternative to the identification of biomarkers associated with endometriosis. Fertil Steril, 2015, 104 (5): 1202-1209.

70. Mimoz O, Lucet J-C, Kerforne T, et al. Skin antisepsis with chlorhexidine–alcohol versus povidone iodine–alcohol, with and without skin scrubbing, for prevention of intravascular-catheter-related infection (CLEAN): an open-label, multicentre, randomised, controlled, two-by-two factorial trial. Lancet, 2015, 386 (10008): 2069-2077.

71. Kantartzis KL, Shepherd JP. The use of mechanical bowel preparation in laparoscopic gynecologic surgery: a decision analysis. Am J ObstetGynecol, 2015, 213 (5): 721.e1-721.e5.

72. Bauer DC. Clinical practice. Calcium supplements and fracture prevention. N Engl J Med, 2013, 369 (16): 1537-1543.

73. 中华医学会骨质疏松和骨矿盐疾病分会. 原发性骨质疏

松症诊治指南（2011 年）. 中华骨质疏松和骨矿盐疾病杂志，2011, 04（1）: 2-17.

74. Tai V, Leung W, Grey A, et al. Calcium intake and bone mineral density: systematic review and meta-analysis. BMJ, 2015, h4183.

75. Bolland MJ, Leung W, Tai V, et al. Calcium intake and risk of fracture: systematic review. BMJ, 2015: h4580.

76. Michaëlsson K. Calcium supplements do not prevent fractures. BMJ, 2015, 351: h4825.

77. Friedenreich CM, Neilson HK, O'Reilly R, et al. Effects of a High vs Moderate Volume of Aerobic Exercise on Adiposity Outcomes in Postmenopausal Women. JAMA Oncology, 2015, 1（6）: 766.

78. Smyth A, Teo KK, Rangarajan S, et al. Alcohol consumption and cardiovascular disease, cancer, injury, admission to hospital, and mortality: a prospective cohort study. Lancet, 2015, 386（10007）: 1945-1954.

79. Committee opinion no. 587: effective patient-physician communication. ObstetGynecol, 2014, 123（2 Pt 1）: 389-393.

第八章

子宫平滑肌瘤

【笔记】 子宫平滑肌瘤是女性,也是最常见的肿瘤。越常见的内容,可以探讨、争议、改善和进步之处就越多,迷惑、分歧、纠结和选择也就越多。难点和焦点在于,什么样的子宫肌瘤需要手术,手术能否改进患者的生育?

一、子宫肌瘤的研究进展

二、子宫肌瘤:*NEJM* 综述

三、手术治疗有生育要求的子宫肌瘤

四、单孔腹腔镜和传统腹腔镜进行子宫肌瘤剔除的比较:多中心随机对照研究

一、子宫肌瘤的研究进展

以下内容摘自"子宫平滑肌瘤研究进展:第三届 NIH 国际会议(2010)"。

1. 药物治疗的总结参见表 8-1。手术治疗的总结参见表 8-2~表 8-6。

2. 70% 的女性合并肌瘤。肌瘤患者 60% 染色体核型正常,40% 存在异常。

3. 有明确证据表明己烯雌酚和双酚 A 的暴露是肌瘤的高危环境因素。维生素 D 不仅对于乳腺癌具有保护作用,似乎也对子宫肌瘤有一定保护效果——有意思

的是，研究者是用日晒来评估维生素 D 的摄取情况。其他高危因素还可能包括：膳食，压力，生殖道感染，内分泌异常，产前或早年暴露于环境因素。每天摄入 3～4 次乳制品的女性和每日吃不足一次乳制品的女性相比，前者肌瘤的风险降低了 30%；但是生物合成钙片的摄入则显示相反的关系。水果和蔬菜摄入也降低肌瘤的风险，水果的效果优于蔬菜。番茄红素和其他胡萝卜素以及维生素并不能减少相关风险。

4. 雌孕激素联合作用促进肌瘤生长。SERMs 的作用有争议，但是芳香化酶抑制剂和选择性孕激素受体调节剂（SPRMs）的研究令人鼓舞。

5. 总体上，肌瘤并不增加流产或早产的风险。具体来说，小的子宫肌瘤（<3cm）和位于黏膜下的肌瘤轻微增加自然流产的风险。较大的肌瘤、肌壁间和浆膜下肌瘤并不增加流产风险。总体上肌瘤不会增加早产的风险，但浆膜下肌瘤和黏膜下肌瘤轻微增加早产的风险。无论是否合并子宫肌瘤，受孕的平均时间是相同的。

6. 白藜芦醇[3', 4', 5- 三羟（基）芪，就是 Resveratrol] 是一种膳食抗毒素，红酒的一种组分，在子宫肌瘤细胞的研究中发现可以促进凋亡细胞的形成，降低细胞活力和数量，增加停留在 G1 期细胞的比例，并可预防细胞周期从 G1 期进展到 S 期（具有计量依赖作用）。它还具有抗纤维形成作用。有望在临床研究中进一步证实其实用价值。

7. SPRMs（即 J867, asoprisnil）和孕激素受体拮抗剂（米非司酮、醋酸乌利司他）都可导致闭经、减少肌瘤体积，但是会引起内膜的囊性改变，这种改变的临床意义不明。

8. 机器人腹腔镜和单孔腹腔镜与传统腹腔镜手术

治疗肌瘤的研究证据还在不断积累中。肌瘤治疗领域目前正在探索的微创技术包括：核磁引导下聚焦超声（ExAblate2000 是 FDA 目前唯一批准的肌瘤治疗实时仪器），子宫动脉栓塞（UAE）。前者还没有 RCTs，但一项 RTC 正在进行中（比较栓塞和聚焦超声）。UAE 后流产、剖宫产和产后出血的风险均高于对照。

表 8-1 药物治疗症状性子宫肌瘤患者的效果

（同一治疗的不同数据来自不同研究）

药物	肌瘤体积缩小	出血减少	闭经	不良反应
GnRHa	30%～65%，64% 症状改善	89%	97% 以上	骨质丢失，潮热，阴道干涩，头痛
米非司酮	30%～57%	41%～93%	60%～65%	单纯内膜增生，内膜变化，恶心，潮热，呕吐，乏力
LNG-IUS（左炔诺孕酮宫内节育系统）	没有变化	85%	10%～40%	不规则出血
Asoprisnil	0.4%～36%，67%～89% 症状改善	28%～91%	16%～70%	内膜改变
醋酸乌利司他（CDB-2914）	12%～42%，21%～36%	90%～98%，81%～90%	73%～82%	可能导致内膜增生
氨甲环酸	没有变化	50% 以上		
NSAIDs	没有变化			
芳香化酶抑制剂，来曲唑	45.6%～59.7%			

表8-2　手术治疗症状性子宫肌瘤的效果

手术	肌瘤体积缩小	出血减少	疼痛/痛经减少	症状改善
全子宫切除	-	-	-	89%～99%
肌瘤剔除		90%以上	67%	75%～87.9%
UAE/UFE	33%～75%	82.7%～96%；5%～60%闭经	77%	74%～91%
MRgFUS	4%～32%			50%～71%

注：UAE：子宫动脉栓塞；UFE：子宫肌瘤栓塞；MRgFUS：核磁引导下聚焦超声

表8-3　手术治疗症状性子宫肌瘤的合并症

手术	发热[a]	出血[b]	需要输血	术后粘连[c]
全子宫切除	14%	(264±329)ml	7%～13%	-
开腹全子宫切除	1%～11%	(300～400)ml	20%	-
肌瘤剔除	12%～33%	(200～800)ml	2%～28%	90%以上[d]
开腹肌瘤剔除	2%～5%	(296±204)ml	7～8%	75%～90%
UAE/UFE	1%		0	14%
MRgFUS	0.03%		3%	

注：

a：定义为发热或感染

b：如果术前应用Gnrh-a可降低出血率

c：取决于肌瘤数量，以及是否应用防粘连剂

d：后壁切口要比前壁的粘连更多见

UAE：子宫动脉栓塞；UFE：子宫肌瘤栓塞；MRgFUS：核磁引导下聚焦超声

表 8-4 手术治疗症状性子宫肌瘤的复发率和再手术率

手术	复发率[a]	再次治疗率[a]
全子宫切除	-	10.7%～28.6%
肌瘤剔除	5%～67%	3.2%～23.5%
宫腔镜肌瘤剔除	27% 以上	9.5%～26.7%
开腹肌瘤剔除	15%～51%	11.1%～30%
腹腔镜肌瘤剔除	27% 以上	
UAE/UFE	10.3%～25%	10%～32.8%
MRgFUS	很高,因为只有 10% 的肌瘤能够被定位	8%～48%

注:a 取决于手术的年代、年龄、是否完成生育、肌瘤数量以及是否应用 GnRHa

UAE:子宫动脉栓塞;UFE:子宫肌瘤栓塞;MRgFUS:核磁引导下聚焦超声

表 8-5 手术治疗症状性子宫肌瘤后的生育情况

手术	妊娠率	活产率
肌瘤剔除	33%～78%	25%～48%
宫腔镜肌瘤剔除	55%	80%
开腹肌瘤剔除	50%～60%	79%
腹腔镜肌瘤剔除	11%～64%	76%
UAE/UFE	33%～50%	19%～75%
MRgFUS	51 位女性妊娠 54 次	41%

注:UAE:子宫动脉栓塞;UFE:子宫肌瘤栓塞;MRgFUS:核磁引导下聚焦超声

最后,附上郎景和院士经常提起的 Bonney 的一段话:作者不认为绝育或轻微月经异常病史就是全子宫切除的指征。将自己的子宫奉献给手术医师刀下的女性数目惊人之多,医师应该警惕,避免顺从患者的非理性想法。

表 8-6 手术治疗症状性子宫肌瘤后的产科结局

手术	流产	早产	剖宫产	前置胎盘	子宫破裂	产后出血
肌瘤剔除	7%～23%	26.3%	68.4%		0.4%～1.7%	0
腹腔镜肌瘤剔除	15%～26%	3%	46%～57%		1%	1%
UAE/UFE	15%～64%	14%～28.5%	50%～88%	11%		6%～20%
MRgFUS	26%～28%	6.7%	36%	9%		

注：UAE：子宫动脉栓塞；UFE：子宫肌瘤栓塞；MRgFUS：核磁引导下聚焦超声

二、子宫肌瘤：*NEJM* 综述

这是 *NEJM* 的临床实践。摘要如下。

黑色人种和白色人种发生子宫肌瘤的终身风险分别为 80% 和 70%，51% 的绝经前女性合并肌瘤。

绝经延长和黑色人种是肌瘤最主要的高危因素。多产降低肌瘤风险，初潮早和 16 岁前应用口服避孕药增加风险，但是应用仅含孕激素的注射型避孕药降低其风险。观察性研究发现，增加水果蔬菜的摄入，低脂饮食均可降低肌瘤风险。

1. 诊断 FIGO 有关肌瘤的分型参见图 8-1。超声是诊断首选。增强 MRI 可以为变性肌瘤提供更多的信息，可以更好地区别肌瘤和内膜、浆膜之间的关系。是否以超声年度监测肌瘤进展，仍无明确证据。一项 MRI 每半年的检查发现，肌瘤变化从缩小 89% 到长大 138%，中位是增大 9%。很多肌瘤会突然增大。指南认为，肌瘤突然增大并不是治疗的指征。出血过多的女性应该评估出血的严重程度和后果，检查血常规和甲状腺功能。

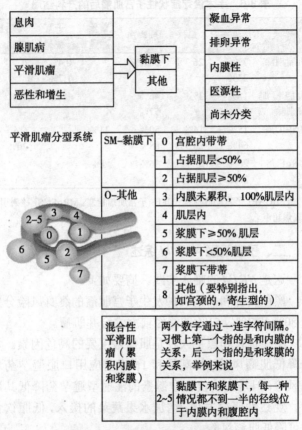

图 8-1 FIGO 有关平滑肌瘤的分型

选择性的筛查方案包括对认知功能的检查（尤其是 von Willebrand 病，或有相关个人史、家族史）、内膜活检（有内膜癌高危因素的女性，如肥胖，慢性无排卵，应用雌激素治疗但没有孕激素拮抗）。微创术中肌瘤粉碎术所发现的恶变率为 1/300，这个数字在小于 40 岁的女性中其风险为 1/1500，40～44 岁为 1/1100。类似肌瘤的恶性病变（平滑肌瘤，癌症）的高危因素包括：盆腔放疗史，应用他莫昔芬，罕见的遗传综合征等。

2. 治疗 症状本身提供治疗选择的信息。没有证据支持常规治疗无症状的子宫肌瘤。图 8-2 是不同症状患者的 MRI 表现。

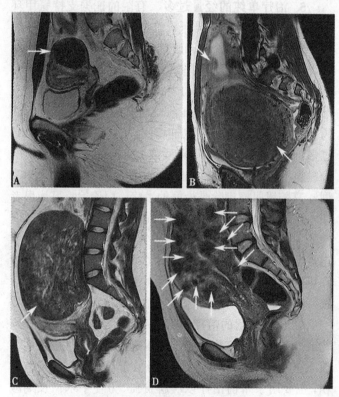

图 8-2　子宫肌瘤的核磁成像表现

3. 全子宫切除 美国女性切除子宫的终身风险 45%，是否过度应用值得关注。但观察性研究发现全子宫切除的女性生活质量在术后 1～10 年都有改善。有证据表明，腹腔镜手术患病率最低，但是需要考虑肌瘤粉碎导致恶变播散的后果。全子宫切除伴有较高的合并症，开腹全子宫切除内科和外科合并症高达28%，10%需要输血。

4. 保留子宫的干预　即使女性没有生育要求，也需要考虑保留子宫的治疗。肌瘤导致的症状的严重程度应该在治疗前进行评估（参见图8-3）。

5. 治疗单纯的经量过多　有限的证据支持氨甲环酸和左炔诺孕酮宫内缓释系统（LNG-IUS）可以治疗肌瘤导致的经量过多。临床研究没有发现氨甲环酸导致血栓，但它不能和口服避孕药同时应用。黏膜下肌瘤的女性LNG-IUS排出率较高（12%）。观察性研究支持口服避孕药减少肌瘤患者的出血量。对于RCT的荟萃分析认为非甾体类消炎药和安慰剂相比，可以减少痛经和经量过多，但是效果不如氨甲环酸或LNG-IUS。对于绝大部分黏膜下肌瘤、且宫腔内成分较多的患者（FIGO 0型和1型），宫腔镜肌瘤剔除是最好的治疗。门诊治疗可让患者在术后数天返回工作，且能增加临床妊娠率（但是和活产率的关系尚不清楚）。对于完成生育的女性，内膜消融术也是合适的治疗，对于FIGO 0-2型的肿瘤，消融术可以和剔除术联合应用。消融术后的避孕仍然必要，因为后续妊娠的风险较高（异位妊娠，胎盘异常，早产等）。

6. 压迫症状的治疗　除了手术治疗，还可以选择药物或介入治疗子宫增大导致的压迫症状。促性腺激素释放激素激动剂（GnRHa）导致闭经，能够显著减少子宫体积，主要用于术前治疗以缓解贫血、方便手术。长期应用GnRHa可能并不合适，最好短期应用（2～6个月），以实现择期手术，或用于马上就要绝经的情况。调节孕激素的药物也是一种治疗方案。孕激素受体调节剂（米非司酮和醋酸乌利司他）能够减少肌瘤症状和体积，但是长期应用的安全性尚属未知。芳香化酶和雄激素对于肌瘤也有作用，但是临床应用的证据非常有限。

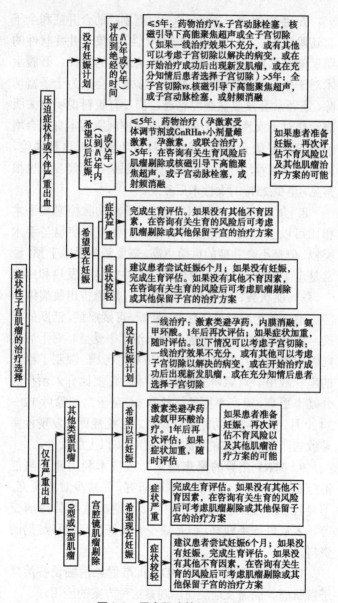

图 8-3　子宫肌瘤的处理流程

7. 手术治疗 指南认为,肌瘤剔除的合并症和全子宫切除类似。对于需要妊娠的女性,如果合并症状性的肌壁间或浆膜下肌瘤,手术剔除是最好的选择。开腹手术对于生育的影响较大,3%~4% 术中会改为全子宫切除,还经常会发生盆腹腔粘连。尚没有资料说明有关肌瘤治疗对于女性生育力的影响。肌壁间肌瘤本身就会增加不育和妊娠合并症,肌瘤剔除并不能降低这种风险,因此并不推荐治疗无症状的肌壁间肌瘤。肌瘤复发也很常见,至少25%的女性术后复发。

8. 介入治疗 对照研究发现子宫动脉栓塞和手术相比可以获得类似的生活质量。主要合并症也与手术类似,但是小合并症的风险更高,需要额外手术干预(经常是全子宫切除)的风险更高。合并症包括发热和疼痛(一系列症状被称为栓塞后综合征),阴道排出肌瘤组织等。治疗的绝对禁忌证包括:妊娠,可疑癌症,活跃的感染。肌瘤变性的女性不能从介入治疗中受益。对于后续妊娠的影响以及对卵巢功能的破坏等考虑,限制了栓塞的广泛应用。对照研究发现,手术治疗要比介入治疗的分娩率更高,流产率更低。栓塞 *vs.* 全子宫切除后 12~24 个月,卵巢储备功能没有差别。系统性评价发现栓塞导致的卵巢功能异常主要发生在 45 岁以上的女性。

9. MRI 介导的聚焦超声 该技术利用超声热能治疗肌瘤。目前只有病例系列研究,尚缺少对照研究。不良反应罕见,包括皮肤灼伤,可逆的盆腔神经病变等。术后妊娠率较高,但是缺少有关妊娠风险和结局的资料。

10. 其他治疗 最近 FDA 批准射频消融设备治疗子宫肌瘤。尚需长期随访以观察这种方案的应用。

11. 不确定的领域 不同治疗方案的比较研究很

少，预防策略的信息也缺如。观察性研究发现和单纯全子宫切除的女性相比，切除全子宫及双附件的女性，其死于各种原因的风险显著增加。目前尚缺少不同指征切除子宫的比较数据。

12. 指南 本文指南主要参考 French national guidelines 和 EMAS position statement。

三、手术治疗有生育要求的子宫肌瘤

子宫肌瘤是最常见的妇科良性肿瘤。目前基本已经形成共识：对于没有生育要求、没有症状的女性，无论多大的子宫肌瘤，都没有一定要手术的指征。症状本身提供治疗选择的信息，没有证据支持常规治疗无症状的子宫肌瘤。对于有生育要求的、有明确症状的女性，也需要根据症状轻重进行分别处理：如果症状轻微，建议患者积极尝试受孕 6 个月。如果没有妊娠，就进行不育相关的评估。如果没有发现其他相关不育因素，可以考虑肌瘤剔除或其他保留子宫的治疗方式，但需要向医师咨询这些治疗对生育的影响。如果症状较重，应该进行不育相关的评估，并考虑肌瘤剔除或其他保留子宫的治疗方式，同样需要向医师咨询这些治疗对生育的影响。对于需要妊娠的女性，如果合并症状性的肌壁间或浆膜下肌瘤，手术剔除是最好的选择。开腹手术对于生育的影响较大，3%～4% 因手术困难而在术中改为全子宫切除，还经常会发生盆腹腔粘连。

那么对于有生育要求但没有症状的女性，多大的子宫肌瘤、什么部位的子宫肌瘤，需要手术治疗呢？尤其是那些有过"不良"孕产史的情况（习惯性流产，胎儿畸形，胎死宫内，产后出血等）。经过对文献的梳理和回顾，非常遗憾，我们无法回答这个问题。根据现有的证

据,大概可以总结如下几条:

1. 黏膜下肌瘤对于生育影响最大,如果可能应该行宫腔镜切除,尤其是不明原因不育或者准备辅助生育的女性。手术最好选择双极电器械和防粘连胶。

2. 肌壁间肌瘤对于生育也有不良影响,但是目前无法对于肌瘤大小和数目给出界值(cut-off)。重要的是,肌壁间肌瘤剔除并不能改善妊娠结局。(不过个人意见,无症状的患者,如果既往有上述不良孕产史、又无法以其他因素解释,还是可以考虑手术治疗直径 > 4cm 的肌壁间肌瘤)。

3. 浆膜下肌瘤对于妊娠结局的影响所知甚少,但似乎并没有不良效应,手术肯定无益于妊娠结局。

4. 开腹和腹腔镜肌瘤剔除的效果相当,但是开腹导致的粘连更为常见。

以下是这些结论所依仗的文献资料。

1. 2001 年的一项系统性评价发现,肌瘤位置和肌瘤剔除对于生育并没有影响,但是黏膜下肌瘤会降低妊娠率和着床率,宫腔镜肌瘤剔除可能有益于生育结局。八年以后相同研究者做了相同题目的系统性评价,结论几乎没有什么改变。

2. 2009 年的一项系统性评价发现,肌壁间肌瘤可能会降低生育力,导致流产率增加,但是研究的质量较差。肌瘤剔除并不能显著增加临床妊娠率和活产率,但相关数据极少。与对照的不育人群相比,肌瘤的黏膜下成分导致临床妊娠率和着床率下降,切除肌瘤似乎能够改善生育。

3. 2012 年的 Cochrane 荟萃分析统统给出阴性答案:目前缺少充分的证据能够肯定肌瘤剔除改善生育。对于肌瘤剔除对生育的影响,仅有两项 RCT 研究,它们发现腹腔镜肌瘤剔除和开腹肌瘤剔除的价值是一样的。但是由于研究规模太小，引用需要慎重。最后，目前也没有 RCT 的证据表明宫腔镜肌瘤剔除能够改善生育。

4. 2012 年升级的法国指南指出：①对于没有症状但是宫腔变形的黏膜下肌瘤，宫腔镜切除肌瘤可以改善妊娠，最好采用双极系统和防粘连胶。对于没有症状的肌壁间和浆膜下肌瘤，目前没有证据表明肌瘤多少或大小能够增加不育风险。②对于寻求自然妊娠的不育患者，黏膜下肌瘤影响妊娠率，宫腔镜切除 FIGO 0 型或 I 型的肌瘤可以改善这些患者的自然妊娠率。③肌壁间肌瘤对于生育也有影响，但没有肌瘤大小的界值可以参考说明哪些肌瘤需要手术治疗。手术切除无症状的肌壁间肌瘤并不影响后续的自然妊娠率（不育或生育的女性都是如此）。有可能剔除一定大小的肌瘤（5～7cm）会改善妊娠率，开腹手术和腹腔镜手术的效果相当。④对于进行辅助生育的不育女性，黏膜下和肌壁间的肌瘤都会对生育有所影响（妊娠率、着床、活产率和流产率）。如果肌瘤大小超过 4cm，辅助生育的结局将会变差。浆膜下肌瘤不影响辅助生育结局。宫腔镜手术治疗改善黏膜下肌瘤患者行辅助生育的妊娠率。但是肌壁间肌瘤剔除并不改善这些患者的妊娠率。

5. 2013 年的一项 Cochrane 荟萃分析再次分析了宫腔镜肌瘤剔除对生育的证据，研究者认为：对于不明原因不育且合并黏膜下肌瘤的患者，宫腔镜肌瘤剔除可能增加临床妊娠率，但是证据并不肯定。

6. 2014 年 EMAS 的立场声明（相当于指南）认为：肌瘤是否导致不育，目前仍无定论。肌壁间肌瘤可能是不育的高危因素，而且增加流产在内的妊娠合并症。黏膜下肌瘤改变宫腔容积，可能干扰着床、增加妊娠的风险。肌瘤是否多发和肌瘤大小对于生育的影响并不清楚。值得注意的是,肌瘤剔除并不能减少肌壁间肌瘤的相关风险,因此对于没有症状的肌壁间子宫肌瘤,目前并不推荐手术治疗。

四、单孔腹腔镜和传统腹腔镜进行子宫肌瘤剔除的比较:多中心随机对照研究

这项研究总计包括 100 例患者,随机接受(单孔腹腔镜)LESS 肌瘤剔除(50 例)或传统腹腔镜肌瘤剔除(50 例)。两组患者的基础特点没有显著差异。LESS 组和传统腹腔镜组的平均缝合时间为(21.9±10.7)分钟(95% CI 18.8-24.9)*vs.* 23.3±12.4 分钟(95% CI 19.8-26.9),没有显著统计学差异。其他手术结果,如总体手术时间,术中失血,术后血红蛋白改变,手术难度,术后疼痛评分,手术合并症以及住院时间等均没有显著差异。在 LESS 组有 3 例患者因为肌瘤剔除和缝合困难而转行传统腹腔镜手术。

据此,研究者认为,单孔腹腔镜手术对于肌瘤剔除而言是可行且方便的治疗方案,其手术结局可与传统腹腔镜肌瘤剔除相比拟。

【参考文献】

1. Segars JH, Parrott EC, Nagel JD, et al. Proceedings from the Third National Institutes of Health International Congress on Advances in Uterine Leiomyoma Research: comprehensive review, conference summary and future recommendations. Hum Reprod Update, 2014, 20(3): 309-333.

2. Solomon CG, Stewart EA. Uterine Fibroids. N Engl J Med, 2015, 372(17): 1646-1655.

3. Marret H, Fritel X, Ouldamer L, et al. Therapeutic management of uterine fibroid tumors: updated French guidelines. Eur J ObstetGynecol Reprod Biol, 2012, 165(2): 156-164.

4. Perez-Lopez FR, Ornat L, Ceausu I, et al. EMAS position statement: management of uterine fibroids. Maturitas, 2014, 79 (1): 106-116.

5. Solomon CG, Stewart EA. Uterine Fibroids. N Engl J Med, 2015, 372(17): 1646-1655.

6. Marret H, Fritel X, Ouldamer L, et al. Therapeutic management of uterine fibroid tumors: updated French guidelines. Eur J ObstetGynecol Reprod Biol, 2012, 165(2): 156-164.

7. ACOG practice bulletin. Alternatives to hysterectomy in the management of leiomyomas. ObstetGynecol, 2008, 112(2 Pt 1): 387-400.

8. Perez-Lopez FR, Ornat L, Ceausu I, et al. EMAS position statement: management of uterine fibroids. Maturitas, 2014, 79 (1): 106-116.

9. Metwally M, Cheong YC, Horne AW. Surgical treatment of fibroids for subfertility. Cochrane Database Syst Rev, 2012, 11: CD003857.

10. Chene G, Rahimi K, Mes-Masson AM, et al. Surgical implications of the potential new tubal pathway for ovarian carcinogenesis. J Minim Invasive Gynecol, 2013, 20(2): 153-159.

11. Myomas and reproductive function. Fertil Steril, 2008, 90 (5 Suppl): S125-130.

12. Pritts EA, Parker WH, Olive DL. Fibroids and infertility: an updated systematic review of the evidence. Fertil Steril, 2009, 91 (4): 1215-1223.

13. Bosteels J, Kasius J, Weyers S, et al. Hysteroscopy for treating

subfertility associated with suspected major uterine cavity abnormalities. Cochrane Database Syst Rev, 2013, 1: CD009461.

14. Song T, Kim T-J, Lee S-H, et al. Laparoendoscopic single-site myomectomy compared with conventional laparoscopic myomectomy: a multicenter, randomized, controlled trial. Fertil Steril, 2015, 104(5): 1325-1331.

第九章
子宫内膜异位症

【笔记】 子宫内膜异位症也是肿瘤。它具有妇科肿瘤的所有生物学特性，是标准的妇科"良性癌"。2015年国内推出新版的《子宫内膜异位症的诊治指南》。我们在这里介绍其他方面的指南和研究进展。有意者必会心焉。

一、欧洲人类生殖及胚胎学会(ESHRE)指南：内异症的诊疗

二、内异症相关盆腔痛的治疗：ASRM委员会意见

三、内异症的治疗：*JAMA* 的临床证据摘要

四、拟行IVF的卵巢内异症小囊肿患者不应行系统性的手术治疗

五、卵巢内异症囊肿对于 IVF/ICSI 结局的影响：系统性评价和荟萃分析

六、新的工具用于增强内异症研究的协作

七、新诊断内异症或腺肌病患者的癌症风险

八、内异症相关的腹壁癌症

一、欧洲人类生殖及胚胎学会(ESHRE)指南：内异症的诊疗

这是发表于 *Hum Reprod* 的指南文章。

(一) 推荐等级

A：基于荟萃分析或多中心随机试验(高质量)

B：基于荟萃分析或多中心随机试验（中等质量）

基于单中心随机试验，大样本非随机试验或病例对照研究/队列研究（高质量）

C：基于单中心随机试验，大样本非随机试验或病例对照研究/队列研究（中等质量）

D：基于非分析研究或病例报告/病例分析（高或中等质量）

GPP（good practice point，临床实践要点）：基于专家的共识

（二）诊断

1. 什么临床症状和子宫内膜异位症相关？

出现以下临床症状，推荐临床医师可考虑诊断子宫内膜异位症	GPP
妇科症状：痛经、非周期性下腹痛、深部性交痛、不孕以及出现以上症状时乏力	
育龄期妇女周期性出现的非妇科症状：排便困难、排尿困难、血尿和便血，肩膀痛	

2. 盆腔检查发现什么阳性体征提示存在盆腔子宫内膜异位症以及病变部位？

推荐临床医师对所有怀疑子宫内膜异位症的妇女行盆腔检查。虽然青少年或没有性生活史的女性不适合行经阴道检查，肛查对子宫内膜异位症的诊断还是有帮助的	GPP
盆腔检查发现阴道直肠隔（触痛）硬结或结节或阴道后穹窿可见阴道结节，临床医师应考虑诊断深部内异症	C
盆腔检查触及附件区包块，临床医师应考虑诊断卵巢子宫内膜异位囊肿	C
即使盆腔检查正常，如果怀疑子宫内膜异位症，也应考虑下此诊断	C

3. 能应用特殊的医学技术诊断子宫内膜异位症吗?

(1) 腹腔镜手术

虽然尚无证据支持没有组织学诊断的腹腔镜阳性可以证实内异症的存在,但还是推荐临床医师实施诊断性腹腔镜手术。即使腹腔镜检查术的阳性发现可以诊断子宫内膜异位症,阴性发现也不能排除内异症的存在,需通过组织学诊断确诊腹腔镜的阳性发现	GPP
推荐临床医师在进行卵巢子宫内膜异位症囊肿或深部浸润型子宫内膜异位症手术时应取行组织病理学诊断排除罕见的恶变可能	GPP

(2) 超声学检查

对于出现直肠子宫内膜异位症症状和体征的妇女,阴道超声有助于确定和排除直肠子宫内膜异位症	A
推荐临床医师行阴道超声诊断或排除卵巢子宫内膜异位囊肿	A
绝经前妇女的以下超声学特征可作为诊断卵巢子宫内膜异位症的依据:毛玻璃样回声、1~4 房囊肿以及没有可探及血流信号的乳头状结构	GPP
临床医师应该意识到三维超声诊断阴道直肠隔子宫内膜异位症是不可靠的	D

(3) 磁共振

临床医师应该明白磁共振诊断腹膜子宫内膜异位症是不可靠的	D

(4) 生物标记物

不推荐临床医师采用子宫内膜组织、经血中或宫腔液体中的生物标记物以及包括血浆、尿、血清 CA125 的免疫生物标记	A
如果基于病史和查体高度怀疑深部浸润型子宫内膜异位症,并准备进一步治疗时,应考虑行相关影像学检查评估输尿管、膀胱和肠道的受累情况	GPP

（5）子宫内膜异位症相关疼痛的治疗

临床医师应详细询问患者可能因子宫内膜异位症而出现的症状，联合激素类避孕药或孕激素达到充分镇痛	GPP
临床医师可采用激素治疗：激素类避孕药（B 级）、孕激素（A 级）、抗孕激素（A 级）、GnRHa（A 级）的任何一种都可缓解子宫内膜异位症相关的疼痛	A-B
临床医师选择激素治疗时，应考虑患者的偏好、副反应、疗效、费用和可行性	GPP

4. 激素类避孕药

临床医师可考虑采用激素类避孕药缓解子宫内膜异位症引起的性交痛、痛经和非经期腹痛	B
对于子宫内膜异位症痛经的患者，临床医师可考虑采用连续服用复合口服避孕药	C
临床医师可考虑采用阴道避孕环或经皮（雌/孕激素）贴剂缓解子宫内膜异位症引起的痛经、性交痛和慢性盆腔痛	C

5. 孕激素和孕激素拮抗剂

孕激素制剂（醋酸甲羟孕酮、双烯孕酮、醋酸环丙孕酮、醋酸炔诺酮或达那唑）或孕激素拮抗剂（孕三烯酮）都是缓解内异症疼痛的选择	A
临床医师在开药时应充分考虑到孕激素和孕激素拮抗剂各自不同副作用，尤其是不可逆的不良反应（如血栓和雄激素效应）	GPP
临床医师可将宫内左炔诺酮释放制剂（LNG-IUS）作为缓解内异症相关疼痛的选择	B

6. GnRHa

推荐临床医师使用 GnRHa（那法瑞林、亮丙瑞林、布舍瑞林、戈舍瑞林或曲普瑞林）缓解子宫内膜异位症相关的疼痛，但是剂量和疗程尚无明确的定论	A

临床医师可以在 GnRHa 治疗开始时即应用激素反向添加治疗,预防治疗过程中的骨丢失和低刺激素副反应。不知道这种方法是否影响缓解疼痛的疗效　　　A

年轻女性和青少年也可使用 GnRHa,即使她们的骨密度还未达到最大值　　　GPP

7. 芳香化酶抑制剂

其他药物或手术治疗无明显缓解的阴道直肠隔子宫内膜异位症疼痛,可以考虑给予芳香化酶抑制剂联合口服避孕药、孕激素或 GnRHa,这些药物均可缓解子宫内膜异位症相关的疼痛　　　B

8. 镇痛药对缓解子宫内膜异位症疼痛有效吗?

推荐临床医师考虑使用非甾体抗炎药或其他镇痛药缓解子宫内膜异位症疼痛　　　GPP

9. 手术对缓解子宫内膜异位症疼痛有效吗?

在腹腔镜诊断子宫内膜异位症同时应治疗,同样可以有效缓解子宫内膜异位症引起的疼痛　　　A

临床医师应考虑到烧灼和切除腹膜子宫内膜异位病灶均可缓解内异症引起的疼痛　　　C

手术治疗卵巢子宫内膜异位囊肿时,应实施囊肿剔除术,而不是穿刺引流术或凝固术,因为囊肿剔除术可达到治疗的目的　　　A

卵巢囊肿剔除术治疗卵巢子宫内膜异位囊肿降低囊肿复发率,所以不建议采用 CO_2 激光气化疗法治疗卵巢异位囊肿　　　B

临床医师可考虑行手术切除深部子宫内膜异位症结节,可以缓解疼痛、改善生活质量　　　B

临床医师应将怀疑或已确诊深部浸润型子宫内膜异位症患者纳入专业治疗中心,经过多学科会诊给予多方面的治疗　　　GPP

10. 子宫切除术

临床医师可考虑为那些已经切除卵巢或肉眼可见子宫内膜异位病灶术后、其他保守治疗无效并且已经完成生育的妇女实施子宫切除术。并告知患者切除子宫也不是一定能够消除症状或治愈疾病的	GPP

11. 手术阻滞盆腔神经

临床医师不应将腹腔镜宫骶韧带神经切断术作为保守性手术治疗的附加手术方式以缓解内异症引起的疼痛	A
临床医师应该意识到骶前神经切断术是缓解疼痛的有效的保守性手术方式，但是对手术技巧要求极高、并且潜在的风险大	A

（1）子宫内膜异位症术后粘连的预防

手术医师可以在腹腔镜子宫内膜异位症术中应用氧化型再生纤维素预防粘连形成	B
手术医师在术后应用艾考糊精（腹膜透析药）预防粘连是不合理的，因为尚未证明这种药物是否有效	B
临床医师应意识到其他有效的抗粘连药（聚四氟乙烯抗粘连膜、透明质酸产品），即使这些产品不是特异性应用于子宫内膜异位症手术中	GPP

（2）术前激素治疗对疼痛治疗是否有效？

临床医师不应该在术前采用激素治疗以提高手术缓解子宫内膜异位症疼痛的效果	A

（3）短期术后激素治疗可否有效治疗疼痛？

临床医师应该明确区分术后短期辅助激素治疗（<6个月）与长期激素治疗（>6个月）的意义，后者是二级预防	GPP
临床医师不应该为因子宫内膜异位症疼痛行手术的内异症患者术后行辅助激素治疗，因为这样不能改善疼痛手术治疗的效果	A

术后激素辅助治疗对子宫内膜异位症术后疾病和疼痛症状复发的预防有意义。治疗的选择需考虑患者的意愿、费用、依从性及药物不良反应	GPP
对大于 3cm 卵巢子宫内膜异位囊肿的患者应行卵巢囊肿剥除术,而不是行卵巢囊肿穿刺术或电凝术。可作为内异症相关痛经、性交痛和非经期慢性盆腔痛的二级预防	A
卵巢子宫内膜异位囊肿剥除术后没有打算立即生育的妇女,可予口服激素类避孕药作为卵巢子宫内膜异位囊肿复发的二级预防	A
临床医师可为子宫内膜异位术后的患者放置左炔诺孕酮宫内节育系统宫内节育器或予口服激素类避孕药至少 18～24 个月,作为子宫内膜异位症相关疼痛二级预防的一种选择,但是不能预防非月经期慢性疼痛或性交痛	A

12. 生殖道外子宫内膜异位症

生殖道外子宫内膜异位症难以行手术治疗或手术治疗不可行时,临床医师可考虑行药物治疗缓解症状	D
不推荐使用营养类替代品或其他替代药物治疗子宫内膜异位症相关疼痛,因为不清楚潜在的利弊。但是也不能否认一些妇女的确从这些替代品中获益	GPP

13. 子宫内膜异位症相关不孕的治疗

(1) 激素治疗对内异症相关的不孕是否有效?

临床医师不应该为子宫内膜异位症合并不孕的患者行激素治疗,以期抑制卵巢功能提高生育力	A

(2) 手术治疗对内异症相关的不孕是否有效?

对于 ASF/ASRM Ⅰ/Ⅱ期的子宫内膜异位症不孕患者,临床医师应实施包括粘连松解的腹腔镜治疗手术(子宫内膜异位症病灶烧灼术或切除术),而不是进行腹腔镜检查诊断术,以提高 后续妊娠率	A
ASF/ASRM Ⅰ/Ⅱ期的子宫内膜异位症不孕患者的手术治疗,可考虑行 CO_2 激光气化法,而不是单极电凝,因为激光气化与高的累积自然妊娠率相关	C

卵巢子宫内膜异位囊肿的不孕患者手术治疗时，临床医师应行囊皮切除术，而不是穿刺引流术或囊壁电凝术，可以提高自然妊娠率	A
临床医师应告知卵巢子宫内膜异位囊肿患者术后卵巢功能受损的风险或卵巢衰竭的可能。如果患者已有前次卵巢手术史，需慎重考虑是否再次手术	GPP
对于 ASF/ASRM Ⅲ/Ⅳ期的子宫内膜异位症不孕患者的治疗，临床医师应考虑行腹腔镜手术治疗，而不是单纯期待疗法，以提高自然妊娠率	B
虽然尚无合理的依据，不推荐临床医师在子宫内膜异位不孕患者术前予辅助激素治疗以期提高自然妊娠率	GPP
不推荐临床医师在子宫内膜异位症不孕患者术后予辅助激素治疗以期提高自然妊娠率	A

14. 子宫内膜异位症不孕患者的其他有效治疗方法?

不推荐使用营养类替代品或其他替代药物治疗子宫内膜异位症相关不孕，因为不清楚潜在的利弊。但是也不能否认一些妇女的确从这些替代品中获益	GPP

15. 子宫内膜异位症患者的辅助生殖（MAR）
（1）子宫内膜异位症不孕患者行 MAR 是否有效?

临床医师可考虑为 ASF/ASRM Ⅰ/Ⅱ期的子宫内膜异位症不孕患者行控制性促排卵宫腔内人工授精，可提高活产率	C
对于 ASF/ASRM Ⅰ/Ⅱ期的子宫内膜异位症不孕患者，临床医师可于腹腔镜术后 6 月内行控制性促排卵宫腔内人工授精，妊娠率与那些不明原因性不孕患者的人工授精妊娠率相近	C
推荐为内异症不孕患者实施辅助生殖技术助孕，尤其合并输卵管性不孕或存在男方不孕、其他治疗失败	GPP
因为 IVF/ICSI 控制性促排卵后子宫内膜异位症的累积复发率并不提高，临床医师可在手术治疗后为内异症不孕患者实施辅助生殖助孕	C
虽然卵泡穿刺后继发卵巢脓肿的发生率很低，但是临床医师在为内异症不孕患者取卵时可预防性应用抗生素	D

（2）内异症不孕患者辅助生殖助孕过程中联合应用药物辅助治疗是否有效？

临床医师可为内异症不孕患者行 ART 前应用 GnRHa 3～6 个月以提高临床妊娠率	B

（3）是否于 ART 前手术治疗改善生育结局？

ASF/ASRM Ⅰ/Ⅱ期的子宫内膜异位症不孕患者 ART 前手术治疗中，临床医师可考虑完全切除内异症病灶以提高活产率，虽然尚无足够的临床获益	C
合并直径大于 3cm 的卵巢内异症囊肿的内异症不孕患者，尚无证据证明 ART 前行囊肿剔除术提高妊娠率	A
对于合并直径大于 3cm 的卵巢内异症不孕患者，推荐临床医师可考虑在 ART 前行囊肿剔除术以改善内异症疼痛或卵泡获取率	GPP
临床医师应告知合并卵巢囊肿的患者手术后卵巢功能下降或衰竭的风险。如果患者已有前次卵巢的手术史，应再三斟酌是否再次手术	GPP
内异症不孕患者 ART 前手术切除深部结节对改善生育是否有效尚无很好的证据	C

16. 绝经期内异症

合并内异症病史的绝经期症状应如何治疗？

雌孕激素替代治疗或替勃龙可有效缓解因内异症手术绝经妇女的绝经相关症状	B
推荐临床医师应避免为合并内异症病史行子宫全切术的绝经后妇女行单一雌激素治疗。虽然，尚无经验评估雌孕激素联合治疗或替勃龙治疗的系统性风险和避免残余病灶复发恶变的风险平衡	GPP
临床医师应继续为因子宫内膜异位症手术绝经的妇女实施雌孕激素联合治疗或替勃龙治疗到自然绝经年龄	GPP

17. 无症状子宫内膜异位症

手术治疗对术中偶然发现的无症状子宫内膜异位病

灶是否有益？

临床医师不应常规切除术中偶然发现的无症状子宫内膜异位病灶，既然这种疾病的自然病程不是很清楚	GPP
推荐临床医师应充分告知患者知情偶然发现的子宫内异症病灶	GPP

18. 子宫内膜异位症的一级预防

子宫内膜异位症有一级预防吗？

口服避孕药作为子宫内膜异位症一级预防的意义尚不确定	C
锻炼身体作为子宫内膜异位症一级预防的意义尚不确定	C

19. 子宫内膜异位症和癌症

内异症患者应了解哪些考虑癌变的信息？

临床医师应告知内异症患者了解癌变风险的信息： 没有证据表明内异症引起癌变 内异症患者癌症的总体发病率没有增加 一些癌症（卵巢上皮癌和非霍奇金淋巴瘤）在内异症患者中较常发生	GPP
推荐临床医师应用绝对数值解释内异症中一些癌症的发生情况	GPP
因为尚无临床证据支持如何降低内异症中轻度增加的卵巢癌和非霍奇金淋巴瘤的发病风险，所以目前内异症恶变的总的治疗措施没有变化	GPP

二、内异症相关盆腔痛的治疗：ASRM 委员会意见

这是发表于 *Fertil Steril* 的 ASRM 委员会意见，用于代替 2008 年的版本。具体总结如下：

1. 胃肠道、泌尿系、肌肉骨骼系统以及精神心理等方面的疾病可能和内异症的症状十分相似，因此在采取进一步措施治疗内异症之前应该彻底排除上述鉴别诊

断,尤其是那些对标准药物治疗反应较差的患者。

2. 解释内异症相关疼痛的理论包括体液因素的作用,种植病灶活跃出血的反应,以及病灶浸润导致的盆底神经的激惹或侵犯。

3. 腹腔镜仍是准确诊断内异症的基石。

4. 对于治疗内异症相关疼痛,药物和手术均为有效。

5. 在合并盆腔痛症状的女性,术中观察到的内异症应予治疗。

6. 尽管剥除内异症囊壁的操作和穿刺以及消融术相比,能够降低复发率,但是治疗内异症和(或)内异症囊肿的最佳手术技巧仍不明确。

7. 手术治疗内异症后辅以药物治疗,与单纯手术相比,能够提供更长时间的症状缓解。

全文的结论:

1. 内异症应被视为一种慢性疾病,需要终身的管理方案以最大化地利用药物治疗、避免反复的手术操作。

2. 切除全子宫及双附件的手术只能用于治疗确实由内异症导致的逐渐加重的严重症状,这些患者应该已经完成生育,并且其他替代治疗无效。

3. 进一步研究应该明确比较药物治疗和手术治疗的效果。

这篇指南还有一些值得关注的地方:

1. 对于切除全子宫及双附件后的 HRT 问题,研究者提议要慎重对待,因为雌激素会增加病灶及疼痛复发的风险。另外,未拮抗的雌激素治疗风险要比拮抗的雌激素风险要高。研究者建议应用包含雌激素的复方制剂进行 HRT,与不用 HRT 的情况相比,复发率分别为 3% vs.0。

2. 单纯 GnRHa 用于诊断性治疗盆腔痛以鉴别患者是否为内异症的做法,并不可取。因为前瞻性研究发现，和那些腹腔镜没有发现病灶的患者相比，GnRHa 疼痛的缓解率并不理想：81.8% *vs.*72.7%。

3．LUNA 对于缓解内异症相关的盆腔痛是无效的。PSN 用于治疗月经相关的中线痛肯定有效，但技术上有一定要求，有损伤附近静脉丛、导致出血的风险，患者术后也有便秘和（或）尿失禁的问题。

4．单纯内异症囊肿穿刺术后 6 个月内的复发率 80%～100%。

5．药物治疗内异症相关疼痛的安慰剂效应可达 40%～45%。

6．对于性交痛和非经期痛，周期应用复方短效避孕药的效果和 GnRHa 相当；但是对于痛经，GnRHa 的效果更好。避孕药的连续应用方案要比周期应用更为有效。

7．观察性研究中甲羟孕酮和地诺孕酮治疗的效果和 GnRHa 相当，优于安慰剂。

8．LNG-IUS（左炔诺孕酮宫内节育系统）术后治疗的效果和 GnRHa 相当，更易耐受。

9．达那唑治疗疼痛的效果和 GnRHa 相当，但不易耐受。

10．在美国，醋酸炔诺酮是唯一得到 FDA 用于反向添加的药物。但是该指南也提倡小剂量雌激素补充。反向添加应该和 GnRHa 治疗同步开始。

11．孕三烯酮的治疗效果与达那唑、GnRHa 相当。

12．芳香化酶抑制剂的应用仍处于探索阶段，尚未得到 FDA 批准。因为该药增加 FSH 水平、导致卵泡发育，所以在绝经前女性中应用时必须和降调节卵巢的药物一起应用（孕激素，GnRHa，口服避孕药等）。

13．内异症相关的慢性盆腔痛可能导致体位改变和肌肉挛缩，从而引起肌肉骨骼痛。如果有这种情况，应转诊至熟悉盆底康复的理疗师那里，有望缓解相关疼痛。如果出现精神心理的障碍，转诊至精神健康专业人员那里也是必要的。对于难以控制的疼痛，还应该请疼痛管理的专家会诊，考虑镇痛治疗（安定类药物和神经封闭）。

14. 针灸对于慢性盆腔痛有效。随机对照研究中，中草药的效果和达那唑相当，不良反应略小一点。

15. 内异症保守术后辅助药物治疗的方案和单纯手术相比，能够提供更长时间的症状缓解，并有可能降低复发率。但相关研究矛盾还很多。

三、内异症的治疗：*JAMA* 的临床证据摘要

这是 *JAMA* 的临床证据摘要（clinical evidence synopsis），是基于 Cochrane 综述的总结。总体原则包括：LNG-IUD、GnRHa（nafarelin, leuprolide, buserelin, goserelin, triptorelin）以及腹腔镜病灶消融或切除可以缓解内异症导致的疼痛。GnRHa 和腹腔镜病灶消融或切除可以提高内异症女性的临床妊娠率。GnRHa、达那唑和注射己酸羟孕酮（depot progestagens）不良事件发生率较高。具体讨论如下：

LNG-IUD 和常规治疗相比可以减少疼痛症状。腹腔镜手术（消融或切除，消融和子宫神经截断）与诊断性腹腔镜相比可以降低 6 个月时的疼痛。腹腔镜内异症囊肿囊壁切除与消融相比，可以降低 2 年后痛经的复发率。GnRHa 和安慰剂相比可以缓解盆腔触痛，与不治疗相比可以缓解痛性周期。有关切除 *vs.* 消融手术，达那唑 *vs.* 安慰剂，以及针灸 *vs.* 中药治疗的研究其证据质量较低。

与诊断性腹腔镜相比，腹腔镜手术（消融和切除，消融和子宫动脉截断）可以增加活产和后续妊娠的机会。腹腔镜切除内异症囊肿囊壁与消融术相比可以增加临

床妊娠率。在 IVF 之前，与不使用 GnRHa 相比，应用 GnRHa 可以增加临床妊娠率。

下述对比中妊娠率没有差别：抑制排卵 *vs.* 安慰剂；中药 *vs.* 孕三烯酮；术后药物治疗 *vs.* 安慰剂或不治疗；己酮可可碱 *vs.* 安慰剂；内异症囊肿穿刺或囊肿切除 *vs.* 期待治疗。

与安慰剂相比，GnRHa 导致更高比例的不良反应（睡眠障碍）。与 GnRHa 相比，达那唑导致更高比例的不良反应（潮热、阴道炎、睡眠障碍、头痛）。与其他治疗相比，注射己酸羟孕酮将导致更高比例的不良反应（恶心、体重增加、流血）。

四、拟行 IVF 的卵巢内异症小囊肿患者不应行系统性的手术治疗

卵巢内异症囊肿经典的手术处理是腹腔镜囊肿剥除，但近来这种操作受到质疑，因为手术有可能破坏卵巢的储备功能。有些指南建议，在 IVF 之前，直径<4cm 的卵巢内异症囊肿不应该接受系统性的手术治疗。但是保守治疗也有一些可能的缺点和风险：卵巢内异症囊肿理论上会干扰卵巢对超刺激的反应，并干扰卵子的质量，收集卵子可能更加困难和危险，卵巢囊肿也可能在操作过程中进展，妊娠结局可能受到影响，而且在以后的生活中还有遗漏隐匿恶性病变的危险。研究者在这篇综述中将分析这些风险是否存在，以及临床意义。

基于目前的证据，可以认定保守治疗存在以下四种理论风险：内异症囊肿的感染，滤泡液含有内异症囊肿的成分，更高的妊娠合并症风险，以及今后更高的癌症风险。前三种情况并不是手术的指征，因为这些事件比较少见，为避免这些风险而需要手术治疗的卵巢内异症

女性数量极多，并不符合干预的受益 - 风险。今后发生卵巢癌的风险虽然非常罕见，但是令人烦恼，因为这是危及生命的病变。不过这种惊悚事件（alarmism）只有一项队列研究的支持，并且这种风险可以通过以后的手术治疗得到预防（比如 IVF 操作已经结束，或患者的生育愿望得到满足之后）。

因此，目前有关保守治疗的证据并不支持在 IVF 之前系统性地手术治疗小的卵巢内异症囊肿。

表 9-1 是 IVF 之前卵巢内异症囊肿保守治疗的相关风险的证据总结。

表 9-1　IVF 之前卵巢内异症囊肿保守治疗的相关风险的证据总结

内容	理论相关性	实际的临床相关性	手术的效果
卵巢反应	++	-	破坏
卵子能力	++		无效
技术难度	+		可疑
内异症囊肿破裂	+		有效
损伤周围脏器	++		可疑
内异症囊肿造成感染	++	+	有效
内异症囊肿污染滤泡液	+	+/-	有效
内异症进展	++	-	有效
妊娠合并症	++	+/-	可疑
遗漏隐匿的恶性病变	+++	-	有效
IVF 后癌症进展	+++	+	有效

五、卵巢内异症囊肿对于 IVF/ICSI 结局的影响：系统性评价和荟萃分析

总计包括 33 项研究，大部分都是回顾性研究，仅

有 3 项是 RCT。与没有内异症囊肿的女性相比，卵巢内异症囊肿进行 IVF/ICSI 的女性具有类似的活产率（OR 0.98，95% CI 0.71-1.36，5 项研究，928 例女性，$I^2 = 0$）和类似的临床妊娠率（OR 1.17，95% CI 0.87-1.58，5 项研究，928 例女性，$I^2 = 0$），收集的卵子平均数目较少（标准化均差 −0.23，95% CI -0.37 - -0.10，5 项研究，941 个周期，$I^2 = 37\%$），周期废弃率较高（OR 2.83，95% CI 1.32-6.06，3 项研究，491 例女性，$I^2 = 0$）。与既往没有手术的女性相比，IVF/ICSI 前接受手术的女性有类似的活产率（OR 0.90，95% CI 0.63-1.28，5 项研究，655 例女性，$I^2 = 32\%$），类似的临床妊娠率（OR 0.97，95% CI 0.78-1.20，11 项研究，1512 例女性，$I^2 = 0$）收集的卵子平均数目也类似（标准化均差 −0.17，95% CI -0.38--0.05，9 项研究，810 个周期，$I^2 = 63\%$）。

总之，卵巢内异症囊肿的女性和那些没有病变的女性相比，在接受 IVF/ICSI 后有类似的生殖结局，尽管周期废弃率较高。手术治疗卵巢内异症囊肿并不改变 IVF/ICSI 后的生殖结局。

图 9-1 是手术切除卵巢内异症囊肿以及保留卵巢内异症囊肿对于 IVF/ICSI 的可能风险。手术切除的风险包括：手术本身的风险（出血，疼痛，感染，脏器损伤等），影响卵巢储备功能，卵巢早衰，手术切除不干净、病变复发，医师能力受限以及需要的学习曲线较长，辅助生殖推迟等。不做手术的风险包括：病变进展，妊娠相关合并症，囊内液污染，囊肿合并感染，GnRH 用量增加及相关费用和不良反应增加，未能诊断的隐匿病变，化学性腹膜炎，辅助生殖周期废除，卵子采集存在挑战等。

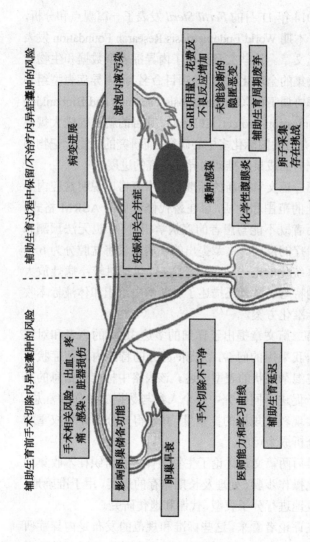

图 9-1

辅助生育过程中保留/不治疗内异症囊肿的风险

病变进展

滤泡内液污染

GnRH用量、花费及不良反应增加

未能诊断的隐匿恶变

辅助生育周期废弃

妊娠相关合并症

囊肿感染

化学性腹膜炎

卵子采集存在挑战

辅助生育前手术切除内异症囊肿的风险

手术相关风险：出血、疼痛、感染、脏器损伤

影响卵巢储备功能

卵巢早衰

手术切除不干净

医师能力和学习曲线

辅助生育延迟

手术切除卵巢内异症囊肿以及保留卵巢内异症囊肿对于IVF/ICSI的可能风险

421

六、新的工具用于增强内异症研究的协作

2014 年 11 月的 *Fertil Steril* 发表了一篇观点和分析，介绍了本期 World Endometriosis Research Foundation 发表的四篇文章。这些文章提出了内异症表型数据和生物学样本收集的全球化标准，该项目命名为"内异症表型组和生物库协调工程"（Endometriosis Phenome and Biobanking Harmonisation Project，EPHect），其目的就是促成大规模的、强有力的国际化多中心研究，而研究的生物标记物和治疗靶向的成果将推动内异症研究的进展。

第一篇文章是新的标准化手术表格以说明盆腔内异症病灶的范围和性质，旨在替代修订后的 ASRM 格式，因为后者既不能与患者的症状学相对应，也无法预测患者对治疗的反应。文章提出的疾病图景将盆腔分为 6 个区以系统化的电子记录病灶情形，包括对较小病灶放大描述的特写。文章还描述了有关术中组织和体液标本收集的标准化方案。

第二篇文章提出了详细的多达 30 页的患者和对照人群自我采用的问卷，以提供充分的特定内异症症状学和潜在混杂症状的表型描述。该表格中标准化信息的采集用于促进不同研究中心个人参与数据的协作和汇总，从而实现较大规模的样本量，并使得充分统计学权重的亚组分析成为可能。

最后两篇文章讨论了生物学体液和组织样本收集的标准化操作步骤、处理及长期储存的进展，用于准确地、可重复地进行分子表型、代谢和遗传研究。

在评论者看来，这些标准和规范的发布是内异症研究进展的里程碑，促进了综合性和有效性的同源性数据的分析。

七、新诊断内异症或腺肌病患者的癌症风险

这项发表于 *International Journal of Gynecologic Cancer* 的研究利用 Longitudinal Health Insurance Dataset 数据库识别内异症患者，利用 National Health Insurance Research Database 数据库随机取样进行健康对照。数据人群来自 2003-2005 年的资料。内异症队列包括 2266 例患者（768 例为单纯的腺肌病），而对照队列有 9064 例（按照 1:4 进行匹配）。随访直至 2008 年 12 月 31 日。

结果内异症队列经过 9842 人／年的随访，而对照队列经过了 36 274 人／年的随访，内异症患者总体癌症的风险（调整后的 HR 1.8，95% CI 1.4-2.4）、卵巢癌的风险（4.56，95% CI 1.72-12.11）和内膜癌的风险（4.05，95% CI 1.20-13.66）均显著上升。卵巢内异症组后续卵巢癌风险显著上升（4.37，95% CI 1.07-17.83），腺肌病组后续卵巢癌风险（5.50，95% CI 1.95-15.50）和内膜癌风险（5.13，95% CI 1.36-19.40）显著上升。在腺肌病且合并任何部位内异症的患者中，后续结直肠癌风险显著增加（13.04，95% CI 2.21-77.04）。但是乳腺癌和其他癌症的风险并未显著增加。

尽管这项研究缺少有关产次的信息，从而限制了有关风险评估的分析，但这项研究还是提示内异症增加 4 倍的卵巢癌风险，腺肌病增加 4～5 倍的卵巢癌和内膜癌风险，以及 13 倍的结直肠癌风险，还是令人震惊的。同期 *Human Reproduction Update* 发表了一篇综述，认为发现内异症显著增加卵巢癌、乳腺癌、皮肤黑色素瘤、哮喘／过敏性疾病、某些自身免疫性疾病和心血管疾病的风险，但能够降低宫颈癌的风险。尽管研究还存在一些矛盾，且相应的机制并不清楚，但是目前证据发现内异症对女性长期健康有所损害，值得进一步探讨（表 9-2）。

表 9-2　多参数 Cox 回归模型中内异症(EM)部位与相应癌症风险的关系

研究队列	卵巢癌 HR(95% CI)	内膜癌 HR(95% CI)	乳腺癌 HR(95% CI)	结直肠癌 HR(95% CI)	其他癌症 HR(95% CI)
比较队列	参考	参考	参考	参考	参考
内异症队列	4.56 (1.72-12.11)	4.05 (1.20-13.66)	1.15 (0.61-2.15)	2.99 (0.72-12.51)	1.12 (0.71-1.75)
卵巢 EM	4.37 (1.07-17.83)	3.23 (0.54-19.27)	0.54 (0.12-2.40)	-	0.71 (0.32-1.58)
卵巢 EM+腺肌病	6.10 (0.71-52.68)	-	-	-	1.39 (0.47-4.09)
卵巢 EM 和其他 EM	-	6.37 (0.66-61.87)	2.20 (0.50-9.77)	-	0.75 (0.13-2.43)
单纯卵巢 EM	5.59 (0.67-46.48)	-	-	-	0.44 (0.06-3.22)
腺肌病	5.50 (1.95-15.50)	4.38 (1.22-15.72)	1.24 (0.62-2.48)	3.51 (0.75-16.47)	1.24 (0.76-2.03)
腺肌病 + 卵巢 EM	6.10 (0.71-52.68)	-	-	-	1.39 (0.47-4.09)
腺肌病和其他 EM	10.35 (3.07-34.91)	3.91 (0.66-23.21)	1.41 (0.47-4.20)	13.04 (2.21-77.04)	1.55 (0.77-3.11)
单纯腺肌病	3.25 (0.90-11.82)	5.13 (1.36-19.40)	1.34 (0.62-2.89)	1.55 (0.17-14.25)	1.06 (0.58-1.94)
其他部位 EM	3.20 (0.64-15.94)	3.37 (0.60-19.07)	0.86 (0.26-2.88)	2.85 (0.31-26.26)	1.16 (0.58-2.34)

八、内异症相关的腹壁癌症

这篇病例汇总分析在英文文献（1986～2014）中检索到 26 例内异症相关的腹壁癌症，加上研究者研究所的 1 例患者，总计 27 例，诊断时的平均年龄 47 岁（范围 38～60 岁）。所有患者中，腹壁恶变都是在子宫手术之后出现的，绝大部分是剖宫产后（89%）。其他 3 例患者既往接受了开腹子宫穿孔修补、肌瘤剔除和输卵管绝育。在癌症发生前，5 例患者曾经切除腹壁内异症病灶。初次手术和诊断腹壁癌症之间的延迟平均为 21 年（范围 8～41 年）。透明细胞癌是最常见的组织学类型（63%），其次是内膜癌样癌（22%），还有浆液性癌（7%），另有 1 例透明细胞癌合并内膜样癌。在 18 例患者中同时发现内异症病灶种植。所有的患者都接受了病灶的局部宽切除，大部分患者接受了补片和皮瓣移植。大部分病例进行了全子宫及双附件切除、大网膜切除和盆腔淋巴结切除。计有 74% 的患者接受了化疗。不到 30% 的患者接受了放疗。总计 24 例患者接受了后续随访，平均随访时间 24 个月（范围 6～60 个月）。在诊断后 6 个月48 个月内44% 的女性死亡。诊断后的中位生存时间为30 个月。

据此研究者认为，内异症相关的腹壁恶性癌症罕见并具有侵袭性。病变似乎与剖宫产相关，预后较差。主要治疗方案仍是广泛手术切除和化疗。

【参考文献】

1. Dunselman GA，Vermeulen N，Becker C，et al. ESHRE guideline：management of women with endometriosis. Hum Reprod，2014，29（3）：400-412.

2. Treatment of pelvic pain associated with endometriosis: a committee opinion. Fertil Steril, 2014, 101 (4): 927-935.

3. Brown J, Farquhar C. An overview of treatments for endometriosis. JAMA, 2015, 313 (3): 296-297.

4. Somigliana E, Benaglia L, Paffoni A, et al. Risks of conservative management in women with ovarian endometriomas undergoing IVF. Hum Reprod Update, 2015, 21 (4): 486-499.

5. Hamdan M, Dunselman G, Li TC, et al. The impact of endometrioma on IVF/ICSI outcomes: a systematic review and meta-analysis. Hum Reprod Update, 2015, 21 (6): 809-825.

6. Casper RF. Introduction: New tools for enhancing collaborative endometriosis research. Fertil Steril, 2014; 102 (5): 1211-1212.

7. Becker CM, Laufer MR, Stratton P, et al. World Endometriosis Research Foundation Endometriosis Phenome and Biobanking-Harmonisation Project: I. Surgical phenotype data collection in endometriosis research. Fertil Steril, 2014, 102 (5): 1213-1222.

8. Rahmioglu N, Fassbender A, Vitonis AF, et al. World Endometriosis Research Foundation Endometriosis Phenome and Biobanking Harmonization Project: III. Fluid biospecimen collection, processing, and storage in endometriosis research. Fertil Steril, 2014, 102 (5): 1233-1243.

9. Fassbender A, Rahmioglu N, Vitonis AF, et al. World Endometriosis Research Foundation Endometriosis Phenome and BiobankingHarmonisation Project: IV. Tissue collection, processing, and storage in endometriosis research. Fertil Steril, 2014, 102 (5): 1244-1253.

10. Vitonis AF, Vincent K, Rahmioglu N, et al. World Endometriosis Research Foundation Endometriosis Phenome and biobanking harmonization project: II. Clinical and covariate

phenotype data collection in endometriosis research. Fertil Steril，2014，102（5）：1223-1232.

11. Kok VC，Tsai HJ，Su CF，et al. The Risks for Ovarian，Endometrial，Breast，Colorectal，and Other Cancers in Women With Newly Diagnosed Endometriosis or Adenomyosis：A Population-Based Study. Int J Gynecol Cancer，2015，25（6）：968-976.

12. Kvaskoff M，Mu F，Terry KL，et al. Endometriosis：a high-risk population for major chronic diseases？ Hum Reprod Update，2015，21（4）：500-516.

13. Taburiaux L，Pluchino N，Petignat P，et al. Endometriosis-Associated Abdominal Wall Cancer：A Poor Prognosis？ Int J Gynecol Cancer，2015，25（9）：1633-1638.

... based on data collected ... in endoscopic ... research. Fertil Steril, 2013, 16(5):1213-1220.

Kashani H, Chan ID, Su CT, et al. The Risks for Ovarian, Endometrial, Breast, Colorectal, and Other Cancers in Women With Newly Diagnosed Endometriosis or Adenomyosis: A Population-Based Study. Int J Gynecol Cancer, 2015, 25(7):1178-1183.

Kvaskoff M, Mu F, Terry KL, et al. Endometriosis: a high-risk population for major chronic diseases? Hum Reprod Update, 2015, 21(4):500-516.

Indraccolo U, Barbieri F, Di Iorio L, et al. Endometriosis Treated Although With Cancer: A Poor Prognosis? Anticancer Res, 2015, 35(9):1029-1034.